新世纪全国高等中医药院校创新教材

中医文化入学教育

主　编　毛嘉陵（北京中医药大学）
副主编　李灿东（福建中医药大学）
　　　　贾海忠（中日友好医院）
　　　　关晓光（黑龙江中医药大学）
　　　　朱桂祯（吉林省中医药学会）
　　　　李良松（北京中医药大学）
　　　　林齐鸣（成都中医药大学）
　　　　郑　洪（广州中医药大学）
　　　　李海英（上海中医药大学）
主　审　高思华（北京中医药大学）

U0335034

中国中医药出版社
·北　京·

图书在版编目（CIP）数据

中医文化入学教育/毛嘉陵主编 . —北京：中国
中医药出版社，2011.2（2021.8 重印）
新世纪全国高等中医药院校创新教材
ISBN 978 - 7 - 5132 - 0312 - 8
Ⅰ. ①中… Ⅱ. ①毛… Ⅲ. ①中国医药学 - 文化 - 中
医学院 - 入学教育 - 教材 Ⅳ. ①R2 - 05

中国版本图书馆 CIP 数据核字（2011）第 002009 号

中 国 中 医 药 出 版 社 出 版
北京经济技术开发区科创十三街 31 号院二区 8 号楼
邮政编码　100176
传真　010 64405721
三河市同力彩印有限公司印刷
各地新华书店经销

*

开本 850×1168　1/16　印张 17.75　字数 379 千字
2011 年 2 月第 1 版　2021 年 8 月第 6 次印刷
书　号　ISBN 978 - 7 - 5132 - 0312 - 8

*

定价　55.00 元
网址　www.cptcm.com

新世纪全国高等中医药院校创新教材

《中医文化入学教育》编委会

前言

  辉煌的历史,灿烂的文化,富饶美丽的国度,勤劳智慧的国人。中国这个伟大而神秘的东方文明古国,曾经在漫漫数千年中一直闪烁着耀眼的光芒,傲然屹立在世界的东方。

  聪颖的中国人在与疾病作斗争的过程中,创生了一个在世界上独具特色的医药健康体系,这就是中医药学。早在2000多年前的战国时期,中医药就以《黄帝内经》奠定了影响至今的理论框架;东汉时期伟大的医学家张仲景在《伤寒杂病论》中为中医辨证施治确立了权威的临床诊疗规范;明代卓越的医药学家李时珍更是以一本《本草纲目》震惊世界医学界,并被翻译为多种版本在全球传播。

  新中国成立以来,党和国家高度重视中医药事业,逐步制定、形成了一系列保护、扶持和发展中医药的方针政策。1982年我国将发展传统医药郑重列入《中华人民共和国宪法》,为中医药发展提供了强有力的法律保障。1985年中央书记处在《关于卫生工作的决定》中指出,要把中医和西医摆在同等重要的地位。2003年10月1日又正式实施了《中华人民共和国中医药条例》。毛泽东、邓小平、江泽民等党的三代领导人对中医药工作都作出过重要指示和论述,特别是毛泽东同志的题词"中国医药学是一个伟大的宝库,应当努力发掘,加以提高",为中医药事业的发展指明了方向。

  邓小平曾说过:"发展才是硬道理。"对中医药来说,"有疗效就是硬道理"。实践是检验真理的唯一标准,中医药不仅具有疗效,而且对一些常见病、多发病和疑难病的治疗还有很好的疗效。千百年来中医药为中华民族的繁衍昌盛作出了巨大贡献,是我国人民与疾病作斗争不可缺少、最值得信赖、最为有力的知识武器,无论在城市还是农村,都具有广泛、深厚的群众基础。

  近年来,随着西方国家对传统医药态度的转变、全世界植物药消费热

1

的兴起、入世后社会各界对中医药产业的关注，更给中医药发展的前景增添了不少绚丽色彩。目前，中医药已经被传播到世界上160多个国家和地区，我国与70多个国家（地区）签订了含有中医药合作内容的政府协议90余个、专门的中医药合作协议40多个；与世界卫生组织及42个国家和地区开展的中医药合作项目约有280项；全世界每年约有30%的当地人、超过70%的华人接受中医药医疗保健服务。

党的"十七大"报告明确提出，要努力"提高国家文化软实力"，这表明了我们党和国家已经把提升国家文化软实力作为实现中华民族伟大复兴的新的战略着眼点。中医药是中国的原创科学知识体系，也是中国传统文化中自然知识方面唯一延续至今仍然自成一体的一个行业，更是具有中国特色医药卫生事业中的重要组成部分。这三点足以说明中医药是增强我国文化软实力必不可少的一个要素，因此，振兴和发展中医药事业有助于增强民族自信心、自尊心和自豪感，是实现中华民族伟大复兴的重要组成部分。

在当前新形势下，国家和学术界认识到了"发展中医药要从文化入手"。中医与西医的根本区别就在于文化，而文化之间最本质的区别则是价值观、认知思维模式和行为方式，也就是我们通常所说的文化的三大核心。中医药学是构建在中华传统文化基础上的科学知识范式，具有一套独特的学术理论体系和丰富的临床实践积累。研究和传播中医药文化不是钻进故纸堆的"考古"活动，也不是有闲了聊聊中医药的辉煌历史和名医的传奇故事，更不是附庸风雅之事，而是要围绕着中医药文化的三大核心，做好研究和传播工作，为中医药事业的发展创造适宜的文化氛围，为提高中医药的临床疗效做好服务，特别是要为培养优秀的中医人才解决好思想观念问题。

由于我国小学、初中、高中等基础教育所传授的知识，主要是以西方现代知识体系为基础，这样培养出的学生在高中毕业时，初步具备了一定的逻辑抽象思维能力，虽然为学习现代科学技术奠定了较好的认知思维和知识基础，但却不具备学习中医知识应有的思维能力和知识结构，同时也缺乏中国传统文化的素养。而中医高等教育多年来主要从医学理论和临床技能的角度传授知识，没有对中医药大学生认知思维模式的转换和知识结构的调整进行必要的教育，以至于不少中医药大学新生在刚接触中医时，很难接受中医学知识体系，在入学两三年后仍进入不到中医药专业所应有的学习状态中，甚至还有强烈的"抵触反抗"情绪，专业思想很不稳固，进入临床后对运用中医诊疗技术治病也缺乏信心。

2

近年来虽然已开始重视中医文化的教育，并且已出版有一些中医文化类图书或教材，但多从历史、哲学、宗教、人文的角度介绍一些文化常识和故事，主要起到了丰富文史知识的作用，而对中医药大学生面临的中西文化差异导致的观念误区、认知思维转换、知识结构调整等现实问题却并没有涉及或涉及不多。为了更好地搞好中医药文化教育，从文化的角度帮助中医药大学生解决学习中医过程中，存在的种种思想观念上的困惑，全国高等中医药教材建设研究会和北京中医药大学牵头组织部分中医药大学及相关机构的专家，从文化学、哲学、心理学、教育学、东西方文化学、中西医比较学、中医药临床特色优势等角度编写了这本中医文化启蒙教材，供中医药大学新生在接受入学教育时学习使用。

在教材的整体布局和内容创作上，我们采取了模拟校园场景的方式，将教材的主要内容分为"走进校园"、"走进课堂"、"走向社会"等3大篇，共10章，并在正文前后增加了引言和附录。

"引言"部分：主要解决中医药大学新生从中学到大学、从接受现代基础教育到接受中国传统科学文化教育的两个过渡的问题，通过中西方科学文化不同认知思维的对比，让学生了解从宏观整体和微观局部着眼认识世界都是正确的认知思维方式，它们各具特色和优势，应当坚信中医理论的正确性和科学性，这是学好中医最基本的学习态度。同时，向中医药大学新生提供了有助于打开中医文化宝库大门的"3把钥匙"，即换个"眼光"、换个"头脑"、换个"语言"。并回答了中医药大学新生最想了解、但在现行教学中又未涉及的16个焦点问题。

上篇"走进校园"：共3章。中国自古以来都是礼仪文明之邦，但在以往出版的中医文化图书中尚未涉及过礼仪内容，本教材在第一章中首先介绍中医礼仪，更增添了浓郁的中国文化色彩。要求中医药大学新生学医要先重视自我形象的塑造，要懂礼仪、讲医德，学习各种日常学习生活中的基本礼仪和医德规范。并介绍了中医药大学新生的入校仪式、中医新生入校誓词、中医拜师礼等常识，可供各校参考借鉴。同时，还介绍了古今名医故事、中国传统文化与中医等相关文史知识。

中篇"走进教室"：共4章。详细地介绍了人类文化创造出东西方两大各具特色的认知体系，展示了中国传统文化的特色和魅力，回答了中医到底科不科学、怎样认识中医的科学价值等尖锐问题，介绍了中医是如何"动脑"的、中医是怎样一个知识体系等相关知识，不仅使中医药大学新生对中医知识体系有一个初步的了解，而且更重要的是让中医药大学新生对中医这种与中学所学过的数理化完全不同的知识形态，能够有一个正确的认识、认同和理解。

下篇"走向社会"：共3章。着重分析了在现代高科技时代仍然还需要中医的深层次原因，阐述了"有疗效就是硬道理"以及中医的现代价值，介绍了中医临床的诊疗特色和优势，强调了学习中医要具有深厚的中国传统文化功底的重要性，介绍了要成为一名优秀中医师必须具备的基本功，最后从中医未来发展方向提出了一些预测性的展望，可供中医药大学新生在未来的学习研究中思考。

"附录"部分：介绍了中国文人的养生与闲情逸致方面的一些常识，可供中医药大学新生在今后陶冶性情、丰富中国文化知识、独享中国式儒雅生活时选择和体验。

通过开设本课程，可望填补中医药高等教育课程设置上的一项空白，而且也可望使刚入学的中医药大学生能够从接触中医药的初期就对中医药科学知识体系有一个正确的认识。通过本课程的教学，期望达到以下两大目的：

一是巩固专业思想。让中医药大学生能够学会以中国式的认知思维方式，接受和学习中医药知识，思考和应对中医药问题，奠定良好的"信中医、爱中医、学中医、用中医"的专业学习基础和思想认识基础，从根本上解决多年来中医药大学生专业思想不稳固的问题。

二是树立事业信心。让中医药大学生通过了解中医药的学术特色和与西医相比独具的临床优势，由此树立学习中医药所必需的事业信心和正确的医学价值观，从根本上解决多年来中医药大学生事业奋斗方向不明确的问题。

从教材编写的角度，我们主要坚持了以下原则：以中国传统文化和学术特色为核心，灵活运用现代的新思想、新观点和新科技成果。尽量做到内容真实可靠，条理清楚，文句通顺，图文并茂，通过一些生动的案例、故事、图片和插图来表达复杂的内容，以避免纯学术教材的枯涩生硬。对确有必要涉及的概念和深刻的思想内涵，要使句子结构精简、用词准确。有些常识性的内容如果作为正文编排，可能会显得很繁杂，则以参考资料、快速阅读、课外活动等背景资料的形式进行编排。总之，编写者特别注重教材的科学性、启发性、可读性、趣味性、激励性、逻辑性和收藏性。

在本教材的编写过程中，北京中医药大学校长高思华教授自始至终给予了大力支持和鼓励，并亲任本教材主审；中国中医药出版社社长王国辰、成都中医药大学校长范昕建教授、北京中医药大学副校长靳琦教授、福建中医药大学副校长李灿东教授、上海中医药大学副书记王群教授等领导从多方面给予了帮助和指导；北京中医药大学博物馆、北京御生堂中医药博物馆、广州中医药大学博物馆、成都中医药大学博物馆、福建中医药大学博物馆等提供了馆藏中医药文物的精美图片；北京中医药大学中医药文化研究与传播中心的学生志愿者组织"中医药文化天使团"全体成员以及该校的贾岱琳、赵鹏飞、王竞涛、唐雪、刘小军、朱勇、朱雅兰、申晓宇等同学，成都中医药大学的茅释之、林一丹同学参加了相关问题咨询和部分资料收集工作，在此一并表示感谢！

最后，我们希望中医药大学新生通过本教材的学习，能够从根本上解决对待中国传统科学文化的观念问题，正确地认识中医药学科学知识体系的价值，了解古老的中医药在今天仍然还具有继续治病救人的临床优势，由衷地将继承和弘扬中医药文化作为自己应该承担的历史责任，从而对学习中医药产生浓厚的兴趣，并树立和巩固中医药专业思想，以人类的健康事业作为自己的终生事业和追求。

本教材的编写虽然在内容与形式上进行了一些创新和突破，但毕竟属于一种新的探索和尝试，难以做到十分完美，尤其是对一些焦点问题的解答，更可能存在着回答得不清楚的问题，甚至还有不少错误。因此，希望各校老师和学生将在使用本教材过程中发现的问题，能够及时反馈给我们（电子邮箱：mmm999@ vip. sina. com），以便再版时修正。

由于本教材采用了部分网络图片和绘画作品，但未能查到所有作者的姓名及联系方式，故谨在此致歉，并请原作者与我们联系，以便支付稿酬。

毛嘉陵
2011 年 1 月

目录
contents

引 言

上篇 走进校园

中篇　走进教室

下篇　走向社会

附录　中国文人的养生与闲情逸致

现代高中生如何跨进中医大门

今天同学们正式成为了一名中医药大学生。

进入中医药大学的校门，这不仅意味着你已经告别中学时代，更意味着你已进入充满慈爱、智慧和神奇的中医文化大世界，即将去探索人类生命的奥秘、获得增进人类健康和防治疾病的知识。

学习中医学，传播中医文化，当一名中医师，以普救众生性命作为人生的理想和追求，这是一项吸引了我国历代无数文人高士为之奋斗一生的伟大事业。正因为如此，在我国有一句流传很久的择业名言："不为良相，便为良医。"

进入中医药大学的校门，你将学会用中医的眼光换个角度看世界，用中医的思维换个方式想问题，逐渐养成中国传统的世界观和认知思维方式。这种世界观和认知思维方式虽然并不新奇，甚至还有些古老，但对每一位刚刚进入中医药大学并接受过现代基础教育的中医药大学新生来说，却是一次全新的求知体验……

此时此刻，也许有的同学还沉浸在考上大学后的兴奋状态之中，进入中医药大学的校园后，首先关心的是校园的风景美不美，教室和图书馆的条件好不好，学生宿舍舒不舒服，食堂的菜可不可口，因此还没有来得及了解中医学是一门什么样的学科。

也有的同学很小就立志要当一名中医师，对中医学早已有了一定的了解，而且还知道20世纪我国伟人毛泽东的一句高度评价中医的名言："中国医药学是一个伟大的宝库。"

当然，更多的同学对中医还不了解，也搞不清楚中医与西医有什么不同，因此在突然面对一个与中小学所学的认识问题、解决问题的方式方法都不一样的中医知识体系时，特别是那些喜欢独立思考的同学，就难免会产生出一个个疑问，甚至感到很多困惑。

在此，要告诉同学们的是，由于中医与西医产生于两种完全不同的文化背景，虽然它们都是研究人体健康和疾病的学问，但却是两种完全不同的知识体系。这样介绍

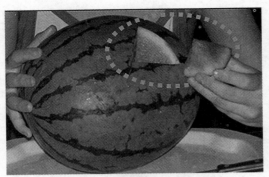
切开西瓜验证属于"白箱法"

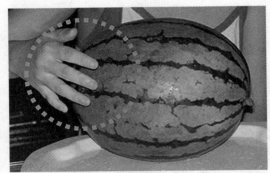
从外观观察西瓜属于"黑箱法"

中西医也许大家会感到很枯燥，下面我们还是先讲一个挑选西瓜的趣事吧：

在买西瓜的时候，面对一大堆西瓜，如何选出一个熟的西瓜呢？一般有两类解决办法：

一是"白箱法" 采取切开的办法，让你看得明明白白。把西瓜切开，看一看，尝一尝，还可以测一下它的含糖量，这样得出的判断会非常准确。其优点是借助工具，得到一些准确的数据，结论非常正确；缺点是一旦切开，西瓜就不再处于原来的完整状态，有些东西已丢掉，至少切开后就不能再复原，空气和微生物进去了，切开的西瓜很快就会坏掉。因此，很多人不愿意采用这种切开的方法。

同学们曾经学习过的将物质进行层层分解，不断寻找其最基本组成成分的认识方法，也属于"白箱法"。这种方法是西方现代科技最主要的认识问题的方法，学术上称之为"还原论"方法，它得到的所有认识都是以物质实体为依据，也就是强调"眼见为实"。西医所采用的就是这种方法，通过解剖人体的组织器官来认识人体的生理和病理变化。

二是"黑箱法" 不采取切开的办法，让你"雾里看花"。由于西瓜是一个整体，其各个部分之间都有紧密联系，因此，只要仔细观察西瓜外部的信息，如看看颜色和瓜蒂形状，用手掂掂重量，拍一拍，听听发出的声音，也可以知道它的成熟情况，但必须要有丰富的经验。这种"黑箱法"的优点是不破坏其整体性；缺点是没有准确的数据。

"黑箱法"是中国传统科学文化认识问题的最主要方法，学术上称之为"整体论"方法。它强调的是在不破坏事物的整体完整性的情况下，尽量搜集事物表现出来的各种信息，分析推导出事物内部的变化，并采取相应的处理对策。中医所采用的就是这种方法，以不破坏人体的方式来认识生命、健康和疾病。

用挑选西瓜的两种方式来比较东西方文化两种不同的认知方式，这是中国科技大学校长朱清时院士运用形象思维方式所做的一个通俗易懂的演示。通过这个生动有趣的实例，说明了这两种方法都是可信、可用的正确方法，它们主要在最终的认识角度和表达方式上有所不同而已，但都能达到相同的或相近的认知目的。

当然，这种类比虽然还不能完全代表东西方科学文化的全部认知思维方式，"白箱法"和"黑箱法"也不能完全代表西医和中医的全部学术内涵和特征，但确实能让我们很容易就对东西方文化的异同和特点有一个初步的印象。

中医与西医是两种不同的医药知识体系，它们在认识疾病和治疗疾病的问题上各有千秋，只有特色和优势之分，而没有高低对错之别。治疗某些疾病可能是西医的疗效好，而治疗另外一些疾病又可能是中医的疗效好。如果我们能够一切从患者的利益出发，那么，只要是正确的医学观念、行之有效的治疗方法，都应当努力学习、大胆探索和勇于实践。

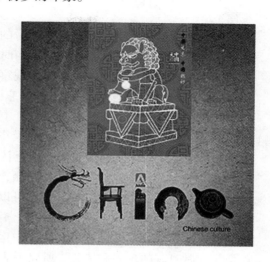

由于同学们在中学所学习的数、理、化等现代基础知识在方法论上都属于"白箱法"，可能以前没有接触过，或没有在意过"黑箱法"，对此，同学们首先就会问，自己在中小学十年寒窗苦读的知识是否都没用了？特别是在此期间形成的一些以物质为核心来认识客观世界的观念，以及已初步形成的逻辑思维能力，这些是否有助于学习中医学呢？进入中医药大学后应当做好哪些思想准备和学习准备呢？

在此，我们要明确告诉同学们的是，在我国中小学所接受的基础教育并不是为学习中医学这种知识体系做的准备，同学们在进入中医药大学后，不能像进入其他大学那样能够直接过渡，但这些知识在以后运用现代科技成果来研究中医时仍然是有用的，在现阶段则应根据中医学的学科特点，从知识结构、思想观念、认知思维方式等方面进行必要的调整，这样才能顺利地跨进中医学的大门，更容易理解和接受中医的学术思想和知识体系。

为了帮助新同学尽快跨进中医学的大门，特向大家提供有助于打开中医文化宝库大门的3把钥匙：

 第一把钥匙：换个"眼光"

昨天，同学们在读中小学时，接受的是以物质为认识论中心的西式现代基础教育，它的最大特点就是要以看得见、摸得着的物质基础和准确的量化数据作为"确认事实"的最重要的证据，也就是用"白箱法"来认识世界。

其实，面对复杂多变的世界，有些对象可以通过解剖拆分后来认识，有些则不必或根本不可能进行解剖拆分，所以就形成了还原论和整体论两大认知世界的方法。现实中对很多事物和现象的认识，特别是精神心理方面的认识，不可能全部实现量化，而且，在很多情况下确实也没有必要对任何事情都进行量化。在不可解剖拆分和难以量化这两种情况下，就只能采用"黑箱法"来认识世界。

今天，同学们走进了中医药大学的校门，将要学的是"黑箱法"等中国传统科学文化的认知思维方式。这种方式不是通过从微观上去寻找物质的基础和结构来认识事物的本质，而是将目光投向于事物的整体，关注的是事物所处的背景、关系和变化规律。

中医学不依据对身体各部位解剖后的看得见的实体去认识人体，而是将人体放在其所生存的自然环境、社会环境以及当时的季节、昼夜、气候变化等时空因素中，整体地认识生命、健康和疾病，动态地观察和把握人体各种生理和病理变化规律。中医最重要的生命价值观是"天人合一"，它强调人要敬畏大自然，要与大自然和谐相处，只有人体内外达到了动态的阴阳平衡，才能获得身心俱康的生命最高境界。

由于这种认知方式不以看得见、摸得着的物质为基础，在不了解这种方式时，同学们可能会觉得它很玄、很迷糊，甚至认为是不可靠的和不科学的。其实，只要经过一段时间的学习，理解了它的学术内涵，特别是经过临床实践看到了中医治病的确切疗效以后，就会觉得它很实在，完全可以使你对中医有一个全新的认识。中医在其独特的思维下进行的取象、辨证、施治，并没有神秘性，也不是玄而难以理解，完全能够被所有学习者所掌握和利用。因为中医对健康和疾病的认识，很多都源于我们日常生活中非常直观的现象和体验，所以生活经历越丰富，就越能理解中医。

接受过现代基础教育的同学，从高中到大学可以实现"无缝"衔接，很自然地就能够过渡到大学去学习现代自然科学知识。而今天同学们踏入了中医药大学的校门，为了更好地学习中医，就应从原来已初步具备的"白箱法"认知思维方式，逐渐向"黑箱法"过渡，尽快接受和学会用中国传统文化的认知思维方式，从整体的角度来看世界。

 第二把钥匙：换个"头脑"

昨天，同学们在中小学时所学的数学、物理、化学、生物等知识，使你不仅仅获得了现代科学知识，而且也让你接受了这种西式的认知思维训练，到高中毕业时就已基本上学会了用合乎逻辑思维的方式进行"说理"。

今天，同学们开始接触中医，由于中医学采用"黑箱法"，它是从宏观整体上认识不断变化着的人体生命和疾病状态，这种方法所获得的主要是难于进行准确量化描述的形象和现象方面的信息，这就导致中医在思维上采取以象元素为中心的思维模式，也就是人们常说的象思维（不等同于形象思维，详见第六章）。因此，同学们在刚接触到中医知识体系时，不仅难以理解，而且总是希望老师能够从物质实体的角度，并用"合乎逻辑"的方式来解释中医学理论。

我们希望进入中医药大学的新生同学要尝试尽快暂时放弃"原来的大脑"，也就是必须尽快转换自己大脑的认知思维方式，建议从以下三方面进行必要的转变和调整：

一是科学观念的更新 同学们在中小学接受现代基础教育时，老师教导我们要学好科学文化知识，首先就要追求科学、崇尚科学，甚至有的还说要信仰科学。我们暂且不去讨论用信仰一词是否妥当，但要学好一门知识，至少得对其有最基本的兴趣和认可，否则是不可能学好的。在此需要指出的是，中小学基础教育所指的科学知识，其实是指从微观局部的角度、从物质的层次认识世界的西式科学知识，而并未包括中国式的从整体认识世界的科学知识。因此，在此期间所建立的科学观念并不是全面的。

由于中西方科学文化以不同的认知思维方式，从宏观整体和微观局部两个不同的角度认识世界，它们都能获得正确的认知结果。只是由于认识角度和表述方式的不同，所形成的知识体系才各具特色和优势，也就是说它们都是正确的认知思维方式。因此，同学们进入中医药大学学习后，首先就应更新自己的科学观念，调整自己的认知信念，应当坚信中医理论的正确性和科学性，这是学好中医最基本的学习态度。

二是说理方式的转变　从整体上认识世界，就不必事事都要在看到物质实体的基础构成后才相信，也不必事事都要在彻底弄清楚它的理化原理后才敢使用。也就是说，要转变一种学习方式，只要前辈医学家和老师应用有效的治病方法，即使暂时不能用现代科学去认识清楚它的原理，也不能运用现代科学语言进行"说理"和解读，仍然可以先学了、先用了，再去进一步探索。

如果在认知思维方式上不进行及时有效的调整，同学们的大脑就有可能总是不停地搬出在中学所学的那些现代知识"框框"来看中医和评判中医，总喜欢"打破砂锅问到底"，特别是在遇到不能用现代科学解释其原理时，久而久之就会产生顽固的消极情绪，不仅不认同中医、不接受中医，甚至怀疑中医、排斥中医，消极地对待中医的学习。有些同学在入学两三年后仍进入不到中医专业所应有的学习状态中，白白地浪费了宝贵的大学时光。

三是知识结构的调整　知识结构在此指你所掌握的知识构成情况。同学们在中小学建立的以数学、物理、化学、生物为主的知识结构，并不完全适合学习中医，因为中医并不是以寻找物质基础的方式去认识事物的本质，而是从整体上对世界进行宏观的把握，这种认知思维方式可以通过学习中医经典及国学来逐渐养成，同时还要学会用心去对现实世界进行更深层次的领悟。

中医学属于典型的中国传统科学文化知识体系中的应用学科，其学术理论的形成必然会依赖于中国古代科技、人文哲学等国学知识体系，为其提供理论上的支持和技术上的支撑。中医学术的发展过程中，曾受到中国古代的儒、道、释等人文哲学宗教思想的深刻影响，还从中国古代天文、地学、算学、气象等自然学科中吸取过营养。可见，学习中医所需要的知识结构，更多的是与国学有关，因此，中医药大学生应当逐渐积累国学知识。

今天提倡中医药大学生学习国学，阅读国学经典，不仅仅只是为了了解一些历史，学习一些古人积累和创造的知识，而更重要的是要从古人的智慧中，汲取和领悟中医的观念，丰富自己的学养，能够更容易进入中医的思维状态中，学会和灵活运用中医的思维方式，加深对中医学术内涵的理解。

 第三把钥匙：换个"语言"

昨天，同学们在中学学习语言时，关注更多的是英语。这是因为现代科技很多重要成就多为西方发达国家所创造，绝大多数科技文献也是用英文记录的，同时还有一些同学希望未来能够到欧美发达国家留学或就业，所以大家都将很多精力花在了学习英语上。

今天，同学们开始了漫长的中医药大学生活，将要学习的是中国古代延续下来的传统医学。中医最主要的学术著作和临床经验总结都是用中国古文写成的，如《黄帝内经》、《伤寒论》、《金匮要略》、《神农本草经》等医著。由于时代的变迁，当时的通俗语言，现在却成为深奥难懂的古文。如果没有坚实的医古文功底，不能直接读懂古代医学著作的原文，而仅仅依靠白话文来学习古代医学著作，是很难深刻领悟其中的"深层含义"和"意境"的。

因此，要学好中医，首先就必须具备能够直接阅读古代医学文献原文的能力，也就是要熟练地掌握有助于学习中医的语言工具，这就是中国的古文字学，在中医领域称其为医古文。

在此需要提醒大家的是，要培养中医思维方式，除了有意识地变换角度认识问题之外，还必须对中医经典著作多阅读、勤思考、深理解，尽量深入中医经典著作的"语境"中去，从而自然地承袭中医的思维方式，迅速地进入中医所特有的思维状态中去。要学会像中国古代医学家那样"思考"，最有效的方式就是在"读懂"医古文的基础上，还必须"熟背"中医经典中的名篇、名段和名句。

为此，希望同学们要像对待外语学习那样，来努力学好医古文。学好了医古文，就掌握了一把打开中医宝库的钥匙，可以更加方便地跨进中医的大门，更加容易理解中医古代文献中深奥的含义，起到事半功倍的作用。

也许考进中医药大学并不难，然而，要真正跨进中医学宝库的大门，登堂入室，成就一番事业，成为一名优秀的临床中医师，就不是一件简单的事情了：在思想上，要努力培养"信中医、爱中医、学中医、用中医"的专业思想；在学习上，要刻苦钻研和勇于实践中医最具优势的医学思想和临床诊疗技能；在临床上，要怀着一颗仁爱之心，正确地灵活运用中医辨证施治去诊治每一位患者。特别是要立志成为医德高尚、医术精湛的一代名医，这就更需要同学们用毕生的精力为之奉献、为之奋斗！

昨天，医圣张仲景这样陶醉于学中医的妙景："上以疗君亲之疾，下以救贫贱之厄，中以保身长全，以养其生。"

今天，我们要对刚刚进入中医药大学的新生同学说：中医是一个值得你终生追求的充满仁爱的神圣事业……

中医药大学新生最想知道的 16 个焦点问题

一、怎样理解中医的价值

1. 人类已进入 21 世纪，古老的中医还有用武之地吗？

答：首先，从医学技术水平来看，尽管西医已很发达，先进的医疗仪器设备能够洞察人体内的一切，化学药品层出不穷，但仍然难以解决所有的人类健康问题，至少在目前还没有一种医学能够包治百病。为了给患者提供更多的治疗选择和求生希望，我国十分重视发展中医事业，将发展中医和西医放在同等重要的位置，让它们发挥各自的临床优势，以尽最大的努力解除患者的疾苦，这充分体现了"以人为本"的博爱思想。因此，我们必须大力发展中医事业。

其次，从我国国情来看，我国是一个发展中国家，广泛推广应用医疗成本低廉的中医，可望为国家、社会和个人减少大量的医疗开支。因此，我们必须发展中医这种具有中国特色的医药卫生资源。

第三，从客观现实需求来看，中医是中华民族几千年来在与疾病作斗争过程中创造出的医药知识财富，为中华民族的健康和繁衍昌盛作出过巨大贡献，无论在我国城市还是农村，都具有广泛而深厚的群众基础。因此，我们必须延续这种文化传统。

2. 中医除了能治中国人的病，还能治外国人的病吗？

答：有人说，中医只能治中国人的病，这是因为受到文化传统习俗的影响，只有中国人才信中医，所以找中医看病是一种民俗文化。大家翻开中国历史就可以了解到，中医早在 1500 多年前的晋唐时期，就已向日本、朝鲜等亚洲国家进行了国际传播，明清时期开始传播到波兰、英国、德国、意大利等欧洲国家。20 世纪中后期针灸在欧美国家流行，特别是 1972 年美国总统尼克松访华后，更是在美国掀起了针灸热。现在针灸在美国大部分州已合法，有的州还将其纳入医疗保险。可见，中医治病的疗效与患者所受的文化影响无关，中医的疗效是客观存在的事实，无论对中国人还是对外国人都是同样有效的。

随着我国国力的增强，中国文化在国际上的影响越来越大，中医正乘着这股强劲东风迅速走向世界，目前已在 160 多个国家推广使用，而且我国还与 70 个外国政府签订有中医药合作协议或在卫生协议中包含有中医药合作的条款。

3. 中医治病是靠心理暗示吗？

答：有人说，中医治病的疗效是受到心理暗示而产生的。其实，这是一种片面的认识，中医不仅能治人的病，亦能治难以施加心理影响的动物的病，因为中兽医的历史也很悠久。给动物治病就不可能施加心理暗示，除非这个医生懂动物的语言。在现代研究中，用中药和针灸做动物实验，能够引起动物一系列的生理生化等变化，这不可能是心理暗示的结果。另据 2007 年的新闻报道，过去 10 多年来，新加坡动物园的兽医不断为长颈鹿、大象、马、蟒蛇和海狮等 200 头动物病号实施了"针灸中药联合疗法"，取得了不错的疗效。

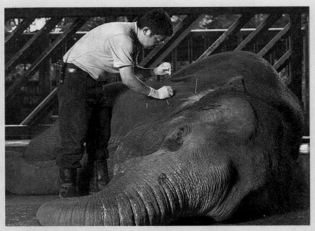

由于大象皮肤厚度一般在 2～3 厘米以上，肌肉更是几十厘米厚，
因此，新加坡动物园就特制了专门为大象针灸的特大号不锈钢针，
有 20 多厘米长，直径在 0.6 厘米以上

此外需要说明的是，由于人是具有高级思维活动和丰富心理活动的生物，因此，无论中医师还是西医师，在治病过程中如果能够认识到合理使用一些心理治疗和暗示，完全有可能产生令人意想不到的疗效。所以，我们也不能随便否定心理调整在治疗中的积极作用。

4. 中医治好了病，但不能以现代科学方式说清楚道理，就不是科学吗？

答：我国新文化运动时期一位深受西方文化影响的名人认为："西医能说清楚道理，治不好病也是科学；中医不能说清楚道理，治好了病也不是科学。"这个说法不仅是片面地以西医的标准或学术表达方式来看问题，而且在逻辑上也是根本讲不通的。下面我们对此作以简要剖析：

第一句话："西医能说清楚道理，治不好病也是科学。"如果西医治不好病，这怎么能称得上是科学呢？这说明它没有真正认识到疾病的本质和变化规律，也没能采取正确适当的治疗措施，所以治不好病。这种所谓的"能说清楚道理"，实际上是并没有说清楚道理，而且还可能是一种错误的道理。

第二句话："中医不能说清楚道理，治好了病也不是科学。"中医与西医本不是一种知识体系，因此，不能用西医的理论表述方式来评判中医。这里所认为的中医"不能说清楚道理"，实际上是指不能按西医的表述方式来说清楚所谓的道理。如果中医治好了病，这正说明它认识到了疾病的本质和变化规律，也提供了正确适当的治疗措施，所以才能收到疗效，也就是治好了病。在有疗效的情况下，如果只是因为不能用西医的理论来解释，就否定其科学性，甚至还要认为中医不是科学，这本身就是一种违背"求真务实"科学精神、不讲道理的错误态度。

在此需要强调的是，理论来自于实践，理论既要指导实践，更要为实践服务。如果理论与客观实际发生冲突，首先需要调整和改进的是理论，而不是固执地用僵化的理论去否定鲜活的客观事实。

"有疗效就是硬道理"。中医经过几千年的发展，积累了丰富的临床经验，形成了一套完整的理论体系，对很多常见病、多发病、急性病、慢性疑难病都有明显和确切的疗效。因此，中医的理论体系和各种学说即使现在还不能完全用现代科学知识体系来解读，但也是可信、可学和可用的。

5. 中医治病的疗效能重复验证吗?

答:有人说,中医治同一种病有多种处方,不能重复验证。一般认为,科学的知识是能够重复验证的,不能重复验证就不是科学。在此,同学们需要注意的是,这里所说的病是指西医诊断出来的病。在上千年临床实践中,中医诊治的都是中医意义上的"病"和"证",而且更重要的是以"证"为中心展开的,即所谓的"辨证施治",这明显不同于西医的"病"。

中医治西医诊断出来的病的历史,只有100多年。历史虽短,但并非就不能治,关键是要清楚西医诊断出来的每一种"病",中医都可将其分为很多种证型,分别予以不同的方法进行治疗,这就是中医所说的"同病异治"。反过来说,中医辨出的每一种"证",可能存在于很多种西医的"病"之中。西医的这些不同的"病",只要属于中医的同一种"证",即可以采取同样的方法治疗,这就是中医所说的"异病同治"。

然而,针对"同病异治",有人可能会不解:怎么一种病有这么多种治法,岂不太混乱了?针对"异病同治",又有人可能会质问:怎么可能一种方法就治疗这么多种病,哪有包治百病的药,岂不太荒唐了?其实,中医的这种以"证"为中心且强调针对个体实际情况,提供最具个性化的、最适合的临床解决方案,正是中医学术特色之所在,只是提出疑问的人还没有真正了解中医而已。

虽然疾病的客观主体只有一个,但中医与西医从不同的角度去认识同一个人体的疾病状态,也就完全可能得出对病变不同的"说法"和"结论"。如果从中医"证"的角度来理解和评价,只要辨证准确,治疗措施得当,中医的临床疗效是完全可以重复验证的。

6. 中医学具有普世价值吗?

答:随着世界经济一体化发展,人们将具有在世界上广泛存在、流行、认可、可学的观念、文化及科学知识,称其为具有普世价值。需要指出的是,普世价值的提法可以说是专为已经在世界范围内取得了强势地位的西方现代科学文化"量身定制"的,它一方面有助于继续提升西方科学文化的价值,另一方面用来贬低其他文化。

有人借此概念来评价中医不具备普世价值,认为中医只是一种中国人所认同的传统文化。我们暂且不去争论这种说法是否正确,仅从以下三方面作以简单阐述:

①影响性:中医在中国是与西医学具有同等法律地位的医学,虽然还不是世界上的主流医学,但随着20世纪中后期中医在全世界160多个国家和地区普及推广,越来越多的外国患者加入到了接受中医治疗的队伍中来,每年约有30%的当地人、超过70%的华人华侨接受中医药保健和治疗。

②认可性:中医所主张的天人合一、与大自然和谐相处、仁爱、尊重生命等健康理念和医德思想,符合人类共同的价值观,具有被世界普遍认同的可能。特别是在西方现代科学已走入很多误区、地球已被破坏得千疮百孔、西医所导致的医源性和药源性疾病剧增的今天,更有其重要的现实意义。世界卫生组织(WHO)在20世纪70年代后承认了中医的医疗价值,并在全球范围内予以大力推广。

③可学性:中医并非只有中国人才学得会,任何民族、任何文化背景的人,只要愿意都能学会中医。如果首先具备了中文基础和一定的中国文化知识背景,更容易学习,也更容易学好。目前到中国来学习自然科学的外国留学生人数中,学中医的人数排第一。截至2009年底,北京中医药大学的留学生人数,在国内大学中排列第六名。

7. 中医学果真是"一种有意或无意的骗子"吗？

答： 同学们在中学课本中已学习过鲁迅在《呐喊》序中所说的这句话："中医不过是一种有意或无意的骗子"，这也是现在反对中医的人最常引用的一个"名言"。鲁迅为何要这样指责中医呢？这种指责到底对不对呢？

鲁迅被称为"五四"新文化运动的主将，在中国现代文学史上具有不可动摇的地位。鲁迅说这话是有着当时复杂的历史原因和该文的语境的。当时的社会背景是中国正经历新文化运动，社会开始全面接受西方文明，同时否定中国的传统文化，认为西方的一切都是新的、正确的，而中国传统文化都是旧的、落后的。从鲁迅个人经历来看，他曾经在日本仙台医学专门学校系统学习过西医知识，后来又弃医从文，所以他的世界观已经改变，再加上他父亲被"庸医害（治）死"的个人情结，随后他在许多作品中对中医进行了猛烈的批判。

文学艺术是一种充满激情的智力创造，不少有个性的艺术家不可避免地带上了感性、激情、偏执的人格色彩。鲁迅弃医从文，从一个西医学生转变成为一个作家，或多或少会带上一些艺术家所特有的气质，故在对待中医的态度上，表现出了强烈的情绪化。如果在丧失了理性和客观的科学精神的情况下，来认识和评价任何事情，都难免会出现片面性，最终也只能得到一个错误的结论。西医中也有"庸医"，不能以此就否定西医；作家中也有"庸才"，不能以此就否定文学。所以，大家不要过分在意鲁迅在特殊历史背景下所说的这句有些偏颇的话。

2008年3月13日，鲁迅之子、全国政协委员周海婴在全国政协第十一届一次会议期间接受中国中医药报社记者采访时说："我父亲并不反对中医，反对的只是庸医。"

周海婴说，鲁迅对于其父亲的病，对于中医药的看法，仅仅是他个人所接触的范围，并不是对全国的中医状况进行判断。现在有些人引用鲁迅的话反对中医，这是断章取义，这种做法是不准确的。中医药文化经过几千年的沉淀，有精华也有糟粕，从时代背景来看，鲁迅从反封建的原则立场出发，对旧的传统文化思想体系给予批判和否定，他反对的是中医学里的糟粕。鲁迅反对的是庸医，所以，并不是说我们家里不吃中药，不看中医。比如说，我母亲（许广平）身体不好，当时因过度劳累，患有妇科病，我父亲买来"乌鸡白凤丸"给母亲服用，很快见效。这种中药丸，后来父母亲还介绍给萧红服用。那些反对中医的人没有调查研究，拿鲁迅"说话"，是不公正、不科学的。

二、怎样认识中医知识体系

1. 中医学的理论十分深奥，我们能学懂吗？

答： 有人说，中医的理论博大精深，太深奥了，"只可意会，不可言传"，所以不好学，很难真正学懂。其实，中医学的知识都是来源于生活实际，应该是最容易被大众所接受、所理解的一种知识体系，但由于以下原因可能会让现代人感到深奥难学：

一是中医经典著作成书于古代，其文字精简、术语表达多用隐喻，当时的通俗语言到了现在，也会让现代人感觉不知所云。

二是中医理论成形于古代，古人的认知思维方式与现代人早已不一样，所以现代人难以很快进入古人的思维境界中去。中医所采用的象思维，不像西医是对物质实体"一对一"的直接认知，而是以"象"（现象、表现等）为核心，直接或间接地认知世界，这就给人一种深奥难懂、不易把握的印象。

三是古人的知识中有一些直觉、顿悟的思维成果，也有相当部分是"用心"去领悟得来的，甚至是在一种特殊的心灵修炼状态中的智慧结晶，所以有些是难以用语言表达的，只能用心、用意去悟，这也会让没有这种体验的现代人感到玄奥难解。

现代脑科学研究发现，人的左右脑各有分工，左脑负责抽象思维、逻辑思维，以识别抽象符号和语音为主；右脑负责感性思维、直觉思维、形象思维和创造性思维，侧重于对图形的识别。通过对中医基本思维形式的分析，从中医所具有的象思维和灵感思维等思维模式特点来看，应属于右脑思维，这也符合"医者意也"之所指。"医者意也"中的"意"强调了中医思维方式注重创意，要富有想象力，因此，需要用内心去领会。如能在老师的指导下，学练一些有助于入静修炼心灵的功法和接受一些右脑智力开发训练，则有可能更容易加深对中医理论的理解。

综上所述，如果同学们有针对性地加强古文训练，从大量阅读、思考和训练中学会古人的思维方式，完全可以更快地登堂入室，学懂、学通和用活看似深奥的中医学。

2. 中医总是抱着《黄帝内经》等老古董不放，那些说了上千年的话还有用吗？

答：有人说，中医总是强调经典的重要性，那些经典已经太古老了，现在都21世纪了，为何还要抱残守缺，应该与时俱进，老祖宗说的话难道还没有过时？

这个问题提得很好，按现代人的常理来讲，越是新的东西越好，就像大家用的电脑，最新型的电脑无论在硬件上还是软件上，肯定都会比旧的好，否则就不会生产出来。但是，中医的情况就与此完全不同，中医的《黄帝内经》等经典著作所讲的都是古人认识到人体健康与疾病方面的一些规律性、原则性和本质性的知识，比如中医治疗热性疾病的治疗原则是"热者寒之"，我们不可能为了学术突破，就标新立异将其搞成"热者热之"、"热者温之"之类。所以这些从属性和本质上对事物的认识，不可能通过所谓创新就能随便颠覆，只能在这个框架内加深对它的认识和理解。因此，不要因为它老就认为它过时了，对真理和规律的认识是永远不过时的。

3. 中医与西医的有些术语同名不同义，这是怎么一回事？

答：同学们刚接触中医与西医知识时，对同一名称在中医与西医中有着不同的意思，可能会感到混乱。其实，出现这种情况，可以说都是因为西医刚传入中国时翻译种下的"恶果"。翻译工作一般是在两种语言中寻找"对等的"、"对应的"词汇进行相互沟通，一般首先从相关学科知识中去选择比对。如果找不到意思绝对一致的则选择接近的，连接近的都还找不到，就会音译以保全本意。

西医名词术语在翻译成中文时，也是遵循这个原则。由于中国已有中医，因此，西医术语很自然地就从中医学中去选择相关的术语，比如，对症状的描述很容易就能找到相关的词汇，"fever"指体温升高超出正常范围，这很容易找到与之相对应的中文"发热"或"发烧"。

中医与西医虽然同为医学，但其学术理论完全不一样，在翻译中常常将看似"对等"的词汇进行沟通对译，结果造成了混乱。比如西医的脏器与中医的脏腑，虽然有部分意思相近或可以大致对等，但还有相当部分的含义完全不同。西医的心称为"heart"，位于胸腔，是由心肌构成的循环器官，推动和维持全身的血液循环。中医也认为"心"居于胸腔，其功能主要是"主血脉"，负责将新鲜血液推送到全身，发挥濡养的作用，这与西医学所认识的心脏的功能相类似。但中医还认为"心主神志"，起着主宰精神心理活动的作用，这就与西医的认识大不相同了。如果当初采用一些音译，可能就会避免这种情况的出现。因此，同学们在进入中西医的专业学习之前，一定要有个思想准备，学会从两个角度去学习和记忆，尽量避免这种概念上的混乱，别将自己的头搞晕了。

4. 中医学术中的鬼、神、阴、阳等术语，是否有迷信成分？

答：在中医古文献中确实有一些"鬼"、"神"的字眼，在中国古代文化中也确实有一些迷信的东西，但大家不要一看到有"阴阳"、"鬼"、"神"之类的字词，就马上将其判定为迷信，而是要在具体的语境中进行分析辨别。因为中医的有些术语借用了这些字词，如《黄帝内经》中治疗水肿采用的"开鬼门，洁净府"方法，其中的"开鬼门"是指"发汗"，"洁净府"是指"利小便"，通过发汗和利小便，使体内的津液运行正常，水肿也就消除了。可见，中医术语中即使借用了一些在今天看似迷信的字词，但都与迷信根本无关。

5. 有些中医理论"知其然，而不知其所以然"，在没能用现代科学解释的情况下，有可信度和可操作性吗？

答：很多对中医不了解的人总认为中医"知其然，而不知其所以然"，其实这种认识是西方现代科学以物质结构为认知核心的还原论思维得出的结论。的确，从这个角度看，中医很多理论尚难以解读。然而，中医是采用整体论方式看世界，强调事物所处的时间、关系和背景。由于时间是不可分割的，关系和背景的变化也会导致事物状态的千变万化，因此中医认为要认识事物就不能采取分割整体的方法，因为分割后的就不再是整体。

事实上，有时即使打开了黑箱，看清楚了物质结构，也不一定就能认识到事物的本质和规律。因此，只要能够从整体上控制好事物的状态和变化趋势，掌握现象和本质的"对应关系"，也就是只"知其然"也能达到认识问题和解决问题的目的，没有必要事事都从物质的认识角度去"知其所以然"。

中国历史上经历过很多战乱，历代中医师不可能没有机会认识人体的解剖结构，在《黄帝内经》中就有不少对人体解剖实体的认识。中医放弃了通过解剖来认知人体的方式，并非中医不知道解剖的重要性，而是其采用了"整体论"的认知思维方式，因而不能以此就认为中医是不科学的。从某种意义上讲，这是比直接对实体的解读更高级的一种认知方式。

此外，在生活中还有一些已经成为常识，不需要再去讲什么道理，比如火具有很高的温度，大家都能利用火的特性去煮熟食物，但火也能灼伤肉体，所以你不用去讲火灼伤人的原理，只要有火靠近自己了，大家都会条件反射式地立即将身体移动而远离火，即使冬天取暖也要保持一定的距离。还有很多事实和现象就是不可能讲清楚道理的，比如人的手上为何都长有5个指头，而不是4个、6个，在没有搞清楚这个道理前，是否就不使用手指了？

只要中医治病取得了疗效，能够切实地为患者解除痛苦，就不必因为暂时还不能用现代科学的语言方式去"知其所以然"而不相信它、不用它，我们应当坚信中医理论的正确性，积极地用行之有效的中医治病方法解除患者的疾苦，这才是最现实的和最重要的。

6. 没有量化和没有确切的物质实体认识的知识能不能相信？

答：中医是从宏观整体认识人体，并强调对复杂的关系、背景以及不可分割的时间的综合把握，因此有很多认识难以量化处理，也就具有一定的模糊性。西医属于现代科技的一部分，主要从微观物质空间的角度，以分析还原的方式认识世界，因此，西医能够量化的知识也就更多一些。然而，一旦涉及人的主观感受和精神心理活动时，西医仍然不能全部都进行准确的量化处理。比如，对疼痛的检测就很难能用数字来准确表达，到底是30度的疼痛还是50度的疼痛。

事实上，有很多知识也没有必要量化。比如，你最熟悉的母亲，你并不需要掌握她的眼睛、鼻子、嘴巴、耳朵的长宽比例等数据，就能一眼认出这是妈妈，谁也不会因为你没有妈妈的五官数据，就说你的认识不对。即使你掌握了妈妈的五官数据，但如果你离开妈妈在外读书或工作，过了几年当你再见到妈妈时，如果她变胖或变瘦了，已不符合你以前测量的数据，你能说她不是妈妈了吗？再如，谁能对爱情进行准确的量化描述，如果拿不出数据是否就应否认爱情的存在。所以，这是一个再简单不过的常识性问题。

经络现象是客观存在的，按照经络学说指导诊疗确实能够收到较好的临床效果，但虽然经过很多专家的努力，目前却仍然没有找到与之相对应的解剖学意义的实体。学术界曾经提出过神经学说、神经体液调节机能说、肌肤－内脏－皮质机能说等多种学说，但没有一种能够对经络进行完满的合理解释。也有人认为经络现象的产生，可能与机体内多种已知的神经、血管、淋巴、内分泌、肌肉、皮肤等都有关系，甚至有可能与我们目前还认识不到的物质运动有关。

在20世纪的后期，现代物理学的一个前沿领域"弦论"的产生，使我们对物质有了新的看法，这也是一种比较接近能够解释经络现象的新理论。弦论的基本观点是自然界的基本单元，如电子、光子、中微子和夸克等等，看起来像粒子，实际上都是很小很小的一维弦的不同振动模式，如同小提琴上的弦所发出的音频振动。贝多芬的交响乐，可以用一套乐器把它们演奏出来，但这套乐器本身并不是交响乐。组成交响乐的基本单元是乐器上发出的每一个音符，而宇宙弦的不同频率的振动对应于不同的质量和能量。

再如，意识是完全基于物质基础（大脑）而存在的，但意识不是一种具体的物质实在，因为没有人在进行脑科手术时在颅骨内发现过任何有形的"意识"的存在。

中医理论来源于临床实践，只要是在临床上行之有效的方法，就在一定程度上反证了这种认识的正确性，即使数据存在暂时的缺失，仍然是可信可用的。

7. 中医理论是怎样"说理"的？

答：西医及现代科学的认知都是以看得见、摸得着、可分割的物质空间为基础，反映的是物质的物理运动和化学变化的情况。通过这种方式认识人体，即使肉眼看不见的地方，也能借助于仪器"看"得一清二楚。由此产生的理论就直观易懂，说理方式也层次分明。

中医学对人体的构成和功能的认识，是从整体的角度，以可感知、但不可分割的时间为基础，依据人体所表现出来的各种现象，从整体上认识和把握人体的生理和病理状态及变化规律，而且很多认识都是从属性、关系的角度进行描述，如阴和阳、寒与热、虚与实、表与里等都是一种属性上的概念，五行学说中的木、火、土、金、水的相生相克则是一种关系上的描述。中医的这种"说理"方式，虽然理解并不太难，但毕竟不很直观，因此，同学们要逐渐熟悉和适应这种"说理"方式。

国医大师邓铁涛曾经感叹："中医60岁成才，但年到60已该退休了！"他说，同学们经过中学的现代基础教育后，习惯了学习像西医那样看得见、摸得着的知识，有些同学总觉得中医的那一套说理方式让人难以理解，学起来不踏实，用起来不放心，所以在大学时将很多时间都用于学习西医知识，大学毕业到医院后喜欢给患者开西药，以显示自己并不落后，渐渐地冷落了自己的中医知识。殊不知，搞了10多年临床后，就会发现西医也并非治疗任何病都行，很多西医疗效不好的病，运用中医却能收到让人惊奇的疗效，于是这才回过头来学习中医，而且是主动地学习中医，再学过10多年，功夫渐深时，却不知不觉到了退休的年龄。以上邓老的感叹提示同学们不要重走以前有些老同学的弯路，从一开始就要尽量做到"无条件"地认可和接受中医的说理方式，只有打下坚实的学习基础，并且在今后临床上积累相当的经验后，再去怀疑和指出中医的"不足"也不迟。

答:中医认为疾病无论有多么复杂,在本质上都是人体内的阴阳关系失去了动态平衡,生理属性上出现了偏离,经络气血运行出现了不通畅。由于中医并非直接从物质实体上认识疾病,因此,在治病理念和具体操作方式上,一般不主张直接根除病变,而是采取调整失衡的阴阳平衡关系、疏理不通畅的经络气血的方法。因此,首先从阴阳、寒热、表里、虚实的角度,判定疾病的属性及证型,即辨证施治的"辨证"过程,然后再用中药、针灸等治疗方法去调整机体的阴阳偏性,疏通经络气血,恢复机体的阴阳平衡,疾病也就痊愈了。

简而言之,中医治病的原理就是"调和阴阳",恢复机体的阴阳平衡。比如寒证者,用与证型属性相反的干姜、肉桂、附子等热药,去纠正其过度的寒性;热证者,用与证型属性相反的黄芩、黄连、石膏等寒药,去纠正其过度的热性;实证用泻下的药物治疗;虚证用补益的药物治疗;气血不足则补气养血;气血不通则理气活血。

9. 中药是怎样发挥作用的?

答:中医从上千年以来的大量临床实践中,发现了中药与疾病现象的"对应"关系,即能治热性疾病的药物,其药性一般都偏寒;能治寒性疾病的药物,其药性一般都偏热。通过中药的偏性,去纠正病体的偏差,使其恢复阴阳平衡。

也许同学们对采用以上方式解释中药的治病原理还不满意,这是因为同学们在中学接受过西式认知思维训练,已初步形成了遇事要问个究竟的习惯,实际上就是想从事物的物质本质、物理运动、化学变化的角度去寻找答案,也就是想得到类似于西医的药理学方式的解释。但很遗憾地告诉同学们,虽然近几十年来已采取了大量的现代手段研究中药,已能够用现代药理学解释一些中药药理方面的问题,但还不能完全彻底地破解中药和复方之谜。因为一种中药的成分已经够复杂了,经过不同的炮制工艺都可能改变其药性,如果将几种甚至几十种中药的复方一起来煎煮,其产生化学变化的复杂程度,以及经过这些化学变化后又产生了哪些物质,真是难以想象。

可以说,中药的药效是我国历代中医药家在长期临床中,通过大量的临床实践,逐渐发现临床表现与药物之间在属性上的"生克对应关系",从而总结出来的一种用药知识。这虽然不是从动物实验中得到的所谓更精确的知识,但可以说这是用无数人的生命换来的医药知识财富,更加珍贵难得。对此,同学们只需记住和掌握这种对应关系,能够在临床中应用即可。随着现代科技的不断发展,也许最终能够从另外的角度破解这种"生克对应关系"。

上 篇

走 进 校 园

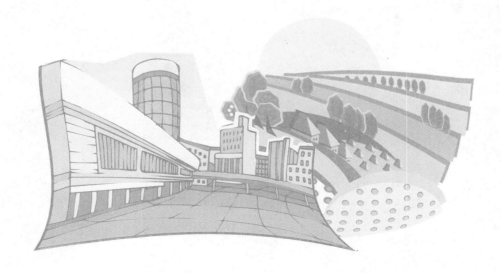

重塑自己的个人形象

——中医药大学生的日常礼仪与医德

中国是一个文明古国和礼仪之邦，自古以来就十分强调礼仪和道德的重要性。在中国历史上，自从儒家思想在民族意识中获得统治地位之后，仁学和礼学便成为中华民族文化的主流。中华传统礼仪影响着一代又一代中国人，塑造出独特的民族气质，即便是在今天，这种气质也仍留存在我们每一个人的身上，因为历史是无法割断的，不论现代中国人在主观上如何认识我们的传统，那种祖先的文化基因都会在人们不知不觉中默默地传递着中华文明的种种信息。

中国传统礼仪和品德在中医学中也有充分的体现，中医文化的核心价值观认为"医乃仁术"，就是说医学并非只是治病的方法，而是一种仁慈之术、一种仁爱关怀。为患者治病就是对生命的关爱、对生命的拯救，而医生在对患者的诊疗过程中所表现出的一心为患者的敬业精神、谨严细致的医疗作风、耐心体贴的言语礼节，都在不同程度上影响着患者的心情和疾病的康复。所以，我们说医疗工作是一项解救大众疾苦的神圣事业，而医生则是令人尊敬的一种职业。

今天，同学们成为了一名中医药大学生，这不仅意味着同学们将成为一名白衣天使，也意味着同学们成为了中国传统文化的一名传承者。希望每一位立志成为优秀中医师的大学生，在学医前首先就要学会"做人"，要做一个具有中国传统文化修养、讲道德、重礼节的人。没有良好德行的医生，不仅不可能将医术作为仁术来施救于患者，而且还可能将医术作为敛财的工具，甚至坑害患者。因此，我们强调学医要先有良好的德行，要用中华传统礼仪和品德规范我们的言行，启迪我们的心灵。

现在就从学习中国传统礼仪和道德修养开始，拉开我们的中医人生序幕吧……

第一节　礼仪塑造你的人格魅力

一、什么是礼仪

在每一个清新的早晨，当人们互相问候着"早安"的时候，礼仪便伴随着我们开始了新一天的生活。从每天生活工作中的见面寒暄，到春节拜年等节假日的友朋往来和婚丧嫁娶，再到国家的对外交往以及商务社交活动，礼仪渗透在我们日常生活以及人生的各个阶段之中，无时不在，无处不在，早已成为国家民族的文化象征和社会进步的标志，彰显着人类文明的风范。那么，什么是礼仪呢？

礼仪就是礼节与仪式，通俗来说就是待人接物的行为规范和方式。礼仪的形成受到民族习俗、历史传统、宗教信仰、时代风气等因素的影响，得到当时多数人的认同和遵守。古人说："礼仪者敬人也"，就是要律己、敬人。讲究礼仪和实行礼仪不仅仅是对别人的尊重，也是一个人的教养和文化品味的体现，更是社会文明程度的表现。

"礼"的概念侧重于"礼仪"的本质，常用来指社会的典章制度以及做人处事的根本原则，包括法度、规则等方面。《左传·昭公二十五年》中说："夫礼，天之经也，地之义也，民之行也。"《礼记·曲礼上》中也说："夫礼者，所以定亲疏、决嫌疑、别同异、明是非也……道德仁义，非礼不成。教训正俗，非礼不备。纷争辨讼，非礼不决……"

"仪"的概念侧重于"礼仪"的形式，往往用来指仪典、仪式、举止、容貌、服饰、器物、礼物等。

礼仪是一种社会现象，是在人类社会成员的交往过程中所体现出来的一种现象，并随着人类社会化程度的提高而更加广泛地存在于人们的生活中；礼仪是反映人类社会文明程度的标尺，大凡人类文明的进步都会在礼仪方面有所表现；礼仪是人的行为方式与内心道德修养的统一，一个人精神素质的高低与否、行为语言是否文雅规范都会通过自身的礼仪实践表现出来。

如果一个人在社会生活中不受礼仪规范约束，言行随心所欲，且不说他是否违反法律和道德，单就不守礼仪这一点来说，就会使他的社会生活层面大大缩减。试想一下，有谁会同一个粗野无礼的人交往呢？而且越是正式的场合，越是公众的场合，人们对礼仪越是看重。

二、施行礼仪有什么意义

中国古人早就认识到"人有礼则安，无礼则危"（《礼记·曲礼》）。明代学者颜元也指出："国尚礼则国昌，家尚礼则家大，身有礼则身修，心有礼则心泰。"礼仪作为一种文化现象，影响着一代又一代人的成长，塑造着人们的气质和人格。只有良好的礼仪文化环境，才能培养出举止文雅、文质彬彬的高素质人才。施行礼仪具有以下三方面的意义：

首先，礼仪能够维系社会生活的有序和稳定。《史记·刘敬叔孙通列传》中记载：汉高主刘邦得天下后，废除了秦朝时期繁缛的宫廷礼仪，结果"群臣饮酒争功，醉或妄呼，拔剑击柱，高帝患之"。刘邦的谋臣叔孙通在传统礼仪的基础上，参照秦朝的礼制为刘邦制定出一套宫廷礼仪，并于汉高主七年，长乐宫落成后实行。上朝时，专门有礼官引导君臣依次进入宫内，文武大臣分列两边，刘邦升殿正坐，由司仪侍臣安排群臣逐次朝见皇帝，整个朝廷大殿庄严肃穆，臣子们都诚惶诚恐，唯恐有礼数不周之处。直到此时，刘邦才终于说出一句心里话："吾乃今日知为皇帝之贵也。"于是大赏叔孙通。通过这段历史记述，我们能够更容易地感受到礼仪对维系各种社会秩序的意义。

礼仪的调节功能不仅表现在政体运行中，在一些小事情上也有体现，比如出席会议时的座次安排，就要依礼按长幼尊卑次第排列，否则就会让人感觉杂乱无序。

礼仪能够使社会生活稳定和谐，国家更强盛。《史记·廉颇蔺相如列传》中的"负荆请罪"这个典故，反映了礼仪具有这种功能。战国时期，赵国将军廉颇看不起宰相蔺相如，认为蔺相如只是能说会道而已，没有他的战功大，地位却比他还高，心里就很不满。蔺相如知道廉颇的这种心态后，在各种场合总是礼让廉颇。蔺相如手下的人不解，问他："您的官位比廉颇大，为何还让着他？有失体面。"蔺相如则心平气和地说："廉将军跟秦王相比，哪个更厉害？"大伙儿异口同声回答："秦王更厉害。"蔺相如说："我见了秦王都不怕，难道还怕廉将军？"接着，他语重心长地说："大家知不知道秦国现在不敢打赵国的原因是什么？就是因为赵国的文官武将很团结。如果我与廉将军争斗起来，两虎相争，必有一伤，这实际上就给秦国创造了一次进攻赵国的机会。你们想想，国家大事重要，还是我个人的面子重要？"这段话后来传到廉颇的耳里，使他深受感动，也感到惭愧至极。于是，他脱掉一只袖子，露着肩膀，背上荆条，直奔蔺相如家道歉。从此，他俩成为了好友，团结一致对外，使秦国不敢再有攻打赵国的想法。

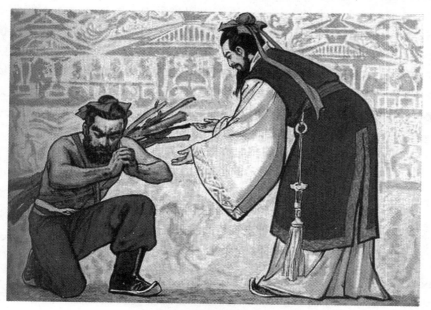

廉颇向蔺相如负荆请罪

第二，礼仪具有教育的功能，能够提高整个社会文化生活的水准，营造出祥和温馨的社会环境。礼仪不同于法律，并不完全依赖于他律性强制人们遵循，在很大程度上要靠自律性来自觉遵守，即通过示范、灌输、评价、劝阻等教育方式，使礼仪被人们所接纳、认同，并在社会生活中主动运用，使礼仪规范逐渐从外在物变成人们自身的自觉行为。比如，"尊老爱幼"这一文明行为之所以能够成为中华传统礼仪中十分重要的内容，正是长期教育的结果。

第三，礼仪标志着人类文明的起步，如孔子所说："不学礼，无以立。"《礼记·曲礼》也说："鹦鹉能学舌，终是飞鸟；猩猩能言语，终是禽兽。若作为人而无礼，虽然能说话，不也是禽兽的心态吗……因此有圣人兴起，制定礼来教育人，使人因此有礼，知道把自己和禽兽区别开来。"虽然在人类社会发展的某些时期，礼仪常因其繁琐守旧而招致批判，甚至否定，但礼仪的积极意义是不容怀疑的。人们只有学礼、懂礼、自觉遵守礼仪规范，才能远离无知与愚昧，才能体现文明与素养，才能在整体上促进人类文明的发展。

三、中医药大学生的基本礼仪

现代文明社会离不开礼仪，尤其是青年一代，更应该成为讲求礼仪的楷模。作为中医药院校的大学生，我们首先要注重对中国传统礼仪的认识与学习，要在自身的礼仪行为中体现出中国传统文化所特有的人文气质和文化底蕴，使我们在参与社会交往的言谈举止中，不仅要表现出青年人必备的文明礼貌，还要为人们展示一个中医药工作者应该具有的传统魅力。

1. 语言礼仪 语言是人们之间沟通思想、联络感情的主要工具，文明礼貌的语言应用，是形成良好人际关系的关键。在语言运用过程中，要注意对他人的尊敬，多用谦辞和敬辞，吐字发音要清晰正确，态度真诚友善，要结合说话对象的具体情况，尽量避免使用人家反感的言词，比如对身材丰满富态的女性不要用"肥胖"这样的词。另外，要善于将中医药的文化和知识有机地融入语言之中，使对方在羡慕、钦佩你的文雅和学识的同时，也增加对中医药的亲切感。如这样的语言："您的气色真好，平时一定是很注重养生吧？""您的好性格说明您的身体阴阳平衡，气血畅通，您一定会长寿。""您的膳食补而不燥，真是养生专家。"

2. 见面礼仪 日常的见面礼仪有打招呼、寒暄、问候、介绍、握手、拱手、互递名片等方式。在见面礼仪中最重要的事情莫过于称谓的得体与姿态的谦恭，尤其是在中医药界，像"男士"、"女士"这种西式的礼仪称谓应尽可能地不用，而代之以中国传统礼仪中的称谓习俗。如在向客人介绍自己的导师时，不能随便地说"这是我们老师（师傅）"就完事，而应该态度严肃、毕恭毕敬地望着导师，然后向客人介绍到："×老是全国中医界的知名专家，也是晚辈的恩师。"

3. 交谈礼仪 交谈的礼仪体现在交谈的态度、交谈的语言、交谈的技巧、交谈的禁忌以及聆听对方等几个方面。在交谈过程中，态度要真诚专注，语言应运用适当，妥善使用交谈技巧，杜绝禁忌用词，认真聆听对方观点。同时，要学会并善于在交谈中"引经据典"，在谈论与中医药有关的文化或学术问题时，更要如此，以增强谈话的可信度。

4. 告辞礼仪 带有礼节性的告辞方式常为互称"再见"，加之一些祝福用语，如"祝一路顺风"、"祝万事如意"等，对于远道而来的朋友，要送上一程，并挥手目送朋友走远或上车、上船等。

5. 坐姿礼仪 在有宾客的礼节场合下，正确的坐姿为：上身挺直，勿弯腰驼背，不可前胸紧贴桌边，也不可后背紧靠椅背，都要留有一定距离；双膝并拢，腿、脚自然垂地，平行放置；双肩自然下垂，双手放于大腿上；头、颈端正平视。

在形体姿势方面，中医药大学生除要掌握现代礼仪的基本要领外，还要熟谙中医养生理论对形体姿势的要求，从而养成在举手投足间都能显示出中医品性的气质。以坐姿为例，在端庄正坐的同时，要注意松、静、稳的结合，要松肩、虚坐、平息，即肩背肌肉不能过于紧张，臀部不能过满地坐在座面上，呼吸要均匀平稳，这样的姿态不仅使自己感觉自信，也使旁人感到放松自然。

6. 站姿礼仪 站姿礼仪要求站立时，身体要立直如松，挺胸抬头，头正视平，两膝并直，双脚平行或呈"V"字形，对于女生也可双脚一前一后，略错开并拢。

7. 走姿礼仪 走姿又分为行走姿与散步姿，正确的行走步姿为：上身正直，两肩相平不摇，两臂摆动自然，两腿伸直，步伐从容平稳，幅度适中均匀，两脚落地基本在一条直线上，不能东扭西歪，而且心境要平稳，目平视前方；对于散步时的走姿则可参考中医养生理论的要求，在满足上述走姿的基础上，要注意肩、髋部肌肉放松，双臂的摆幅和步幅不宜过大，且频率减少，显得更加自然一些，脚在落地时既不要用脚尖先着地，也不要让脚跟先着地，而是使鞋底面平行于地面着地，同时注意保持心情平稳，呼吸深缓均匀。

8. 中医药大学生在拥挤区域的礼仪 在人多拥挤的区域行走，要根据实际环境情况随时地调整步姿、步幅，避免刮碰旁人；不要与人拉手、挽臂、勾肩、搂抱而行；不要自顾自地突然冲到别人前面去抢道；更不能你推我搡、嬉笑打闹，以免发生危险。

9. 中医药大学生在肃静区域的礼仪 肃静区域包括教学区、图书馆、会议场所、休息区等公共场所。在这些地方，第一重要的礼仪就是要保持肃静，禁止大声喧哗、说笑，走步的声音也要尽可能地小，与人打招呼、交谈时语音放低，以让对方能听见就行，对于礼节性的致意，多用体姿礼，比如相互对视微笑、点点头、挥一下手等。

四、中医药大学新生的入校仪式

中医药大学新生入校，应举行隆重的入校仪式，以

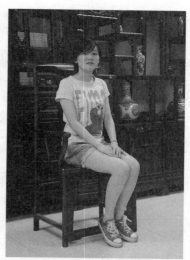
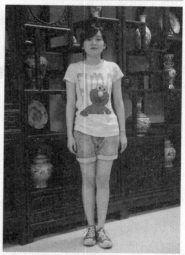
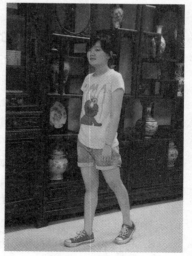

第一章 重塑自己的个人形象

迎接从祖国四面八方到来的莘莘学子。中医药大学生的入校仪式，除了要表达欢迎、庆贺之意以外，更要让同学们明白自己的人生从此与传承中华 5000 年的文明联系在一起，格外有一份深深的历史使命感和责任感。

中医药大学新生入校仪式如下：

1. 仪式开始　主持人宣布入校仪式正式开始，全体起立唱国歌，或播放校歌。

2. 校领导（或院领导）致欢迎词　欢迎新同学入校成为中医药事业的接班人，勉励同学们努力学习，今后成为一名优秀的中医药人才。

3. 老师致欢迎词　简单介绍一下中医行业概况和学习中医的注意事项。

4. 学生会代表朗诵《大医精诚》　由大三或大四的同学朗诵孙思邈的《大医精诚》全文或精选部分。要让新同学明白学医先要学做人的道理，当一名中医师首先要注意培养良好的医德。

5. 新同学代表致感谢词　代表新同学表达要努力学好中医药学的信心，以及立志中医药事业的决心。

6. 新同学宣誓　由老同学代表领读，新同学集体宣誓。

7. 仪式结束　主持人宣布新生入校仪式圆满结束。

五、中医药大学生的拜师礼

中医药大学生在入校学习一定时间后，可根据自己学业发展的需要，或按学校的统一要求，拜求名医、中医专家为师，以更好地向导师学习中医理论和临床诊疗技能，使自己的学业得到更快的提升，还可以使学子们在其内心深处加深献身中医事业的信念。一般情况下，拜师礼仪式既可以由学校组织，也可由师徒双方自己组织，如果参与的人数在三人以上则可称为集体拜师。

同学们在拜师前要事先做好以下准备：整理学习成绩单以备导师查看；填写个人简历、自我学业状况介绍、自我特点介绍等以便导师尽快了解自己；与导师约谈见面，向自己所尊崇的导师或前辈推荐自己；在得到导师的认可同意后，与导师商量拜师礼仪式的时间、场所。

（一）学校组织拜师仪式的程序

1. 仪式开始　主礼人宣布拜师礼正式开始，全体起立唱国歌，或播放校歌。

2. 校领导（或院领导）致贺词　祝贺导师们事业后继有人，祝贺学生前途光明，并鼓励师徒共同为中医事业的发展而努力。

3. 导师入座　学生搀扶自己的导师入座，然后学生退下。

4. 向导师献花　学生向各自的导师献花。

5. 向导师鞠躬　学生集体向导师鞠躬行礼。

6. 向学生赠书　导师起身向各自的学生赠送中医典籍或自己的著作。

7. 学生发言　由学生代表发言，表达立志、敬业、从师、敬师的心愿和决心，并请求导师对自己严格培养。

8. 导师发言　由导师代表发言，表示同意收其为自己的学生，并恪守师德，倾其所知，指导学生成才。

9. 签拜师文件　导师和学生分别在拜师文件（由学校统一印制）上签名、存档。

10. 仪式结束　主礼人宣布师徒关系正式生效，拜师仪式圆满结束。

（二）师徒双方组织拜师仪式的程序

拜师前准备中式木椅、几台、供台、祖师像、字画、蒲团、茶、香、拜师帖、收徒帖、音箱、话筒、音乐（光盘或数字文件）、投影仪等。

1. 仪式开始　主礼人宣布拜师礼正式开始，音乐响起。可播放中国民乐作为背景音乐。

2. 见证人入座　请德高望重的人担任，以前拜师还需要有保师。

3. 师父入座　弟子搀扶着师父入正座，然后在师父旁边站立。

4. 介绍师父　主礼人介绍师父的成就。

5. 征询意愿　主礼人询问徒弟是否愿意拜某某为师，弟子需大声回答；再问师父是否愿意收某某为徒，师父也需大声应答。

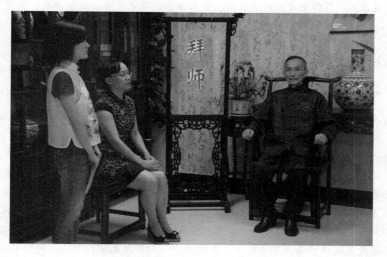

6. 呈帖拜师　弟子宣读《拜师帖》，并向师父呈上，然后向师父三叩首。叩毕，大声说："请师父多多指教"。

7. 颁帖收徒　师父向徒弟发《收徒帖》，并赠送中医典籍或自己的著作。主礼人旁白："一日为师，终身为父。"

8. 敬香茶　先向师父敬茶，然后向见证人敬茶。

9. 师父训话　教育徒弟要尊祖守规，做人要正直，心地要善良，学医要刻苦。

10. 徒弟答谢　感谢师父收自己为徒，表示一定不辜负师父的厚望，勤奋学习，争取以后做一个好医生。

11. 拜祖师　师父和弟子共同拜祖师，敬香行礼。可尊黄帝、神农、华佗、扁鹊、张仲景、孙思邈、李时珍等为中医药的祖师。主礼人旁白："诸尊祖师，后继有人，杏林春暖，宏业兴旺。"

12. 宣布礼成 见证人宣布师徒关系成立，并予以热烈祝贺。

13. 仪式结束 主礼人宣布拜师仪式圆满结束。

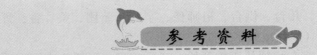

参考资料

一、《中医药大学新生誓词》

以下为《中医药大学新生誓词》，仅供各学校参考：

我宣誓：本人尊重中华民族优秀文化传统，敬仰中医药的伟大成就，忠诚于党和国家的中医事业。本人愿做一个中医人，将一生奉献给造福人类健康的中医药事业。

我发誓：为了学好中医药知识，当好中医师，本人愿修身立德，淡泊名利；心地慈善，广施仁爱；恭谦求教，尊师重道；刻苦钻研，锲而不舍；尊重生命，追求健康；上下求索，勇于创新。

我坚信：中医药事业重振雄风的时代已经到来，中医药一定会成为全人类的共同文明，为人类的健康作出新贡献！

二、孙思邈《大医精诚》

张湛曰："夫经方之难精，由来尚矣。"今病有内同而外异，亦有内异而外同，故五脏六腑之盈虚，血脉荣卫之通塞，固非耳目之所察，必先诊候以审之。而寸口关尺，有浮、沉、弦、紧之乱；腧穴流注，有高下浅深之差；肌肤筋骨，有厚薄刚柔之异；唯用心精微者，始可与言于兹矣。今以至精至微之事，求之于至粗至浅之思，其不殆哉！若盈而益之，虚而损之，通而彻之，塞而壅之，寒而冷之，热而温之，是重加其疾，而望其生，吾见其死矣。故医方卜筮，艺能之难精者也。既非神授，何以得其幽微？世有愚者，读方三年，便谓天下无病不治；及治病三年，乃知天下无方可用。故学者必须博极医源，精勤不倦，不得道听途说，而言医道已了，深自误哉！凡大医治病，必当安神定志，无欲无求，先发大慈恻隐之心，誓愿普救含灵之苦。若有疾厄来求救者，不得问其贵贱贫富，长幼妍蚩，怨亲善友，华夷愚智，普同一等，皆如至

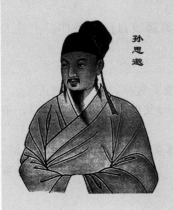

孙思邈

亲之想。亦不得瞻前顾后，自虑吉凶，护惜身命。见彼苦恼，若己有之，深心凄怆，勿避险巇，昼夜寒暑，饥渴疲劳，一心赴救，无作功夫形迹之心。如此可为苍生大医，反此则是含灵巨贼。自古名贤治病，多用生命以济危急，虽曰贱畜贵人，至于爱命，人畜一也，损彼益己，物情同患，况于人乎。夫杀生求生，去生更远。吾今此方，所以不用生命为药者，良由此也。其虻虫、水蛭之属，市有先死者，则市而用之，不在此例。只如鸡卵一物，以其混沌未分，必有大段要急之处，不得已隐忍而用之。能不用者，斯为大哲亦所不及也。其有患疮痍下利，臭秽不可瞻视，人所恶见者，但发惭愧、凄怜、忧恤之意，不得起一念蒂芥之心，是吾之志也。

夫大医之体，欲得澄神内视，望之俨然。宽裕汪汪，不皎不昧。省病诊疾，至意深心。详察形候，纤毫勿失。处判针药，无得参差。虽曰病宜速救，要须临事不惑。唯当审谛覃思，不得于性命之上，率尔自逞俊快，邀射名誉，甚不仁矣。又到病家，纵绮罗满目，勿左右顾眄；丝竹凑耳，无得似有所娱；珍馐迭荐，食如无味；醽醁兼陈，看有若无。所以尔者，夫一人向隅，满堂不乐，而况患者苦楚，不离斯须，而医者安然欢娱，傲然自得，兹乃人神之所共耻，至人之所不为，斯盖医之本意也。

夫为医之法，不得多语调笑，谈谑喧哗，道说是非，议论人物，炫耀声名，訾毁诸医，自矜己德。偶然治瘥一病，则昂头戴面，而有自许之貌，谓天下无双，此医人之膏肓也。老君曰：人行阳德，人自报之；人行阴德，鬼神报之。人行阳恶，人自报之；人行阴恶，鬼神害之。寻此二途，阴阳报施岂诬也哉！所以医人，不得恃己所长，专心经略财物，但作救苦之心，于冥运道中，自感多福者耳。又不得以彼富贵，处以珍贵之药，令彼难求，自炫功能，谅非忠恕之道。志存救济，故亦曲碎论之，学者不可耻言之鄙俚也。

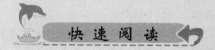

一、中国传统的礼仪

中国素有"礼仪之邦"的美誉，虽说礼仪是世界各民族文化共有的元素，但我国的礼仪却有着特别的地位和意义。在中华民族千万年的发展历史中，传统礼仪的发展从无到有、从本能需要到自觉创造、从零散的民俗到正统的规范，并最终形成了系统的、理论化的礼制体系，成为中华民族精神财富的重要组成部分，并影响着中华民族特有民族气质的塑造。

1. 礼仪经典　在中国传统礼仪的发展史上，"三礼"（即《周礼》、《仪礼》、《礼记》）之学的形成，标志着中国传统礼仪理论体系的定型，突出了中华民族"礼为天下先"的人文理念，也将中国推向了世界礼仪之巅的宝座。下面就中国传统礼仪经典中所涉及的礼仪做以简要介绍：

（1）《周礼》　《周礼》详细记载了周朝的礼仪制度，并将礼分为5种：

①吉礼：指祭祖的典礼。

②凶礼：指丧葬的礼仪。

③宾礼：指诸侯对天子的朝觐及诸侯之间的会盟等礼节。

④军礼：指阅兵、出师等仪式。

⑤嘉礼：指冠礼、婚礼、乡饮酒礼等礼节。

（2）《仪礼》　《仪礼》规定了先秦时期士大夫阶层生活中的各种礼节仪式，由孔子最后编定而成，是儒家礼学最重要的文献之一，记载了古代常用的礼仪：

①吉礼：祭祀鬼神、祈求福佑之礼，如"特牲馈食礼"、"少牢馈食礼"和"有司"。

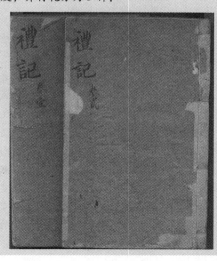

②凶礼：丧葬之礼，如"丧服"、"士丧礼"、"既夕礼"、"士虞礼"。

③宾礼：宾主相见之礼，如"士相见礼"、"聘礼"、"觐礼"。

④嘉礼：冠昏、宾射、燕飨之礼，如"士冠礼"、"士昏礼"、"乡饮酒礼"、"乡射礼"、"燕礼"、"大射礼"、"公食大夫礼"。

（3）《礼记》 《礼记》是中国古代一部重要的典章制度书籍，由西汉礼学家戴圣所编。主要是记载和论述先秦的礼制、礼仪，记录孔子与弟子的问答，讲述修身做人的准则。该书内容广博，集中体现了先秦儒家的政治、哲学、伦理思想、法律、道德、历史、祭祀、日常生活等诸多方面的规范。

2. 中国传统礼仪的特色 在儒家礼学思想的强力推动下，中国传统礼仪影响着每一个中国人，使其自觉或不自觉地遵循和应用礼仪，只要接受过中国传统文化熏陶的人，都会不同程度地显现一些儒者的人格和风范。学习儒者，我们就能品味到儒家思想理论的格调；认识儒者，我们就能洞见中国传统礼仪的璀璨。

那么儒者应该是什么样呢？孔子在《礼记·儒行》中说：

儒者衣冠符合礼，动作谨慎。

儒者日常起居庄重严肃，他们或坐或起都很恭敬，说话必是有诚信的态度，行动必须无偏差；走路面临险途和易走的路时不与人争路以利己，冬季或夏季不与人争温暖或凉快的地方。

儒者不以金玉为宝，而把忠信当做宝；不祈求土地，把建立道义作为立身的土地；不祈求多积财物，把多学问才艺作为富有。

儒者居住不奢侈，饮食不丰厚，对于他人的过失可以委婉示意而不可当面指责……儒者身可遭害，而志操不可动摇；虽处危境，举动行事终究要伸展自己的志向，仍将不忘百姓的疾苦。

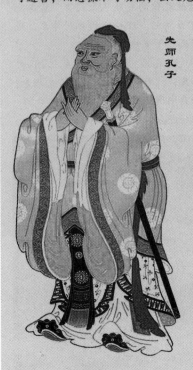

先师孔子

儒者广泛地学习而无止境，切实地实行而不厌倦，隐居独处而不做邪僻的事……以礼待人而又重视人际关系的和谐……磨毁自己玉圭般的方角而与如瓦器的众人相融合……只要有利于国家，不求个人富贵……温柔善良，是仁的根本；恭敬谨慎，是仁的实践；宽缓充裕，是仁的动作；谦逊接物，是仁的技能；礼貌仪节，是仁的外表；言语谈吐，是仁的文饰；歌舞音乐，是仁的和悦；分散财物，是仁的布施。

一个儒者即使兼有上述这些美德，仍然不敢自称为仁，仍然会恭敬谦让。

如上，孔子为后人展示了儒者的风采、儒者的为人与儒者的人生观，展示了儒者的宽厚容众，以及儒者的忧国思民之心，儒者的谦逊使其虽为仁人之楷模而仍忧虑自身仁义的不足。孔子不仅为我们展示了儒者的境界，从某种意义上讲，更是教给我们做一个合格人的基本标准。儒者的形象必然是一个自尊自重、勤奋、博学、上进的形象，必然是极其谦虚、真诚、礼让、仁爱的形象，必然是朴素求实、忠贞信仰、为民为国分忧的形象。儒者的形象是对儒家思想理论之意义的最好诠释，也是对在这种理论指导下的中国传统礼仪之独特风尚的最好展示。

由此，我们可以说，中国传统礼仪的独特在于它体现了仁爱、道义的本质，在于它对人尊重、对己克求的表现，并通过语言、行为、仪程等方式，显现出中国传统礼仪唯善、唯礼、唯美、唯他人至上而唯我谦卑的特色。

二、中国传统礼仪在言行中的体现

1. 在话语间讲礼　中国传统礼仪中语言的应用不仅十分丰富，而且也非常讲究，如人们相互间的"你"、"我"、"他"称呼用语，不会简单地用"先生"、"女士"这些代表性别或年龄的称谓，而是在很多情况下都附加有尊称，如：

对长者、尊者称为"某公"、"某老"、"前辈"、"老人家"等。

对同辈相称为"某君"、"仁兄"、"贤弟"、"尊兄"等。

对对方的亲属称为"令尊"、"令堂"、"令爱"、"令郎"等。

在涉及自己时则常用谦辞，如"晚生"、"小生"、"卑人"、"卑职"、"仆"、"奴"、"愚"、"鄙人"、"在下"等等。

不同的历史朝代，虽然称呼花样百出，但是不论其有多么繁杂，这些称谓基本上都遵循一个原则，即尊称他人，贱称自己。这样的语言风格在中国传统礼仪用语中已成习惯，除此，追求礼仪用语的艺术性，表达人际交往的善美之意，也是中国传统礼仪语言应用的重要一面。下面是出自《仪礼·士相见礼》中的一段对话，反映的是"宾"与"主人"通过他人联系而相见时的礼节性对白，其中的言辞韵律很耐回味：

宾说："在下久欲拜见先生，但无人相通。今某某先生转达先生意旨，命在下前来拜见。"

主人回答："某某先生命在下前往拜会，但先生却屈尊驾临。请先生返家，在下将前往拜见。"

宾说："先生所言，在下实不敢当，还请先生赐教。"

主人说："在下不敢当此威仪，再一次请先生还家，在下将前去拜会。"

宾说："在下不敢摆此威仪，最终还是请先生赐教。"

主人说："在下一再推辞，得不到先生的准许，将出去迎见先生。"

见宾携有礼物，主人则说："先生携带礼物，冒昧辞谢。"

宾说："在下不用此礼物，不敢来拜会先生。"

主人说："在下不敢当此崇高的礼仪，冒昧再次辞谢。"

宾说："在下不凭此礼，不敢求见先生，固请先生笑纳。"

主人说："在下一再辞谢，得不到先生许可，不敢不敬从！"

如此这般之后，主人才出大门外迎宾，并向宾行两拜礼，宾回两拜礼，接着主人才作揖礼请宾客进入大门。

这段发生在 2000 年前的礼仪对话，虽然在今人看来是过于繁琐了，但它却印证了我们祖先对礼的真诚和执著。

2. 在个人行为上讲礼　中国传统礼仪中的行为以相见行礼为常见的表现形式，中国传统的相见礼按行礼者行礼时所采用的身体姿势，可划分为跪姿礼、站姿礼、行姿礼等。跪姿礼往往应用在庄严隆重的场合，如面见君王或长辈，参加祭礼、丧礼等；站姿礼则常用于日常生活中，以求其方便易行，常见的站姿有拱手、作揖及鞠躬；行姿礼常常随便一些，有点类似于今天人们的边走边打招呼，但要比之显得拘谨一些。

①跪姿礼：以跪拜礼最为典型常见，《周礼》中将跪拜礼分为9种，分别是稽首、顿首、空首、振动、吉拜、凶拜、奇拜、褒拜、肃拜，合称"九拜"，其中以稽首礼最为隆重。据传在舜帝时就已有此礼。行礼时身体以跪姿，上身俯伏向下直到头碰到地面并长时间停留。稽首礼是对上级、长辈表示毕恭毕敬的大礼，古代面君、拜祖、拜师、拜天地神灵时一般都采用此礼。顿首礼，是平辈、平级之间互表敬意的礼节，也称"叩头"，行礼方式同于稽首，只是头触地后立即抬起不停留。空首，也称"拜手"，是指跪姿时先将两手拱合到地，然后俯下头至手，不接触地面，一般是尊长对他人向自己行稽首礼时的答礼。稽首、顿首、空首三种礼拜属吉事之拜，振动、吉拜、凶拜为凶事之拜。

②拱手礼：行礼者站立，双手抱合于胸前，据传这一礼姿源于奴隶双手被铐于胸前的姿态，以示行礼者的自谦，表示自己的地位低下。

③作揖：行礼者拱手举起，上下左右晃动，以表示礼貌。作揖又分多种方式，以"长揖"最为特色，即将双手拱手高举，自上而下晃动，上身同时随手向前倾斜。

④鞠躬礼：站姿礼中的鞠躬礼古时也为常见，时至今日仍在沿用。

⑤行姿礼：行姿礼是一类非正规场合下，较随便的一种行礼方式，如趋行、寒暄、打招呼等。其中趋行礼是指低头弯腰、小步快走的一种礼敬方式，一般用于晚辈对长辈、下级对上级，当双方相遇时，位卑的一方采用趋行这一礼节性步行姿势，来表示自己的恭敬和卑微。当年孔鲤（孔子的儿子）在庭院中走过时遇到孔子站在那里，用的就是趋行的礼节（参见《论语·季氏》）。

中国传统礼仪中的行为方式除相见礼之外，还有许多其他的方式，比如约请宾客、尊长来家里时，要提前打扫好室内外卫生，客人到来时要出门迎接，客人离开时要送上一程，等等，这些行为方式也都表达对他人的尊重敬爱之意。

3. 在社会活动中讲礼 礼仪仪程即礼仪的仪式、程序，是礼仪的表现形式，尤其是指有一定规模的礼仪的实施过程。中国传统礼仪的仪程，不论正宗的还是民间化的，在条件许可且不违反礼数的情况下，均以隆重、浩大为其所求，这是我们这个民族重视礼的传统。

在中国传统礼仪的仪程中，有关时间的确定是第一等的重要问题，尤其是一些重大的礼仪，如冠礼、婚礼、祭礼等，时间是不能随便选择的，要么是依时令节气，要么是遵从传统，再就要靠卜筮而定，而且在卜筮时要执行专门的仪式，卜得吉日吉时后才可实施仪程。

仪程中对嘉宾的邀请，也不能随随便便，要派人或亲自登府告之，敬请光临。对于重要的宾客或是在仪程中负有重要角色的人，还要通过占筮求得。仪程中，宾客和主人及家属的服饰也很有讲究，不同的礼仪、不同的场合、不同的身份角色，一定要配相应的礼服。对参加仪程人员的站位位置也有着明确的设定。

在中国传统礼仪仪程中，一般在仪程的最后会设有与礼仪规模相匹配的宴请活动，以酬谢嘉宾的到来，最后主人送别宾客时或许会送些礼物给来宾以示敬意。对于有的礼仪活动，在仪程全部结束后，还会涉及嘉宾对主人的回拜仪式，以表达对主人盛情的尊重。

三、《仪礼》中的两个中国传统礼仪

《仪礼》所记载的15种礼仪涵盖了人类社会日常生活中常见的婚丧嫁娶、你来我往、上下尊重、成年立志等多个方面，是上古时期礼仪制度正规的仪程操作准则和礼仪程序手册。《仪礼》的产生，标志着中国传统礼仪规范的系统化与正规化，为中国传统礼仪规范的未来发展起到了样板作用，在接下来的中国社会千百年的历史发展当中，《仪礼》都成为历朝历代制定正规礼仪规范的重要参考依据。

1. 士冠礼　《仪礼》第一篇介绍了"士冠礼"，又叫成人礼。举行冠礼，用来表示一个人由孩童变为成人，是一个人成熟的标志。下面就让我们来看一看上古时期士冠礼仪式的场面：

首先是冠礼前的准备，主人（加冠者的父亲或兄长）头戴玄冠（朝冠），身穿朝服，在父庙庙门的东边就位，面朝西方；家臣们身着与主人相同的礼服，都在庙门的西边就位，面朝东方。开始在庙门前进行占筮，占筮加冠日的吉凶，最后确定举行冠礼的具体时间。

加冠礼这天，清晨早起，在正对东屋翼的地方设置洗（一种礼器），水设在洗的东边。礼服陈设在东房内西墙下，衣领朝东方，以北为上首。先是爵弁服，其次是皮弁服，再次为玄端服。然后是加冠用的各种用品、饰物等放入一箱中，还有其他一些物品、礼器等放在礼服的北边。

仪式开始时，主人、众亲戚、众家臣各就其位，加冠童子身穿彩衣，头梳发髻，站在房中，面朝南方。正宾、赞冠人身着玄端服，站立在大门外边，摈者出门请宾入内，并通报主人。主人出至大门东边迎接，面朝西两拜，正宾答拜。主人向赞冠者作揖行礼，又与正宾相对一揖，然后先后进入大门，各就其位。

将冠者从房内出至堂上，面朝南方，正宾对之拱手一揖，冠者即席坐下。先由赞冠人为将冠者梳头、束发，再由正宾为将冠者整理发巾，然后接过持冠人送上的缁布冠。正宾右手持冠的后端，左手持冠的前端，仪容舒畅地前行至席前，然后致祝辞，说："选择善月吉日，为你戴上缁布冠，去掉你的童稚之心，慎修你成人的美德，这样你就可以高寿吉祥，大增洪福。"

接着坐下，为将冠者加缁布冠，然后起立，回到原来的位置。赞冠人为冠者加冠上饰品，完毕后冠者站起，正宾对他作揖行礼。冠者进入房内，穿上玄端服，从房中出来，面朝南方。正宾对冠者行揖礼，冠者即席坐下，赞冠者为他去缁布冠、梳头、插上簪子，正宾下堂洗手，然后为他整理发巾，与初加冠时仪式相同。接下来由正宾为之加皮弁，并祝辞说："在这良月吉日，再次给你加冠。望你保持成人的威仪而不懈怠，善于谨慎地修养你的德行。这样你就可以长寿万年，永享无穷之福。"

士昏礼玄端服制

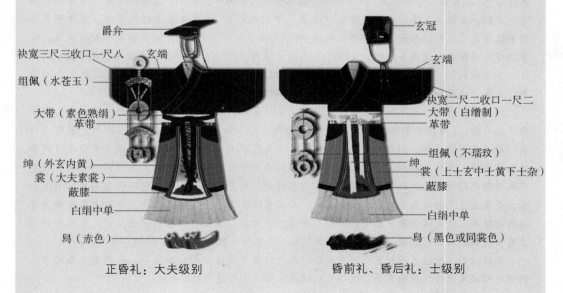

正昏礼：大夫级别　　　　　昏前礼、昏后礼：士级别

第三次加冠，加爵弁，正宾致祝辞说："在这美好的岁月，三种冠都依次给你加上，亲戚们都来参加冠礼，以成就你的成人之德。祝你长寿无疆，享受天赐的福庆。"加冠完毕后，冠者拜谢正宾，接着拜见母亲。然后由正宾为冠者命字，冠者应答。正宾为冠者取字时，也致祝辞。

至此，冠礼基本结束，正宾退出，主人送出庙门外，并用醴礼酬谢正宾。

2. 士昏礼　《仪礼》中介绍的"士昏礼"，即上古时期的婚礼。为什么叫做昏礼呢？因为当时结婚是在黄昏时分，新郎在昏时去女方娘家迎娶新娘，所以以昏为名，称作昏礼，今谓之婚礼。士昏礼有六项内容，也叫做六礼：

①纳采：指男家遣媒人向女家提亲，女家同意后，男家又遣媒人到女家送采礼。

②问名：指在纳采的同一天，在纳采之后，男家使人问女子之名，以便占卜娶该女子的吉凶。

③纳吉：指对女子名占卜得吉兆后去告知女家。

④纳征：指纳吉后，男方遣人向女家赠送聘礼，表示两姓婚姻关系的正式确立，所纳之礼也最重。

⑤请期：指男家将迎娶新人的吉日告于女家，以征得同意。

⑥亲迎：指到婚期，新郎去女家迎娶新娘回男家，完成婚礼。

四、中医学与礼仪

中医作为一门在临床实践中需要进行人际沟通的学科，很自然地会受到礼仪文化的影响。礼仪文化促进了中医药学的医事制度建设。中国古代的医事制度经历了很长的发展过程，其中，礼仪制度起到了极大的促进作用。最初，医药知识是掌握在巫师手中，后来，随着社会的发展和礼制的不断完善，开始逐渐出现了从事医学的专门人员，《周礼》中，把"巫祝"列入"春秋大宗伯"的职官，而把众医之长的"医师"置于"天官冢宰"的管辖之下，这标志着官方层面的医、巫的正式分离。

除了医、巫分离之外，医学本身的分工也日渐细化。根据《周礼》的记载，当时已经有了医学分科："食医，中士三人"，食医是宫廷内管理饮食的专职医生，主要职责是"掌合王之六食、六膳、百馐、百酱、八珍之剂"；"疾医，中士八人"，疾医相当于内科医生，主要职责已经不仅为王室服务，而是"掌养万人之疾病"；"疡医，下士八人"，疡医相当于外科医生，专管治疗各种脓疡、溃疡、金创、骨折等，其在宫廷医生中地位低于食医、疾医，属下士；"兽医，下士四人"，兽医主要治疗家畜之疾病或疮疡。在官方礼仪制度层面，把宫廷医生分为食医、疾医、疡医和兽医，这是医学进步的重要标志，开后世医学进一步分科之先河。

到了秦汉时期，医事制度的建设进一步完备。秦朝的国家机构中，少府为九卿之一，在少府下设六丞，《通典·职官七》："秦有太医令丞，亦主医药，属少府。"君主上朝，常有"侍医"捧药囊奉侍于侧，以备不时之需。太医不但负责中央官员的疾病诊治，而且掌管地方郡县的医疗事宜。当时各地都设有医长，对太常、太医丞负责。药府中的药长主持药物之事，设有药藏府储存药物。汉代的医事制度基本承袭秦制度，而更为细化。医官中职位最高为太医令丞，隶属关系上分为太常与少府两个系统。太常系统主要主管全国的医事，少府太医主要为宫廷医疗服务。在太医令丞下属官和医药人员有：太医监，多由有权势的医生充任。宫廷中还设立有女侍医、女医、乳医，在宫中主要为皇后、公主等女性人员服务，诊治妇产科疾病。

秦汉以后，包括医学教育、医学官职等在内的医事建设日趋精细复杂，使得整个医疗事业能够不断满足社会发展的需要，这与礼仪制度的推动作用是密不可分的。

第二节　医德提升你的思想境界

医德就是医生应当遵循的道德规范，它直接影响着医生与患者、医生与社会、医生之间的关系。我国历代医家创造了许多优良的医德传统和规范，至今仍然影响着医疗实践活动。要讲清楚何为医德，还要先从什么是道德谈起。

一、道德的含义

在先秦时期，道、德原是两个概念。孔子说："志于道，据于德，依于仁，游于艺。"这里的"道"是指最高原则，"德"是指德行、德政，是行道之所得。老子的道和德主要是指宇宙观和人生观，"道"是最高原理，"德"是每一事物之本性，是有得于道。

《荀子·劝学》说："故学至于礼而止矣，夫是之谓道德之极。"最先将道、德二字连用在一起，认为"礼"是道德的底线，行为有违礼法，就没有道德可言。

今天我们讲"道德"，既可以指个人修养后，自身形成的品德或个人德行，也可以指道德规范的总和。我们平时对道德的定义：人们进行行为选择所依据的准则，可简称为调节社会中人与人、人与自然关系的行为规范的总和。

二、中医的医德

中医的医德就是中医师的道德观，指从事中医职业者在医疗工作中应持有的信念、信仰及应遵守的行为规范，也是中医师在接受道德教育和自我修养后应具有的职业操守。

1. 大医精诚　在众多涉及医德的著述中，唐代孙思邈在《备急千金要方》中的《大医精诚》是一篇影响深远的医德文献，为习医者的必读之作，也是后世医家自我道德约束的座右铭。《大医精诚》从精和诚两个方面论述了医德的要旨：

（1）"精"　就是要求医生要有精湛的医术，因为医道是"至精至微之事"，所以要求医生必须具有"博极医源，精勤不倦"的治学态度，而且还要淡泊名利、言行诚谨。具体体现在以下几点：

①工作要精心：古代医家要求医生在诊疗中必须精心细致，认真负责，"省病诊疾，至意深心，详察形候，纤毫勿失，处判针药，无得参差"。

②医术要精湛：医生必须勤奋钻研医术，广泛涉猎，不能一知半解，"道听途说，而言医道已了"。面对患者，要仔细观察病情。《小儿卫生总微论方》提出了一个基本原则："广收方论，博通义理，明运气，晓阴阳，善诊切，精察视，辨真伪，分寒热，审标本，识轻重。"

③用药要精当：治疗用药关系患者生命安全，要格外谨慎，"虽曰病宜速救，要须临事不惑。唯当审谛覃思，不得于性命之上率尔自逞俊快"。正如《医灯续焰》所说："用药之际，须兢兢业业，不可好奇而妄投一药，不可轻人命而擅试一方，不可骋聪明

而遽违古法。"《重刊本草衍义》则指出："用药如用刑，刑不可误，误即于人命。用药亦然，一误即便隔生死。"

古代医家痛斥一些不负责任的庸医的恶习，《轩岐救正论》批评道："粗工庸手，不习经书脉理，不管病证重轻，轻易投剂，陷人垂死。"此外，还有的医家也指出了一些草率敷衍的不良现象："相对斯须，便处汤药。"

（2）"诚"　　就是要求医生要有高尚的品德修养，要有"大慈恻隐之心"善待患者；要有感同身受的心，"见彼苦恼，若己有之"；要立誓"普救含灵之苦"，而且不能"恃己所长，专心经略财物"。

《言医选评》认为，医生应当"体贴人情，临证用药，务期切病"。而《杂病治例·医家十要》则要求："行医及开首发药，当依经方写出药贴，不可杜撰药名，胡写秘方，受人驳问。"

2. 医乃仁术　　"医乃仁术"的意思是指医学应当是一种仁爱之术。通过行医解除患者的疾苦和拯救患者的生命，以体现一种尊重生命的人文关怀。同时，这也充分反映了古代中医师的一种崇高的道德信念。

孔子说："仁者爱人。"孟子提倡："无伤也，是乃仁术。"医生要怀着仁爱之心治病救人，不要在治疗中伤害患者，这样才能真正体现"仁"的价值和意义，如明代医学家王绍隆在《医灯续焰》中所说的那样："医以活人为心。故曰，医乃仁术。"

古代任用医生的要求是很高的，晋代杨泉在《物理论》中强调："非仁爱之士不可托也；非聪明理达不可任也；非廉洁淳良不可信也。"宋代医家也指出："无德不医。"明代陈实功在《医家五戒十要》中还制定了医家的行为规范："一戒重富嫌贫，二戒行为不检，三戒图财贪利，四戒玩忽职守，五戒轻浮虚伪。"

三、中医师必须处理好三大关系

1. 中医师与患者的关系

（1）医师对患者　　中医师在医疗活动中传递给患者的各种信息，将会直接影响医疗效果。古代医家对中医师在医疗工作中的心理、态度、行为作了严格的要求：

①端正形象：中医师在面对患者时，首先要注意自己的形象，让患者能够对你产生信任感。《小儿卫生总微论方》要求医师对患者，要"性存温雅，志必谦恭，动须礼节，举乃和柔，无自妄尊，不可矫饰"。

②一视同仁：医师以治病活人为本分，对待患者必须一视同仁。《备急千金要方》指出："若有疾厄来求救者，不得问其贵贱贫富，长幼妍媸，怨亲善友，华夷愚智，普同一等，皆如至亲之想。"

③不分亲疏：医师应当将患者视如亲人，推己以及人。《备急千金要方》谈到："见彼苦恼，若己有之，深心凄怆，勿避险巇，昼夜寒暑，饥渴疲劳，一心赴救。"

④不分贫富：医师对贫富患者不能分别对待。《本草新编》说："勿以患者富，遂生觊觎心；勿以患者贫，因有懒散志。"

⑤实言相告：要将真实的病情告诉患者或其家属。《医灯续焰》认为："病情之来

历，用药之权衡，皆当据实晓告，使之安心调理。不可诬轻为重，不可讳重为轻。即有不讳，亦须委曲明谕。病未剧，则宽以慰之，使安心调理。"

⑥不可欺骗：医师不能用医学专业知识欺瞒哄骗患者。《医学源流论》揭露道："或立奇方以取异；或用僻药以惑众；或用参茸补热之药，以媚富贵之人；或假托仙佛之方，以欺愚鲁之辈；或立高谈怪论，惊世盗名；或造假经伪说，瞒人骇俗；或明知此病易晓，伪说彼病以示奇。诈伪万端，其害不可穷也。"

⑦不可敲诈：不能因自己是医师，自持一技之长，掌握患者的性命而唯利是图，敲诈患者的钱财。《古今医统大全》批评了这种卑劣行径："乘人之急而诈取货财，是孜孜为利，跖之徒也，岂仁术而然哉。"

⑧保守隐私：对于患者的隐情，医生有为其保守秘密的义务。《外科正宗》强调："假有不便之患，更宜真诚窥睹。虽对内人不可谈，此因闺阃故也。"

（2）患者对医师　患者请医师治病，是将整个性命都托付给了医师，因此，选择医生是关乎性命安危的大事。《医学源流论》介绍了选择医师的原则："必择其人品端方，心术纯正，又复询其学有根柢，术有渊源，而后延请施治。"选择好医师后，就应相信医师的治病能力，坦诚地向医师介绍病情，按照医师的指导接受治疗。

2. 中医师与同道之间的关系

①同道互尊：古代不少医家主张，同道之间应当相互尊重，谦逊礼让，共同为解除患者疾苦而努力。《外科大成》提倡："授受相传，原系一体，愿同志者毋分人我之心，共藏仁风之道。"《外科正宗》在谈到医师之间要处理好关系时说："凡乡井同道之士，不可生轻侮傲慢之心，切要谦和谨慎，年尊者恭敬之，有学者师事之，骄傲者逊让之，不及者荐拔之。"

②同道互学：医师之间要相互交流学习，如《张氏医通》所说："有互资相长之功，切磨相向之益。"这有助于提高彼此的医疗技艺，共同促进医学的发展。

③同道勿评：医师之间不要互相攻击，即使其他医师有所不妥，自己也要用高洁的品行影响改变他人，努力增进与同道的关系。《备急千金要方》认为攻击同道、吹嘘自己是不妥的："道说是非，议论人物，炫耀声名，訾毁诸医，自矜己德。"《万病回春》也批评了这类不良现象："有等无行之徒，专一夸己之长，形人之短。"

④同道勿妒：不能因为其他医师的医术水平比自己高，就产生嫉妒之心。此言医师既要抵制同道相忌的不道德行为，又要正确处理与同道的关系。《医灯续焰》特别讲到要怎样应对这种不良心态："医者术业既高，则同类不能无忌。识见出众，则庸庶不能无疑。疑与忌合，而诽谤指摘，无所不至矣。须容之于不校，付之于无心，而但尽力于所事。间有排挤殴詈，形之辞色者，亦须以孟子三自反之法应之。彼以逆来，我以顺受。处之超然，待之有礼，勿使病家动念可也。"

3. 中医师与义利的关系

①以义为上：古代医家尊崇"君子义以为上"的价值判断，将"义"作为行为的最高标准。重义轻利成为古代中医的主流价值取向，《全幼心鉴》强调指出："千锺之禄不可费其志，万锺之贵不可损其心；不可为其财而损其德，不可为其利而损其仁。"

②医非财道：医生要以治病救人为最高职责，而不可以此成为生财之道。《医学入门》要求医生要有这样的认识："治病既愈，亦医家分内事也。纵守清素，藉此治生，亦不可过取重索，但当听其所酬。如病家赤贫，一毫不取，尤见其仁且廉也。"

③勿被利惑：中医师应以钻研医术为第一要务，在医术提高后逐渐带来名利时，则必须处理好名利关系，仍应潜心学问，否则名利双失，如《医学源流论》所提示的那样："学日进，则每治必愈，而声名日起，自然求之者众，而利亦随之。若专于求利，则名利必两失。"

四、中医的医门戒律

善恶因果的观念在中国古代社会流传久远，先秦时期人们就认为天是有意志的人格神，具有赏善罚恶的职能。《书经集注》指出："作善降之百祥，作不善降之百殃。"《周易译注》也说："积善之家必有余庆，积不善之家必有余殃。"其后道教兴起，佛教传入，最根本的教义便是因果报应，认为吉凶祸福乃是个人行为善恶的必然报应。

这种善恶报应的宗教观，在佛道教经典中都是被竭力加以阐发宣扬的内容，逐渐成为古代社会各阶层的普遍信仰。古代中医认为行医乃是顺应天地好生之德的善事，如《类经图翼》中所说："生者，天地之大德也；医者，赞天地之生者也。"医师的行为与命运，同样受善恶因果规律的支配，《备急千金要方》告诫到："人行阳德，人自报之；人行阴德，鬼神报之。人行阳恶，人自报之；人行阴恶，鬼神害之。寻此二途，阴阳报施岂诬也哉。所以医人不得恃己所长，专心经略财物，但作救苦之心，于冥运道中，自感多福者耳。"

运用医术解除患者之苦痛，成为医师积德、修善、获福的最佳途径。《神农本草经疏》中说："人命至重，冥报难逃，勿为一时衣食，自贻莫忏之罪于千百劫。"《医说》也有相同的看法，若"乘人之急，故意求财，用心不仁，冥冥之中自有祸之者"。古代医家多以"冥报"警示医生，以提升医生的道德修养，《吴氏医话二则》提示道："夫人病不医，伤在性命。医病不医，伤在阴骘。性命伤仅一身之害也，阴骘伤乃子孙之害也。"

明善恶因果之理，必然对个人言行有所约束，佛教、道教从修行角度制定了名目繁多的戒律内容，也成为民众普遍接受的、改善人伦关系的信条。古代医家将戒律形式引申为医疗行为的准则，"五戒十要"、"医门十戒"以戒条形式告诫中医师在从事医疗活动中必须遵守的各种事项，强化对医生道德、行为的约束。最典型的《医门法律》将中医理法方药等内容以律文逐条阐明，使医疗技术与医生道德融合一体。这种形式要戒分明，便于中医师掌握、运用，也成为中医医德规范的雏形。

拜见古今名医
——优秀中医师的成长之路

同学们进入中医药大学后，从对中医学这门学科的不熟悉，到逐渐有所了解，然后再到感兴趣，最后立下宏愿要学好中医。是否在立志后就能学好中医呢？这还远远不够，因为这只是刚解决了个人志向的问题，还必须经过长期艰苦的学习修炼、临床实践、思考、再学习修炼、再实践、再思考……如此反复多次，不断夯实自己的理论基础，不断丰富自己的临床见识，逐渐提升自己的诊疗水平，最终才能成为一个优秀中医师。

我们在前面已谈到过，学医要先学做人。如果要想成为一个德艺双馨的中医大师，除了要有坚实的中医理论基础和精湛的医术以外，更重要的是还必须具备高尚的医德，要将行医当做是解救民众苦痛、施行仁爱之善事。

下面我们从医德、医术和医名三方面，给同学们介绍一下古今名医的人生和学术成就。

第一节　名医的崇高德行

自古以来，"德术双馨"就是中医的重要特征，无论是伏羲"尝味百药而制九针，以拯天枉"，还是神农"尝百草之滋味，水泉之甘苦，令民知所避就"，到"黄帝使岐伯尝味草木，典主医药，经方、本草、素问之书出焉"，这些传说故事都诠释了中医在开创之初就闪耀着治病救人、解民疾苦的人性光辉，彰显着伏羲、神农、黄帝身上为拯民夭枉而献身的精神，成为中医几千年传承不断的灵魂。后世历代医家用自己的实际行动，践行着"医乃仁术"的道德理想，他们的医德精神熔铸在对医术的追求当中，激励后人用生命捍卫医道的尊严，不辱中医的宗旨与使命。

一、扁鹊：道高天下，守之以谦

战国时期秦国有一位杰出的民间医学家叫扁鹊，精通望闻问切，他给人看病尽见五脏的癥结所在，尤其以诊脉闻名。

有一天，扁鹊经过虢国，虢太子刚刚死去，扁鹊就问一位喜欢医学的太子属官子庶子："举国都在进行祈祷，太子得的是什么病啊？"子庶子说："太子的病在于血气交错不得疏泄，暴发

35

第二章　拜见古今名医

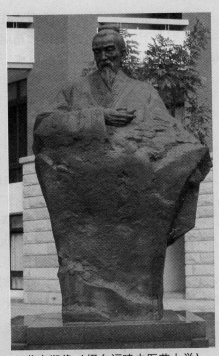

于外而突然发病，因为太子的精神不能阻止邪气，邪气蓄积又不得外泄，所以阳脉缓而阴脉急，就暴厥而死。"扁鹊说，"什么时候死的？""清晨到现在。""入棺了吗？""因为死去不到半日，所以还没收殓入棺。"扁鹊说："我能救活他。你去看太子是不是鼻翼微微扇动，顺着两股到会阴部位应当还是温的。"子庶子惊得目瞪口呆，赶紧把扁鹊的话禀报给虢君，虢君听说后大惊，打开宫门迎接扁鹊，悲痛欲绝的虢君依然神情恍惚，痛哭流涕。扁鹊说："如果太子的病是所谓的尸厥（一种突然休克的假死症），太子就没死。"于是扁鹊让弟子子阳准备好针，取百会穴针刺。一会儿，太子苏醒了，又叫子豹做好五分热熨方，与八减方一起煮好，再熨两侧胁下。太子居然坐起来了，又开了调和阴阳的药，服用 20 天就痊愈了。从此天下人都说扁鹊能起死回生。扁鹊却谦虚地说："我没有使死人复活的本事，太子患的病叫假死症，只要治疗得当，患者就不会死。我只是助他一臂之力罢了。"

二、董奉：义诊济世，杏林春暖

董奉是三国时期的民间医生，相传在董奉40多岁的时候，有一位年轻人当了奉本县长，50多年后，这个县长已经白发苍苍，可是董奉容颜一如从前，县长不明白为什么，就问董奉："我50年前见您就是这个样子，难道是您得道了吗？"董奉谦虚地说："只是偶然这样吧。"有一次，交州的刺史官士燮中毒而死，当董奉赶到时已经死了3天了，董奉仔细诊察后，从药囊中取出3颗药丸，塞到他的嘴里，又灌了些水，让人抱着士燮的头轻轻摇动，药就进到肚子里去了。一会儿，士燮的手脚开始微微动弹，脸慢慢恢复血色，半天后就能坐起来了，又过了4天也能说话了。

他住在山里，不种田，整天为人治病，也不收取诊费。但他规定，重病患者治愈要栽种 5 棵杏树，轻症患者治愈栽 1 棵杏树。每天找董奉求治的人很多，很多年过去后漫山遍野都是杏树。等到杏子成熟了，董奉就用每年收获的杏子换成谷物，然后去赈济救助生活贫困的百姓。

董奉义诊济世的美德被人传颂，后人就用"杏林"一词指代中医，用"杏林春暖"表达医学的唯一目的是救死扶伤，为患者解除病痛。

董奉塑像（摄自福建中医药大学）

三、华佗：不畏权贵，一心为民

华佗是东汉末年的杰出医学家，他精于方术，处方中用药不过几种，针灸不过几处。对于针药所不能及的内结疾患，就用酒送服麻沸散先给患者麻醉，然后剖腹将积聚割除，如果病在

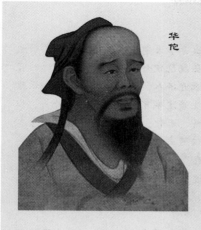

华佗

肠胃，就截断洗涤除去疾秽，然后缝合，敷上膏药，四五天创面愈合，1个月左右就好了。这种全身麻醉的外科手术在世界医学史上是空前的。

华佗不仅医术精湛，而且不慕荣华富贵，勤勤恳恳为百姓治病，甚至在路途中碰到患者也要驻足诊视。有一次，华佗在路上看到一个咽喉堵塞的病人，就对他说，在来的路上有个卖饼的人，他的腌蒜很酸，可以要3升腌蒜的水喝下去，病就会自行去除了。这个路人按照华佗所说的做了，结果吐出了一条像蛇一样的虫子（大概是蛔虫）。华佗的神奇医术被曹操知道了，曹操就召华佗为侍医，曹操患有多年的头风病，华佗用针灸治疗后就不疼了。华佗是个性格刚烈的人，认为把医术当做谋生的职业是可耻的，就想回家当民间医生，救助更多需要帮助的人。于是他向曹操请假，说回家取药方。之后假托妻子生病，几次延期，续假不回朝廷。曹操多次写信叫他，又命令郡县遣送华佗，可是华佗就是不肯回朝廷做权贵的医官，曹操大怒，派人私访查看，知道了华佗以妻病为诈，就逮捕华佗交付牢狱进行审讯，严刑拷打，逼迫华佗服罪。曹操的谋士荀彧请求说："华佗的方术本领高超，关系到很多人的生死存亡，应该给与宽大处理呀。"曹操不听，竟把华佗杀害了。

华佗不畏权贵，与封建统治者的腐败进行彻底的斗争，他站在百姓的立场，重视劳动者的生命和权力，一心为百姓治病，用自己的生命谱写了志在救人的人道主义精神篇章。

四、朱丹溪：救人水火，刻不容缓

朱丹溪是元代著名的医学家，原名为朱震亨，因为世居丹溪，所以人称丹溪翁。他30岁开始弃儒学医，40岁还到处游学，虚心拜师求教，博采众家之长，医术日益精进，成为金元四大医家之一。

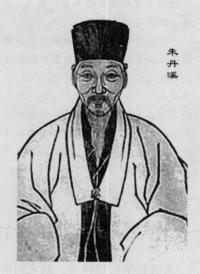

朱丹溪

他对病家的请诊从不怠慢，无不马上前往救治，四面八方有病前来求治的人络绎不绝，没有一天是空闲的。一次朱先生刚刚出诊回来，又有病家请求出诊。仆人拒绝说，朱先生忙于诊务，已劳累过度生病了。朱先生知道后，语重心长地对仆人说："生病的人度刻如岁，我们怎么能在这里自图安逸呢？"说完就又出诊了。

朱丹溪对穷困的人求药没有不给的，也不要求偿还。对于困厄、没法来请诊的人，只要朱丹溪知道了，不等病家邀请，拿上药就前往诊治。朱丹溪心存患者，生活俭朴，穿着大布宽衣，仅求蔽体，吃的是蔬菜粗饭，也像吃山珍海味一样安心。有时在豪门家诊病，摆设宴席珍馐，朱先生只是正襟默坐，不曾动筷。朱丹溪清修苦节，不图名利，淡然无所嗜欲。

患者把生命的希望寄托在医生身上，所以医生的责任极其重大，救病如救火，瞬息不容缓。朱丹溪躬行"人命至重，有贵千金"的仁道精神，是我们现代医生学习的楷模。

五、薛立斋：不私其有，书贵真精

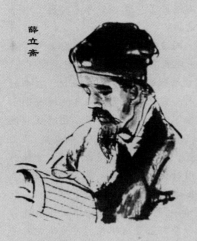

薛立斋

明代医学家薛立斋出身于医学世家，一生为医学事业呕心沥血，42岁官至太医院院使却毅然辞去清闲安逸的官职，以"扶困起废"、"庶光济人"为己任，投入民间医疗和著述工作当中。他一生著述丰富，涉及内科、外科、妇科、儿科、口腔科、疡科、正骨、本草等各个方面，每本书他都是参考古今，不仅随文注释，还加上自己的见解和亲自治疗的病案，去伪存真，非精当切要的内容绝不收录，甚至把他家传的医书通过自己一一检验有效后也编辑出版，目的是让地处偏远落后地区的医生有所借鉴，能够帮助到更多的百姓。

为钻研医道，他常常发奋忘食。有一天，薛立斋的朋友林懋路过薛立斋家就进去拜访，看到薛君蓬头执卷，疑神深思。薛君看到朋友到访，赶紧进屋整理衣冠。林懋看到薛君的几案上，都是残编断简、皮壳脱落的医书，随手拿起一卷，看到薛君的点校注释，感慨地说："先生真是用心良苦啊！"薛先生严肃地说："医生没有弄清楚医道，那么世上那些夭折的患者，将到哪里控诉呢？尤其是婴儿，又不会说话。《传》上说：如保赤子，心诚求之。我们想了解患者的想法其实不难，诚心诚意就可以求得了，何况疾痛痒病，变幻百出，更应诚心去求得解除疾病的方法啊！现在的一些医者，拿着方子草率地试验，如果没有效验，就归咎于命运。这样按方以求病，而不是因病以处方，与刻舟求剑的人有什么区别呢？可怜百姓把自己的性命交托给这样的医生，真是可悲呀！"薛立斋接着说："医书要真实可靠，医术要精准恰当，两者都具备才能使人活命啊。"

薛立斋把每天治疗效果好的病案，详细记录病因原委、脉象证候，写下所用治疗方法，汇编成册。一天，他把这些医案体会拿给大司马中丞约庵翁，要把他的医疗实践经验公之于众，约庵翁很受感动，让范庆写序说："这是仁者之心啊。"有人问道："这是什么意思呢？"范庆说："这既是医术，也可以看到医心啊。现在的医生，得到一个验方就自己秘留起来，有一次效验就自以为很多，人的病在身上，而医生的病在心上。薛君自己是医术精湛的名医，却不私其有，把他的经验心得公之于世，要让人人都成为名医，让百姓都健康长寿，这不是仁者该做的事吗！"

医术是把双刃剑，医术不精无异于杀人害命。薛立斋这种用心精微、钻研医术的忘我精神，和不求得真知不止、不检验不录的"非其真勿言"的科学严谨的著述态度，以及更为难能可贵的不私其有、推己及物以求仁的君子之心，都是我们现代医家著书立说时效法的典范。

第二节　名医的治学精神及精湛医术

名医是指医理精通、医术精湛、医德高尚的著名医家。纵观历代之名医，他们不仅拥有高超的医术，而且善于总结临床经验，并不断完善和丰富自己的思想方法，从而形成了独具特色的理论体系。如张仲景、华佗、王叔和、皇甫谧、孙思邈、刘完素、李东垣、朱丹溪、李时珍、徐灵胎、叶天士等都是其中的佼佼者。他们虚心好学，知识渊博，经验丰富，善于创新，引领了时代的风骚，为中医药学的发展作出了杰出的贡献。

一、张仲景：勤求古训，博采众方

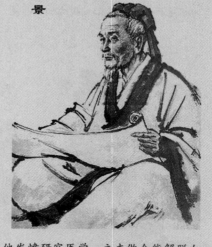

张仲景（150～219年），东汉时期著名医学家，被后世称为"医中之圣，方中之祖"。他出生于一个没落的官僚家庭。其父张宗汉曾在朝为官。由于家庭条件的特殊，他从小就接触了许多典籍。他从史书上看到扁鹊望诊齐桓公的故事后，对扁鹊产生了敬佩之情，从此立志学医，"博通群书，潜乐道术"，这为他后来成为一代名医奠定了基础。

在东汉末年，由于连年混战，民不聊生。黎民百姓生活在颠沛流离、饥寒困顿的痛苦之中。再加上各地连续爆发瘟疫，尤其是洛阳、南阳、会稽（绍兴）疫情最为严重。"家家有僵尸之痛，室室有号泣之哀"；张仲景的家族也不例外。对这种悲痛的惨景，张仲景目击心伤。据载自汉献帝建安元年（公元196年）起，10年内有三分之二的人死于传染病，其中伤寒病占百分之七十。"感往昔之沦丧，伤横夭之莫救"（《伤寒论》自序）。于是，他发愤研究医学，立志做个能解脱人民疾苦的医生。"上以疗君亲之疾，下以救贫贱之厄，中以保身长全，以养其生"（《伤寒论》自序）。当时，在他的宗族中有个叫张伯祖的医生，在当地颇有声望。年仅10岁的张仲景由于目睹了"生灵涂炭，横尸遍野"的惨状，遂萌发学医以救治百姓疾苦的强烈愿望。汉桓帝延熹四年（公元161年），张仲景正式拜张伯祖为师。张伯祖见他聪明好学，又有刻苦钻研的精神，就把自己的医学知识和医术毫无保留地传授给他。经过多年精勤不倦学习和临床实践，终于青出于蓝而胜于蓝，成为中国医学史上一位杰出的医学家。

张仲景提倡"勤求古训"，认真学习和总结前人的理论经验。他曾倾心研读《素问》、《灵枢》、《难经》、《阴阳大论》、《胎胪药录》等古代医书。其中《素问》对他的影响最大。《素问》上说："夫热病者，皆伤寒之类也。"又说："人之伤于寒也，则为病热。"张仲景根据自己的实践对这个理论作了发展。他认为伤寒是一切热病的总名称，也就是一切因为外感而引起的疾病，都可以叫做"伤寒"。他结合自己的临床实践，创造性地提出了"六经论伤寒"的新见解。

张仲景除了"勤求古训"，还"博采众方"，广泛搜集古今治病的有效方药，甚至民间验方也尽力搜集。他对民间喜用的针刺、灸烙、温熨、药摩、坐药、洗浴、润导、浸足、灌耳、吹耳、舌下含药等多种具体治法都一一加以研究，积累了大量的临床资料。经过几十年的努力，终于写出了医学临床巨著《伤寒杂病论》十六卷（又名《伤寒卒病论》）。这部著作在公元205年左右写成而"大行于世"。到了宋代，又渐分为《伤寒论》和《金匮要略》二书。《金匮要略》就是该书的杂病部分。

《伤寒杂病论》的贡献，首先在于发展并确立了中医辨证论治的基本法则。张仲景把疾病发生、发展过程中所出现的各种症状，根据病邪入侵经络、脏腑的深浅程度，患者体质的强弱、正气的盛衰，以及病势的进退缓急和有无宿疾（其他旧病）等情况，加以综合分析，寻找发病的规律，以便确定不同情况下的治疗原则。他将外感热性病的所有症状，归纳为6个证候群（即6个层次）和8个辨证纲领，以六经（太阳、少阳、阳明、太阴、少阴、厥阴）来分析归纳疾病在发展过程中的演变和转归,以八纲(阴阳、表里、寒热、虚实)来辨别疾病的属性、病位、邪正消长和病态表现。由于确立了分析病情、认识证候及临床治疗的法度,《伤寒杂病论》不仅为诊疗一切外感热病提出了纲领性的法则,同时也给中医临床各科找出了诊疗的规律,成为指导后世医家临床实践的基本准绳。

二、皇甫谧:勤修儒术,精研针灸

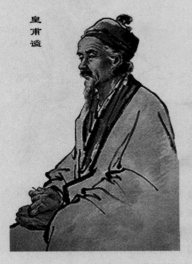

皇甫谧

皇甫谧(215~282年),魏晋杰出的文人、著名的医家。一提起皇甫谧,人们可能立刻会想到他编撰的《针灸甲乙经》。其实,他还编撰了《帝王世纪》、《高士传》、《逸士传》、《列女传》、《元晏先生集》等书。他一生以著述为业,在医学史和文学史上都负有盛名。

皇甫谧小时候,被过继给叔父,迁居新安(今河南渑池县),叔父、叔母都非常疼爱他。而皇甫谧自幼贪玩,无心向学。到了17岁才幡然醒悟,矢志苦学,并虚心求教,精勤不懈。20多岁后即开始成名,逐步在文坛享有盛誉。40岁时,他不幸患了风痹病,十分痛苦,在学习上却仍是不敢怠慢。有人不解他为何对学习如此沉迷,他说:"朝闻道,夕死可也。"皇帝敬重他品格高尚、学识丰富,便请他做官,他不但回绝了,竟然还向皇上借了一车的书来读,也算得上是一桩奇事了!

他抱病期间,自学了大量的医书,尤其对针灸学十分有兴趣。但是随着研究的深入,他发现以前的针灸书籍深奥难懂而又错误百出,不便于学习和阅读。于是他通过自身的体会,逐步摸清了人身的脉络与穴位。面对当时针灸图书"文多重复,错互非一",遂萌发编写一部针灸方面文献的想法。他克服重重困难,穷搜博采、拜访名家,获得了大量的文献资料。他在《素问》、《针经》(即《灵枢》)、《明堂孔穴针灸治要》三部经典著作的基础上,参考了大量的相关文献,并加以综合比较,"删其浮辞,除其重复,论其精要",同时还结合自己的临证经验,终于写出著名的《针灸甲乙经》,成为针灸学的重要典籍。

《针灸甲乙经》共十卷、一百二十八篇,内容包括脏腑、经络、腧穴、病机、诊断、治疗等。书中校正了当时的腧穴总数为654个(包括单穴48个),记述了各部穴位的适应证和禁忌,说明了各种操作方法。这是我国现存最早的一部理论联系实际、有重大价值的针灸学专著,被人们称作"中医针灸学之祖",一向被列为学医必读的古典医书之一。

三、李时珍:渔猎群书,搜罗百氏

李时珍(1518~1593年),字东璧,晚年自号濒湖山人,湖北蕲州(今湖北省蕲春县)人。生于明武宗正德十三年,卒于明神宗万历二十二年,享年75岁。

李家世代业医,父亲李言闻是当地名医。李时珍自小体弱多病,然而性格刚直、聪明颖悟,14岁即中了秀才。后因科举失利,遂放弃了为官致仕的打算,专心学医,并向父亲表明决心:"身如逆流船,心比铁石坚。望父全儿志,至死不怕难。"在他父亲的启示下,李时珍认识到,"读万卷书"固然需要,但"行万里路"更不可少。于是,他既"搜罗百氏",又"采访四方",

深入实际进行调查。在徒弟庞宪、儿子建元的伴随下，远涉深山旷野，遍访名医宿儒，搜求民间验方，观察和收集药物标本。他的足迹遍及湖北、河南、江西、江苏、湖南、安徽等地方。李时珍每到一地，就虚心地向与医药有关的各种人求教。

李时珍38岁时，被武昌的楚王召去任王府"奉祠正"，兼管良医所事务。3年后，又被推荐上京任太医院判。因与当时的那些庸医格格不入，他在此只任职了1年多的时间，便托病辞职回乡。太医院的工作经历虽然短暂，但让他开拓了崭新的视野，使他有机会阅读了许多皇家的医药藏书，为编纂《本草纲目》奠定了基础。

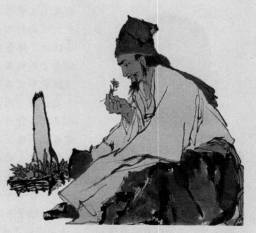

李时珍采药图

从太医院辞职回乡之后，李时珍便开始了《本草纲目》的写作。他参阅了各种书籍800多种，历时27年，终于在61岁那年（1578年）写成了《本草纲目》这部蜚声海内外的巨著。

李时珍采用以纲挈目的方法，将《本草经》以后历代本草的各种药物资料重新进行剖析整理，使近200万字的本草巨著体例严谨，层次分明，重点突出，内容详备，"博而不繁，详而有要"。《本草纲目》凡16部、52卷，约190万字。全书收纳诸家本草所收药物1518种，在前人基础上增收药物374种，合1892种，其中植物1195种；共辑录古代药学家和民间单方11096则；书前附药物形态图1100余幅。这部伟大的著作，吸收了历代本草著作的精华，尽可能地纠正了以前的错误，补充了不足，并有很多重要发现和突破。

《本草纲目》不仅为我国药物学的发展作出了重大贡献，而且对世界医药学、植物学、动物学、矿物学、化学的发展也产生了深远的影响。该书出版后，很快就传到日本，以后又流传到欧美各国，先后被译成日、法、德、英、拉丁、俄、朝鲜等10余种文字在国外出版，传遍五大洲。早在1951年，在维也纳举行的世界和平理事会上，李时珍即被列为古代世界名人；他的大理石雕像屹立在莫斯科大学的长廊上。《本草纲目》不仅对中医药学具有极大贡献，而且对世界自然科学的发展也起到了巨大的推动作用，被誉为"东方医药巨典"；英国著名生物学家达尔文也曾受益于《本草纲目》，称它为"中国古代百科全书"。英国著名中国科技史专家李约瑟在《中国科学技术史》中写道："16世纪中国有两大天然药物学著作，一是世纪初（1505年）的《本草品汇精要》，一是世纪末（1595年）的《本草纲目》，两者都非常伟大。"

此外，李时珍还编写出版了《濒湖脉学》一书，对中医脉学的总结和发展作出了贡献。

1954年，李时珍墓被列为全国重点文物保护单位，1956年郭沫若为李时珍墓题词："医中之圣，集中国药学之大成；《本草纲目》乃1892种药物说明，广罗博采，曾费30年之殚精。造福生民，使多少人延年活命！伟哉夫子，将随民族生命永生。"1987年7月8日，邓小平同志亲笔为李时珍纪念馆题写馆名。李时珍光辉的名字，已经永远镌刻在中华民族的史册上。

四、孔伯华：强调整体，辨证精详

孔伯华（1884～1955年），山东曲阜人。他少年时随祖父学医，25岁就应邀在北京外城官医院出诊。1929年，反动政府意欲消灭中医，他便联络同道在京师创办了医药学会，奔走呼吁，其

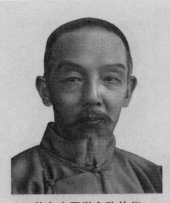

著名中医学家孔伯华

间做了大量的工作，终于使政府取消了前议。同年，他与萧龙友先生共创北平国医学院，并肩作战，辛苦操劳，在沉重的当局压力下培养出了大批的下一代中医人才，这些学生也都是成绩卓著的栋梁之才，在其后中医元气大伤的情况之下，承担起了继承和发展中医的重任。他教导学生说："古今时代不同，人之体质不同，所受病邪亦有所不同。临证施治切忌主观，必须灵活，仲景之立法垂训，乃法外有方，方外有法；金元四大家各成一派，乃羽翼仲景；后世叶天士、王孟英、吴鞠通亦羽翼仲景也。要知唯在用之当与不当耳。"

新中国成立后，孔伯华曾给毛主席写信："医之活人，何分中西，存心一也，但其理法不同。愿努力发挥，以期理法臻于完善，达于全球，使病者有所依，必先从教育人才始。"他要求中西医并重和加强中医教育的这一请求得到了主席的支持。他一生操劳，一心为病人着想。去世后，周恩来总理亲自担任治丧委员会主任委员，亲往寓所吊唁。

孔伯华治病的特点是注重整体，强调元气。他认为不可以只知治病，而不顾护人体的元气。他还十分强调辨证论治，认为："医之治病，首先在于认证，将证认清，治之则如同启锁，一推即开。认证之法，先辨阴阳，以求其本，病本既明，虚实寒热，则迎刃而解。"他提出将中医理论中重要的"阴、阳、表、里、虚、实、寒、热"八纲，分为"阴阳"两纲和"表、里、虚、实、寒、热"六要。从中医临证学角度来说，这是非常切合实际，也很实用的诊断方法。他说："辨证论治，全凭纲要，纲者两纲，要者六要，曰表里虚实寒热。"在中医辨证纲要上，又进行了一次明确的划分。他用药的特点，可以总结为"虎啸龙腾"。他遣方用药必先辨证精详，对证用药，并无门派的偏倾。他认为，要对证下药，不可执于成方。若固执于某方以治某病，则是犯了"冀病以就方，非处方以治病"的错误。他的药方，亦如虎啸龙腾一般气势恢宏。先生擅用石膏，有用之达数斤者，虽用量惊人，却常有起死回生之妙，足见其辨证极其精准，而且对病情的把握也能做到成竹在胸。

留传于世的著作有《八种传染病证治析疑》、《脏腑发挥》、《时斋医话》、《中风说》、《诊断经验》等，《孔伯华医案集》是由其弟子门人整理出来的，均有很高的临床参考价值。

五、施今墨：乔装学艺，倾心医技

施今墨（1881～1969年），中医临床家，教育家。毕生致力于中医事业的发展，提倡中西医结合，培养了许多中医人才。长期从事中医临床，治愈了许多疑难重症，创制了许多新成药，献出700个验方，在国内外享有很高的声望。

他年幼时，因母多病，遂立志学医。他的舅父河南安阳名医李可亭见其聪颖，因而在施今墨13岁时即教他学习中医，并常对他说："良田千亩，不如薄技在身。"所以他学医刻苦，20岁左右已经通晓中医理论，可以独立行医了。他父亲认为仕途才是正道，曾送他进山西大学堂。他以医疗为掩护，随黄兴奔走革命，加入了中国同盟会。至1911年辛亥革命成功，他作为山西代表，在南京参加了孙中山先生就职大总统的典礼。后出任湖南教育厅长。1917年决心弃政从医。1925年，孙中山在京卧病，施今墨应邀参加会诊，提出中肯建议。1930年，出诊西安，为杨虎城将军诊治，药到病除，载誉而归。1935年国民党政府颁布中医条例，规定了考核办法及立案手续。北京第一次考核时，当局挑选医术精湛、民众信誉好的医生负责，施今墨和萧龙友、孔伯华、汪逢春被举为主考官，负责出试题及阅卷，嗣后即有"北京四大名医"之说。

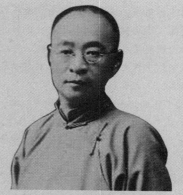

为了振兴中医，施今墨开过医院，办过药厂，但都失败了。最终施今墨认识到：振兴中医在于人，要有高质量的中医人才，必须办学，使自己的学术思想最终为更多的中医所掌握，中医事业就会有长足的发展。1931年，施今墨筹办了华北国医学院。他热爱祖国医学，但不讳中医之短，不嫉西医之长，大力提倡革新中医。他明确指出："吾以为中医之改进方法，舍借用西医之生理、病理以互相佐证，实无别途。"他把这一思想也贯彻到办学方针之中。在课程设置上，以中医理论为主，以西医理论为辅，设立了生理、病理、解剖、药理等课

著名中医学家施今墨

程。施今墨注重实践，在带学生实习时，吸收了西医的检查和化验手段。还经常和西医专家姜泗长等人共磋医疗方法，不断探索中西医结合的治疗新途径。他善采百家之长，总结经验，不断充实自己。

施今墨听说上海名医丁甘仁的医学造诣很深，曾乔装病人，多次前往求医，仔细观察其诊病过程，很受启发，认为丁甘仁的理、法、方、药运用规范，临床医案经过整理后颇有参考价值。为利于学生学习，他在华北国医学院以丁甘仁医案为教材，亲自讲授。施今墨在临床上，不分中医、西医，不分经方、时方，只要利于治病，均随手拈来。他曾对学生说："全面精查，苦心探索，灵活运用，谨密掌握，选方准病，选药准方，不可执一方以论病，不可执一药以论方，不可循一家之好而有失，不可肆一派之专而致误，其有厌学图便者，只敦用少数之成方、单方以统治万病，非吾之徒也。"在他的影响下，学生对经方、时方无门户之见，能灵活运用，临床上都有较好的疗效。华北国医学院共办16期，毕业学生600余人，都成为了中医界的骨干。

六、岳美中：熟读典籍，精研医理

岳美中（1900~1982年），原名岳中秀，号锄云，出生于河北省滦南县的贫苦农民家庭。从8岁起读了8年私塾，熟读四书五经。继之考入半费的滦县师范讲习所，17岁充任小学教员。

他于教学之余，随乡居举人石筱珊先生学习古文诗词，获深厚的文史学基础。1925年，为赴梁任公王静庵创办的清华国学研究院之考，岳美中积劳成疾，肺病咯血，教师职务也被辞退。

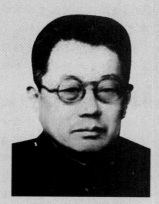

岳美中在养病期间萌发了学习中医的念头，乃购得《医学衷中参西录》、《汤头歌诀》、《药性赋》和《伤寒论》等书，边读边试着服药。经过年余的休养和服中药，肺病竟获痊可。他亲自体验到中医确能治病，于是决心钻研医学。

初学之时，从张锡纯《医学衷中参西录》入手，多以时方应病家。临证稍久，觉其局限，转而学习清代吴鞠通、王孟英之温病学说，用之临床，效失参半，亦觉其方琐细冗弱。其后研读《伤寒论》、《金匮要略》，见其察证候不言病理，出方

著名中医学家岳美中

剂不言药性，从客观以立论，投药石以祛痰，其质朴之学术，实逼近科学之堂奥，真是祛病之利器。后又钻研唐代《千金要方》、《外台秘要》诸书，其中质朴之学、实用之方，直上接仲景，果能用之得当，亦有如鼓应桴之效。从1934年到1949年间，即专用古方治病，时起大症。益坚信中医之奥妙，原不在宋元以后。因此，又用多年时间，对唐代以前医学恳衷款款，矻矻研求，不无收获。

20世纪40年代末至50年代初，他经过读书临证和与同道商讨，认识更进一步，体会到了专学"伤寒"容易涉于粗疏，专学"温病"容易流于轻淡；粗疏常致于偾事，轻淡每流于敷衍。必须学古方而能入细，学时方能务实。入细则能理复杂纷纭之繁，务实则能举沉疴痼疾之重。当时，岳美中曾对这一段学习与临证体会加以总结，认为治重病大证，要用张仲景的经方；治脾胃病，用李东垣的方较好；治温热及小病轻病，叶派时方细密可取。总之，只有因人、因证、因时、因地制宜，选方用药，才能不偏不倚，恰中病机。

1953年，他曾和李鼎铭之子李振三，共同起草了发展中医事业的万言报告，上呈国务院。1954年春，岳美中被调到华北行政委员会中医实验所任医务主任；8月，调任卫生部中医研究院（现中国中医科学院）筹备处门诊部副主任。1957年，他曾作为首批中国医学代表团的唯一中医代表，访问日本，进行学术交流。1959年，他被派往苏联，执行医疗任务。1962年，他随中国医疗组赴印度尼西亚为当时任总统的苏加诺治疗左肾结石、肾功能衰竭症，将中医治疗"石淋"的方药创造性地用于治疗本病，取得了较好的效果。苏加诺称之为"社会主义中国中医学的奇迹"。

1970年以后，岳美中除平日应诊以外，在国内承担着包括毛泽东、周恩来、叶剑英等在内的中央领导人的医疗保健任务。1972年，他上书卫生部和中央领导，倡议开办全国中医研究班获准，1976年开始招收第一批学员，1978年转为中医研究生班。

岳美中晚年曾被选为第五届全国人大常委会委员，担任全国政协委员会医药卫生组副组长，国家科委中医专业组成员，卫生部科委委员，中华医学会副会长，中华全国中医学会（现中华中医药学会）副会长等职务，受到全国中医、中西医结合工作者的爱戴，在中医学术界享有崇高的威望。

七、任应秋：精通经史，博览百家

著名中医学家任应秋

任应秋（1914～1984年），字鸿宾，当代著名中医学家、中医教育家。4岁即就读私塾，及长入四川省江津县国医专修馆攻读经学，其间曾求学于经学大师廖季平。当时廖季平已年逾七旬，甚喜其聪敏好学，故悉心指点，并传授治学之法，使任应秋在治经学、训诂学、考据、目录等方面打下扎实基础，为以后研究中医学奠定了文学方面的根底。

任应秋17岁时毕业于江津县国医专修馆，开始医学生涯。其祖父又聘请了当地著名老中医刘有余到家中为其教授中医典籍，并设立济世诊脉所，免费为当地群众看病，同时也积累临床经验。在以后3年时间里，学完了《素问》、《灵枢》、《伤寒论》、《金匮要略》、《难经》、《神农本草经》、《脉诀》等中医学理论著作，并有了一定实践经验。1936年，任应秋在上海中国医学院读书期间，有幸见到当时上海地区名医丁仲英、谢利恒、曹颖甫、陆渊雷、陈无咎诸前辈，并一一虚心求教，受益匪浅，开阔了知识领域和学术眼界，使学业大进。翌年，因抗日战争开始，任应秋不得不返回四川家园，自设诊所，行医治病，并凭借其文史知识，执教中学。

1952年，任应秋应聘出任重庆市中医进修学校教务主任和市中医学会秘书长。1957年被调至北京中医学院（现北京中医药大学）任教，先后任该院文献编研组、科研办公室、各家学说教研室、医史教研室、中医系主任。并先后任中华医学会和中华中医药学会副会长。

任应秋从事中医工作50余年，执教30余年，知识渊博，著述宏富，已刊行于世的专著37种，约1300万言。他治学态度严谨，钻研学术刻苦，为了练就扎实的中医基本功，白天进行教学、科研、医疗工作，晚间博览群书，开阔知识眼界，每日工作10余小时，数十年如一日，即使节假日，也从不例外。对于学术问题，引经据典，用之临床，无不溯本穷源。所著的《内经十讲》通过引用大量古代文献资料，对《黄帝内经》从成书时代、古代文献、后世研究医家及其学术思想、理论体系诸方面进行探讨，并得出结论，被中医学术界所称道。《医学流派溯洄论》一文，从大量中医文献资料和史料研究入手，得出医学流派起于战国的观点，成为中医界一家之言。他不囿于旧说，不固执自己的旧论，例如《中医各家学说》教材先后四版，在一版教材中他不主张划分医学流派，二版划分为4个医学流派，至三版又提出7个医学流派，使教材不断充实、提高与完善，充分体现出其严谨的治学精神。

任应秋一生阅读了大量中医古籍，尤其重视对中医典籍著作的理论研究，毕生致力于中医理论的发掘、整理、提高，并且作出了突出的成绩。他一贯倡导学习中医古典著作，打好中医基本功。任应秋精通经史，有扎实的文史哲诸方面基本功。学习、研究古代文献在同代人中间具有得天独厚的条件。他自述，其学习全靠14年治经学的文字功底，并列举中国历史上卓有成就的医家，无不精通经史而治医有成就。因此，他强调指出，要想学好中医必须突破古代语言文字关，他说："文以载道，各种道，包括医道在内，总是要通过文字来表达的。文以治医，医以文传，中医就存在于浩瀚的中医典籍之中。"为了推动全国中医药院校医古文教学研究的开展，在其不断关怀和倡导下，中华中医药学会医古文研究会于1981年6月正式成立，任应秋被推举为研究会会长，从而开创了医古文教学、科研工作的新局面。

任应秋从事中医教育凡30年，受诲于其门下者数以千计。从20世纪50年代前期，就授课重庆市中医进修学校，到50年代后期，在北京中医学院执教于中医教学研究班，从一届又一届本科中医药毕业生走上工作岗位，到各家学说、内经、医学史、医古文4个专业的研究生的成长，他都倾注了自己的心血。数十年如一日，任应秋始终执教在第一线，先后主讲过医古文、内经和各家学说3门课程，讲课时旁征博引，深入浅出，运用自己渊博的知识，将古奥的中医理论传授给青年一代，深受学生的欢迎。

任应秋不仅中医理论造诣精深，而且医术精湛，临床治病既善用经方、时方，又灵活变通，并创立新方，兼取众家临床经验之长。他一生治学不倦，为中医事业发展而献身。愈到晚年，其报国之心愈切，曾赋诗云："报国日已短，爱国情倍切，欲使百废兴，唯有争朝夕。"又曾作联语云："一息尚存，此志不容稍懈，四化艰巨，决心勇往直前。"

第三节　名医的极大声望

我国历代名中医辈出，在 20 世纪以前的几千年间，中医药独占整个中国医疗市场，独享所有疾病的防治"大权"，这为中医师的"出名"创造了不少难得的机会，有不少名中医都是在治愈了疑难病患者或抢救了急重症患者后，很快声名鹊起，远近闻名，成为一方名医或一代名医的，即所谓的"时势造英雄"。

远的不说，就拿现代最有名望的、多次受到周恩来总理赞扬的老中医蒲辅周来说，他是在参加了 1956 年秋季北京流行性乙型脑炎的治疗后而名声大振的；中医研究院（现中国中医科学院）原学术委员会主任冉雪峰在 1918 年全国鼠疫大流行时提出了用"太素消燥救肺汤"和"急救通窍活血汤"的解决方案，功效显著，从而扬名四方；名中医郑琳从 20 余岁起就在河北和京郊一带巡医，不问贫富贵贱、不计报酬、不论昼夜风雪雨霜，以其精湛的医术和高尚的医德而远近闻名。

名中医的所谓"名"，其表层意思是指该中医师在社会上所具备的"名声"、"名气"和"声誉"，而实际上则是他高超诊疗水平的具体体现。尽管以前社会上并没有明晰的医疗市场概念，但当时的名中医哪个不是在临床上"真刀真枪"冲杀出来的？没有过硬的绝活，很难在社会上树起"名医大旗"，用今天的话来说就是都经过了市场的检验。

一、萧龙友：慧眼识病，名噪一时

萧龙友（1870～1960 年），四川省三台县人。中科院院士、医学家、北京四大名医之一。精通文史，以文为医，医文并茂；善读书，多批校，生前曾将一部《医方类聚》赠送给北京中医学院（现北京中医药大学），字里行间加批加议，勤求古训，堪为后学楷模。曾于 1934 年与孔伯华创办北平国医学院，培育国医人才。

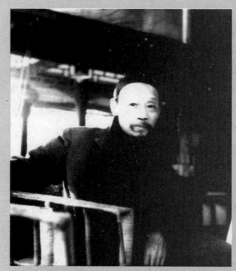

著名中医学家、中科院院士萧龙友

他自幼诵习诗书，打下了牢固的文、史、哲基础。后入成都书院学习，得以涉猎中医书籍。1892 年，萧龙友同陈蕴生用中草药救治川中霍乱，疗效很好，声名雀起。27 岁时考中丁酉科拔贡，入北京充任八旗教习。1928 年他毅然弃官行医，正式开业，自署为"医隐"，号为"息翁"。一生忙于诊务，无暇著述，仅留《现代医案选》、《整理中国医药学意见书》、《息园医隐记》、《天病论》等文。

1924 年，孙中山因国大计带病北上，病情日趋严重，延请众多医生均不能断其病由。经友人介绍，请萧龙友前去为其诊病。萧龙友为中山先生诊视后，断为病之根在肝，因知病已入膏肓，非汤药所能奏效，故未开处方，并如实向守候一旁的夫人宋庆龄告诉病情。中山先生病逝后，经病理解剖，发现其"肝部坚硬如木，生有恶瘤"，证实中山先生所患确系肝癌，说明萧龙友诊断无误，一时社会为之轰动。

1929年1月，梁启超先生患病便血，事前曾赴协和医院检诊。医生诊断为肾上有病，必须手术切除。梁公放心不下，驱车前往萧府求诊于龙友先生。切脉后，萧龙友对梁公说："阁下肾脏无病，应该慎重行事，长服所开中药便可痊愈。"但梁公坚信西医，仍赴协和医院手术，果不出萧龙友所料，梁启超先生最终还是死于手术刀下。后经病理解剖，梁启超先生的肾脏完全健康。梁启超先生的公子梁思成治丧时，在讣告后所撰梁启超先生传略中，将治疗的全过程予以披露。

由于萧龙友医道精妙，在古都北京，他的大名妇孺皆知，受到各阶层人士的推崇和信赖，被誉为北京四大名医之冠。当时有一句话："南有陆渊雷，北有萧龙友。"连当时北京医院的德国医学博士狄博尔，对萧大夫的医术也相当看好。当遇到他们所谓的疑难杂症时，总是要邀请萧大夫去他们医院会诊。在这之前，中医师能进入西医院会诊，尚无先例。

新中国成立后，萧龙友虽年已八旬，却将别号"息翁"改为"不息翁"，仍是念念不忘发展中医事业。1954年9月，萧龙友先生在第一届全国人民代表大会上发言时提出设立中医学院、培养中医人才的提案。1956年，国家采纳他的提案，成立了北京、上海、广州、成都4所中医学院。

二、蒲辅周：善用运气，立竿见影

蒲辅周（1888~1975年），原名启宇，1888年1月12日出生于四川省梓潼县长溪乡一个世医之家。祖父蒲国桢、父亲蒲仲思，都是精通医道、名闻乡里的医生。1955年，卫生部中医研究院成立，蒲辅周奉命调京工作。

1956年8月，北京地区乙型脑炎流行。医院按照之前石家庄清热解毒养阴法的治疗经验，用中药白虎汤和输氧、注射青霉素等西医方法治疗，效果不显。蒲辅周作为专家组成员，肯定了石家庄的经验，用温病治疗原则治乙脑是正确的，但应遵循"必先岁气，毋犯天和"的原则，根据五运六气学说来研究北京的气候环境因素。他分析说，北京今年雨水较多，天气湿热，患者偏湿，属湿温。倘不加辨别，而沿用清凉苦寒药物，就会出现湿遏热伏，不仅高热不退，反会加重病情。正确的办法是采用宣解湿热和芳香透窍的药物，湿去热自退。改投通阳利湿法，用杏仁滑石汤、三仁汤等加减化裁，效果立竿见影，

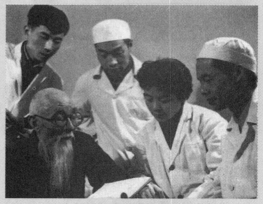

著名老中医蒲辅周指导学生

不少危重病人转危为安，一场可怕病疫得以迅速遏止。这一事迹在全国中医药行业内外产生了积极的轰动性效应，大大增强了大家从事中医药工作的信心。1956年9月4日，《健康报》在头版中报道了这次中医药大战乙脑的成果："运用中医治疗温病原则治乙型脑炎，北京市不少危重脑炎病人转危为安。"

周恩来总理曾经称赞蒲辅周是"高明的中医，又懂辩证法"。在1971年初全国卫生工作会议上，周恩来总理指出："蒲辅周学习了马列主义、毛泽东思想……他的医学思想是讲辩证法的，他是有真才实学的好医生，要很好地总结他的医学经验，这是一笔宝贵的财富。"1987年4月，四川省第三届医学史学术讨论会暨蒲辅周学术思想讨论会在蒲辅周的故乡四川梓潼举行，全国政协主席邓颖超特别题词："中国名老中医蒲辅周同志，医学深博，经验丰富，临床效果极好，值得学习。多年来我和周恩来同志受益颇多，特写数行，表示对他的深切缅怀，崇高敬礼！"

三、李聪甫：寒门名医，"救死"成名

李聪甫（1905～1990年），湖北省黄梅县人，中医学家。致力于中医药事业70年，多年从事李东垣脾胃理论的研究与探索，倡"形神学说为指导、脾胃学说为枢纽"的整体论，结合临床确立"益脾胃、和脏腑、通经络、行气血、保津液，以至平衡阴阳"的治疗大法。在中医人才的培养、中医文献的整理研究方面，卓有贡献。

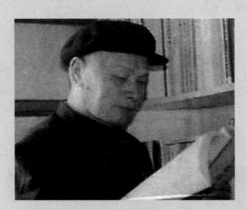
著名中医学家李聪甫

李聪甫出生于一个贫苦的小手工业者的家庭，自幼聪颖好学，但由于家贫只读5年私塾，1年小学就辍学了。13岁进中药铺学徒，得店主允许，工余可以读医药书籍。他白天在碾药槽上干活，深夜上门板后，便在铺台上看书，这样持之以恒，3年便自学完《药性赋》、《本草备要》、《汤头歌诀》、《医方集解》、《濒湖脉学》、《诊家正眼》、《素灵类纂》、《医宗必读》和《医门法律》等书。度过了13年私塾、学徒、拜师的历程之后，遵循着"为医济人"的遗训，其就在黄梅县城正式开业了。

开始的2年，只是左邻右舍或亲戚朋友有了小病小痛才来找他这个小郎中。慢慢地有了一些经验，病种也接触多了，凡是内、妇、儿科，有病就诊。起初，他总是带着医书看病。有的朋友曾直率地劝告他："出诊不要背书囊，人家会把你当做'看书郎中'。"有一次，一位年满五旬的族房长辈中风了，半身不遂，口眼㖞斜。先请地方有名的老医师诊视，用"小续命汤"加减，半夏、南星之类服了多剂。1个月后，病人两颊泛赤，咽痛舌绛，滴水不入，大便秘结，周身瘫痪，麻木不仁，痰鸣不已，甚至昏迷，全家慌乱。接他去试诊。路上听人议论："衣棺都准备了，大郎中都无法回生，请个初出茅庐的，顶什么用？唉！尽尽人事罢了！"为了不放弃独自初临大证的机会，他还是硬着头皮去了。一到病家，说是已经烧了"倒头纸"了。他仔细看了病人，是昏厥，判断为肾阴亏损，水不涵木，心火暴甚，肝阳上亢。为了证实自己的辨证是否正确，就参阅了带去的书。病家说："嗨！真是'急惊风碰了慢郎中'，人都快断气了，还翻书！"但参阅了书籍，确信法当滋肾水以养肝木，平肝阳，泻心火，方用"地黄饮子"加减，去辛热之附桂，加入风药中之润剂秦艽、双钩，润药中之百合、当归、胡麻仁，此即"治风先治血，血行风自灭"的原则。解开衣扣，将药缓缓滴入，使咽喉滋，大便通，神志醒，然后用"五汁饮"日日呷之，三易其方。2个多月后，恢复了肢体活动，健康如常。这一事例，轰动了乡镇，真可谓"炮打襄阳第一功"。随后登门求治者，络绎不绝。

此后辗转行医，定居长沙，以高超的医术声名远播，成为一代名医。

1956年，李聪甫参加了国务院组织的《全国十二年科学远景规划》的制定工作，并在怀仁堂受到毛泽东主席和周恩来总理的接见。他先后发表学术论文70余篇，出版专著10部，计250余万字。代表著作有《麻疹专论》、《中医生理学之研究》、《李聪甫医案》、《李聪甫医论》，主撰《〈脾胃论〉注释》，合著《金元四大医家学术思想之研究》，主编《传统老年医学》，并用日文翻译出版。

他主撰的《脾胃论注释》荣获1978年全国科学大会集体奖，与刘炳凡合撰的《金元四大医家学术思想之研究》于1983年由人民卫生出版社出版，被誉为"旁征博引，弃偏见，撷众长，理文并茂，宏大而精深"之佳作。1985年，以80岁高龄主持了卫生部确定的重点文献之一《中藏经》的整理研究。晚年还指导了国家"七五"攻关课题《李聪甫整体脾胃观中医诊疗专家系统》的医理设计。

第三章 接受中国传统文化的熏陶
——中医生存发展所依托的文化背景

中医是最具有中国传统文化特色的一种知识体系。为了更好地学习中医，就必须了解中国传统文化，把握中医文化的核心。那么，什么是文化？什么又是中医文化呢？

第一节 什么是文化

一、对"文化"的一般认识

在几十年前，我国还有不少不识字、没有受过基础教育的人，大家一般都会说这些人没有文化，属于"文盲"。在这个语境下，"文化"指是否受过基础教育。但是，我们今天常说的文化，其概念已经不是仅仅指识不识字、有没有受过基础教育那么简单了。

中国人历来喜欢引经据典，在谈到"文化"时也免不了进行一番"考古"。很多涉及文化的书中都说"文化"中的"文"与"纹"字的意思相通，可以引申为文章、文采；"化"则是变化、造化、化生的含义。学术界认为最早将"文"与"化"合并使用，出现在西汉刘向编写的《说苑·指武》中："圣人之治天下也，先文德而后武力。凡武之兴，为不服也，文化不改，然后加诛。"须注意的是，此处的"文化"指以文礼道德的方式教化大众，它是与武力相对应的一种方式，与西方现代的文化（culture）概念完全不同。英文"culture"最早的意思是指人对土地和植物进行耕作和培育，后来才演化为现代的文化概念。我们现在使用的"文化"一词是 19 世纪末我国学术界在翻译英文"culture"时采用了中文"文"与"化"二字的组合来对译，这与中国古代"文"与"化"的含义是不同的，也就是说它们的词源有一定的差异。

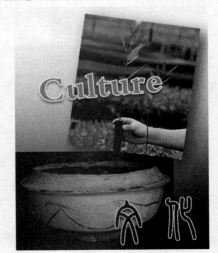

二、"文化"的定义

可以说"文化"包罗万象，早已成为我们再熟悉不过的一种词汇，据说截至20世纪50年代初，世界上对文化所下的定义，有一定影响的就高达160多种。对文化的定义虽然众说纷纭，但有一点却是比较公认的，即文化是与自然相对应的一种有人为因素参入的状态或成果。也就是说首先必须有人才能有文化，文化包含了人的干预和影响，是由人所创造的成果和一切所作所为的总和。据此，对文化做出以下定义：

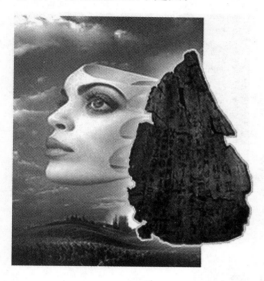

"文化"指不同国家、地域、民族所特有的习俗、行为方式、语言、文字、知识、认知、思维、审美、价值观和体制等要素，共同构成的人类智慧成果和实践的概括。在某些情况下文化也专指一个社会群体所特有的文明现象。这些都是有人参与的结果，也就是都属于人类的所作所为，所以有人说："文化的本质就是人类化。"人类不同于其他动物的最重要标志就是有高级思维，所以与人类思维有关的认知方式、价值观以及在此影响下的行为方式等要素，很自然地就成为了文化的核心，这也是不同文化之间最本质的区别。由此，价值观、认知思维模式和行为方式就构成了文化的三大核心。

三、文化的特性

1. 非自然性　文化是相对于自然的一种存在，具有人的参与或人为影响的状态或成果。反之，自然存在的一切都不是文化。

2. 非个体性　虽然只要是人的所作所为就可构成文化，但在界定文化时，则是按群体来确认的，因此，文化是对群体生存状态、生活方式的一种反映和概括。

3. 非统一性　文化具有明显的地域性特征，因为不同的人类群体从诞生开始就是分地域生活的，而且在人类发展史上绝大部分时间各个群体之间都是相互隔绝的。不同地域的群体分别创造了带有明显地域特征的文化，不同的文化群体有其独立的标示，以作为与其他群体的区分点。因此，文化没有统一的形式和方式，但在地域性和时代性方面有两种特殊的变化情况：

①地域扩大性：有些文化在产生时具有地域性，但经过传播有可能被其他地域所接受，而成为多地域甚至全人类的文化。一般来说，物质文化和法律、行为规范性的内容成为全球性文化的可能性大一些，但生活习俗、语言文字、认知思维方式等难以被同化。总体来讲，地域性文化难以实现全球统一化，世界文化仍将继续保持多元性。

②时代差异性：在同一地域的文化中，不同时代有不同的文化，表现出明显的时代性，如唐代文化、宋代文化、明代文化等。但有些是不因时代而发生本质性变化的，如一些民间习俗、民族观念、文字结构等。

第二节　什么是中医文化

一、"中医文化"的定义和核心

"中医文化"是中国人对生命、健康和疾病所特有的智慧成果和实践的概括，包括认知思维模式、对生与死的价值观、健康理念、医患关系、诊疗方式、养生方式、生活方式、药物处方和运行体制等知识体系和医疗服务体系。

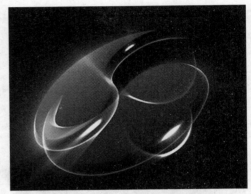

价值观、认和思维模式和行为方式
构成了中医药文化的三大核心

如果再按照"文化的本质就是人类化"来理解，那么中医的一切都应属于中医文化，这样更让人难以把握和操作。实际上在工作中也不可能按这样一个大范围来做中医文化工作。因此，我们只能抓住中医文化的关键，这个关键就是中医文化的三大核心——中医的价值观、认知思维模式和行为方式。

在了解了中医文化的定义后，同学们可能还会反过来问，应该怎样对中医下个定义呢？以前一般认为中医就是"中国的医学"，或"中国固有的传统医学"，再进一步说就是"中国人创造的医学知识体系"。这些解释都没错，但却只是笼统地说明了中医的发源地，并没有涉及中医学学科体系的本质。还有人认为中医是"中国人创造的具有独特理论和诊疗特点的医学体系"，"是研究人类生命过程以及与疾病作斗争的一门科学，同时也是一种文化"。从这些解释中很难看出中医与西医的区别，因为这也没有反映出中医的本质特征。

通过以上对中医药文化核心的认识，我们再来定义"中医"也就更容易把握其本质属性，由此定义如下：

中医是在天人合一观念影响下，从属性及关系角度、以象为主要思维依据进行整体性认知，以体内外自然资源调控和平衡人体生命状态的医学体系。其核心观念是天人合一、和谐共生；核心思维模式是象思维、直觉思维等；核心行为方式是道法自然、以平为期；核心诊疗流程是辨证施治。

二、发展中医文化应该做好三大中心工作

从事中医文化的研究与传播工作，不是钻进故纸堆的"考古"活动，也不是有闲了聊聊中医的传奇故事，更不是附庸风雅的闲雅之事，而是要为中医事业的发展创造适宜的文化氛围，为提高中医的临床疗效服好务。要做好中医文化工作，就必须围绕中医文化的认知思维、价值观和行为方式等三大核心，重点做好以下三大中心工作：

1. 大造声势宣传中医的"价值观" 要努力创造中医文化氛围，为中医发展提供"推力"和"造势"；积极塑造良好形象，维护中医利益，与有损中医的言行作"斗争"；通过多渠道、多形式宣传中医临床的特色和优势。

2. 合理解读中医"认知思维模式"形成的科学知识体系 在现代科技文明背景下，必须科学客观地评价中医学知识体系，正确认识中医学的科学价值，研究中医学知识体系的发展规律。

3. 创意策划和推广中医的"行为方式" 要汇集各方中医发展思路，为中医行业发展战略、规划、标准、产业模式的制定发挥咨询参谋作用；大力发展中医文化创意产业，构架面向国内外的大型中医文化传播平台和连锁机构；努力实现中医学术和科普信息更大范围和更大规模的有效传播。

第三节 中国传统文化对中医的影响

中国传统文化是中华民族所创造的优秀文化，具有世代相传、特色鲜明、历史悠久、博大精深等四大特征。中华文明在几千年的传承和演化过程中，逐渐形成了反映民族特质和风貌的各种文化传统，是涵盖中华文明各种思想、各派思潮、各地风俗的民族文化精神。中国传统文化可分为以下几类：

按宗教信仰来划分：儒家文化、道家文化、佛教文化等。

按学术门派来划分：儒家、道家、墨家、法家、名家、阴阳家、纵横家、杂家和小说家等。

按行业文化来划分：农家文化、兵家文化、医家文化、建筑文化、武术文化、戏剧文化等。

按生活起居来划分：饮食文化、服饰文化、器皿文化和民俗文化等。

按艺术门类来划分：琴、棋、书、画等。

按道德思想来划分：仁、义、礼、智、信、忠、孝、节、勇、和、廉、悌、耻、恕、让等。

中国传统文化是中医文化的根和本，我们只有从文化的视角来认识中国古代医学的历史背景和发生、发展规律，深刻理解中医文化及中医医学思想和健康理念，才能更好地弘扬祖国优秀文化。

一、中国古代哲学

中国古代的哲学思想，始于商周之际，盛于春秋战国，并在历代发展中不断得到充实和完善。在先秦的诸子百家中，儒家、墨家、道家、名家、阴阳家等都是中国哲学思想的重要流派，它们共同构筑了中国哲学的基本框架。在其后的2000多年中，随着经学的盛行、佛学的传入、新儒家的诞生以及西方哲学思想的冲击与碰撞，中国哲学的思想体系也越来越清晰，并形成了与西方哲学完全不同的价值观念和认知思维模式。

中国哲学对中医学的影响当首推先秦诸子。我国习惯上将先秦学术流派分为儒家、道家、阴阳家、法家、名家、墨家、纵横家、杂家和农家。所谓的"九流"，就是指这九种学术流派。后世又有将小说家合入"九流"，共称为"十家"。先秦这些学术流派，或多或少影响到医药学领域，并成为当时医药文化的一大特色。

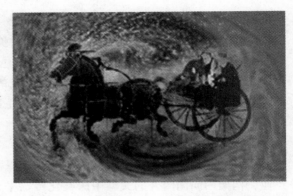

1. 儒家　孔、孟之书论医重在崇尚心性修养。《论语》对饮食调养和精神修炼颇有见解，主张"匹夫不可夺志"；《孟子》提倡"以民为本"，主张"养浩然之气"；《荀子》集诸家之大成，主张"制天命而用之"。

2. 道家　老庄学说重在养生。《老子》十分注重阴阳的和谐，主张"道法自然"；《庄子》对医理和养生的阐析尤详，主张"恬淡虚无"、"守神如一"；《列子》、《鹖冠子》中的医学思想也间可见焉。

3. 法家　韩、商理论涉医重在说理革新，故《韩非子》、《管子》、《慎子》、《商君书》涉医虽少而不乏新意。《商君书》指出"国之所以治者三：一曰法，二曰信，三曰权。法者，君臣之所共操也；信者，君臣之所共立也；权者，君之所独制也"。治国如此，治病之法亦然。《韩非子》谓"道者万物之始，是非之纪也。是以明君守始以知万物之源，治纪以知善败之端"。"天有大命，人有大命。夫香美脆味，厚酒肥肉，甘口而病形；曼理皓齿，说情而损精；故去甚去泰，身乃无害"。亦是论述治国与治身之理。《管子》道、法各半，养生、说理兼而有之。

4. 名家　名家以措辞诡辩著称，涉医或见于论自然、人事之字词间。惠施、公孙龙子为名家二巨子，今仅《公孙龙子》存诸于世。

5. 墨家　墨者主张兼爱，提倡勤生薄死，涉医重在论述生性事理。《墨子》谓"天必欲人之相爱相利，而不欲人之相恶相贼也"。"志不强者，智不达；言不信者，行不果；据财不能以分人者，不足与友；守道不笃、偏物不博、辨是非不察者，不足与友；雄而不修者，其后必惰；原浊者，流不清"。除《墨子》之外，宋钘、尹文也颇通医理。

6. 阴阳家　阴阳家自以阴阳数术称著于时，论医重在阐析医理与阴阳学说，邹衍是第一个将阴阳与五行合论之人。

7. 纵横家　纵横家倾心功名利禄，其涉医重在养身，苏秦、张仪之书殆已失传，唯二人之宗师所著同名之作《鬼谷子》今尚可见。

8. 兵家　兵家涉医思想重在谋变，对中医辨证之说尤有裨益。盖后世王好古之《医垒元戎》与张景岳之新、旧方"八阵"之类皆受益于兵家。今以《孙子兵法》之影响最著。

9. 农家　农家涉医重在饮食与药物之论，今先秦农家之书皆散见于诸子著作。

汉代王充的《论衡》是一部医学思想十分丰富的哲学著作，书中对天人相应、阴阳学说、养生方法和生理、病理都作了精辟的阐述。

魏晋南北朝的玄学，对医学产生了较大的影响。玄学这种哲学思潮主要是用老庄思想糅合儒家经义，以代替衰微的两汉经学。玄学家大都是所谓的逸士名人，他们以出身门第、容貌举止和虚无玄远的"清谈"相标榜，成为一时的学术风气。在魏晋的玄学家中，通晓医理者有嵇康、阮籍、王弼、郭象、张琪、陶渊明等人，他们以感叹人生短暂、渴望超脱世俗和散论养生原理为著述特点。与此同时，也出现了一些像傅玄、杨泉重自然之理、反对清谈之风的唯物思想家。杨泉在《物理论》中认为，"人含气而生，精尽而死……人死之后，无遗魂矣"。

宋代理学对中医的思想方法也有影响。宋代的理学家主要有周敦颐、邵雍、张载、程颢、程颐、朱熹和陆九渊等。他们著作中的哲学思想、心性之说和医学史料，促进了中医学术的发展。

明代的罗钦顺、王守仁等人继承和发展了理学思想，使理学在有明一代普遍深入到社会科学和自然科学的各个领域。理学的"理"、"太极"、"气"、"心"、"性"、精神修养和思想方法，与中医的关系均十分密切。其中的"心学"对中医学的影响有正反两个方面：一是提倡修身和主观思维辩证，对养生学和中医理论的哲学体系有一定影响；二是轻视分析研究和临床实践，对临床医学的发展产生消极的作用。

二、儒家文化

儒家是指以孔子为宗师的思想流派，主要是"祖述尧舜，效法文武"，崇尚"礼乐"和"仁义"，提倡"忠恕"和"中庸"之道，政治上主张"德治"和"仁政"，重视伦理道德教育。其主张礼治，强调传统的伦理关系。儒家思想对中医的影响并非是局部或片面的影响，而是全方位、多层次的影响，主要反映在以下几个方面：

1. 儒家思想促进了中医学核心价值观的形成　首先，儒家的中庸思想是中医学术体系的重要组成部分。从中医理论的构架来看，包含了儒、道、阴阳等诸家学说，但儒家中庸思想影响了中医学价值观和思维模式的形成。

"中"指不偏不倚，无过之无不及的状态或境界。"庸"有两义，一为"用"，一为"常"。中庸即用中，以中为常道。《论语·学而》："礼之用，和为贵。"因此，中庸又有中和之义。《礼记·中庸》："中也者，天下之大本也。和也者，天下之达道也。致中和，天地位焉，万物育焉。"

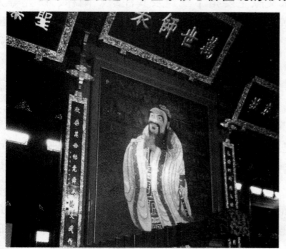

孔子被尊为"万世师表"

其次，儒家的"仁义"、"孝道"，提倡尊重他人，并注重自我修养。这些对中医伦理学、医学社会学和医疗行为规范都产生了积极的影响。"仁"是儒家道德修养的最高境界，以济世利天下为最高理想。中医具有治病、救人、济世之功德，故被称为"仁术"。这就要求医家不仅要具有精湛的医术，还要有广济博爱、清正廉洁、言行谨慎、不图酬报的优秀品德。

第三，儒家主张精学博览，学而不厌、诲人不倦是儒家的优良传统。这种思想影响到中医学领域，促使医家博极众长、精益求精、坚忍不拔，如张仲景、孙思邈、李时珍等医家用一生追求精深的医理和精湛的医术。

2. 儒家文化推动了中医学术的发展　儒家文化从以下三方面促进了中医学的发展：

一是促进中医学文献整理。古代中医的很多经典著作成书之后，由于战乱、断简、虫蚀和朝代更迭等诸多原因，从西晋开始就几近绝传，后经王叔和、王冰、掌禹锡、林亿、成无己等儒医的整理、校勘、编注，使之发扬光大、流传至今。因此，儒医是中医文献整理研究的中坚力量，在延续中医文化中发挥了巨大的作用。

二是推动中医学教育发展。纵观我国古代的医学教育制度，与儒家的教育体系有着密切的关系。在唐宋之后，儒家经典作为历代学子的启蒙教材，对人们的思想方法和思维模式产生了极其重大的影响。中医的太医院教育形式、带徒教育形式和习儒从医自学形式等，无不受到儒家文化的熏陶和影响。

三是丰富中医学理论体系。儒家思想对中医理论体系的形成和发展产生了巨大的影响。儒家的《周易》、《论语》、《礼记》中所提出的"阴阳"、"中庸"、"致用"观和整体观等，早已成为中医学的重要组成部分。

四是儒学使中医形成了独具特色的研究方法和思想方法。儒学重形象思维而轻抽象思维，促使中医从宏观的功能表现来认识人体，逐渐形成以天人相应、取类比象为基础，以整体观念、辨证施治为特征，具有浓厚人文哲学色彩的医学理论体系。

3. 儒家经典对中医学的影响　儒家文献主要指十三经及其注疏、阐释、研究等方面的著作，我们所说的"四书五经"等均取之于十三经。四书即《大学》、《中庸》（二书均为《礼记》之一篇）、《论语》、《孟子》，五经即《周易》、《尚书》、《诗经》、《周礼》、《春秋》（一般指《春秋左传》）。两宋以后，儒学经典被视为学子入门和封建科举必修、必考的文化课程，故封建时代的文化人是以儒学为主体。因此，凡习医者都或多或少地受到儒家文献的影响。

《周易》是中医基础理论的重要源泉。易为众经之首，医与易的关系至为密切。易为一部阐述自然哲学的经典著作，也是我国古代宇宙观和科学观的思想基础。周易中的天人相应、顺应自然、预防保健、疾病预测、身心健康等思想对后世中医学的发展产生了积极的影响。

《尚书》奠定了中医五行学术的思想基础。《尚书》又称《书经》，是我国古代最早的一部历史文献汇编。它载述了从尧舜至春秋这1800多年间的重要文献史料，对研究上古时期的政治、经济、文化和自然科学都具有很高的学术价值。该书确立了中医基础理论中的"五行"学说，如《尚书·周书·洪范》中说："五行：一曰水，二曰火，三曰木，四曰金，五曰土。水曰润下，火曰炎上，木曰曲直，金曰从革，土爰稼穑。润下作咸，炎上作苦，曲直作酸，从革作辛、作甘。"

三、佛教文化

佛教的创始人为古印度迦毗罗卫国（今尼泊尔境内）太子悉达多·乔达摩（即释迦牟尼，公元前565年至公元前485年）。汉哀帝元寿元年（公元前2年），佛教经西域传入中原。自此，佛教逐渐开始在中国广泛传播，成为对中国民众的思想意识很有影响的一门宗教。

佛教的基本教义有"四谛"、"八正道"、"五蕴"、"三学"、"十二因缘"等。佛教认为，人生"无常"，充满痛苦，只有信奉佛教，努力修行，才能彻底摆脱生死苦恼，进入"涅槃"境界；宇宙万物由"地、水、风、火"四大构成，"四大"不调，则百病丛生。佛学中的"五明"之学，"医方明"即是其一。《法华经》指出，佛是大医王，能医众生病。世间一切都是药，佛法能治身心病。

佛教的医学思想十分丰富，并在其弘法、行医过程中，形成了独具特色的医药学体系，我们称之为"佛教医学"。实际上，"佛教医学"的理论框架和临床诊疗体系很多都是在中国形成的，并成为中国传统医药学的重要组成部分。

僧侣弘扬佛法的最终目的是为达到"普度众生"、"自利利他"的宗教目的。他们为了扩大宗教的影响，行医济世不失为重要的手段和方法。另外，因寺院多建在穷乡僻壤之间，医药条件差，加之僧侣有时单独云游四方，出入贫山恶水之间，难免不染疾，所以为了自我保健的需要，促使他们通晓医理、采药施治。佛家提倡慈悲为怀、普度众生，主张自觉觉他、积德行善。在中国医学史上，佛教的道德风范对中医伦理学的形成和发展产生了积极的影响。

清代医家喻嘉言、程国彭等均为佛门的俗家弟子，他们亦将佛学思想和佛教的道德规范引入中医学领域。喻氏所著的《医门法律》，即以佛法和佛家的戒律来约束人们的道德行为，借以宣扬佛法、利济苍生。

四、道家与道教文化

道家学说是由春秋时期著名的哲学家、思想家老子创立的，其哲学思想主要反映在《老子》一书中。战国时期的庄子是继老子之后的又一位道家代表人物，他继承和发展了老子"道法自然"的哲学思想，认为"道"是万物之本源，提出调节呼吸、模仿动物锻炼的动静结合的养生方法。道教是产生于中国的一门宗教，在中国文化史上占有很重要的地位。它始自汉代之太平道与五斗米道，至六朝分衍成干君道、天师道和帛家道等流派。宋金以后，道教又分为丹鼎清修的北派与符箓斋醮的南派。前者又称炼养派，可分为紫阳派的南宗与全真道的北宗。后者又称符箓科教派，可分为龙虎、阁皂、茅山三宗。道教创立后，奉老子为教主，将《老子》尊称为《道德经》，成为道教的重要经典文献。但须注意的是，先秦道家与汉后形成的道教，两者切不可混作一谈。

古人云"医道同源"。道家学说对中医学理论的形成影响深远，道教则是与中医学关系最为密切的一门宗教，下面扼要介绍一下道家学说和道教对中医学的影响：

1. 老庄学说奠定了中医学术思想基础 道家和道教是对中医学发展影响最大的古代思想体系，中医的阴阳学说、养生学说、经络学说等在很大程度上都得益于此，道、太极、八卦、阴阳、五行、三宝（精、气、神）、九守、十三虚无等概念，早已成为中医学的重要组成部分。主要影响包括以下三方面：

一是《道德经》的宇宙观促成了中医学整体观思想的形成。

二是道家思想推动了中医学哲学的发展。老子认为，宇宙万物始终处于运动变化之中，道生一，一生二，二生三，三生万物。这些变化都是阴阳（矛盾）相互作用的结果。《黄帝内经》接受并运用了这一辩证法观点，将其用于观察自然变化、人体变化、病情变化等各个理论环节之中。矛盾对立双方在一定条件下也是可以相互转化的，老子称之为"物极则反"，《素问·阴阳应象大论》也指出："阳胜则热，阴胜则寒。重寒则热，重热则寒。"

三是老庄学说中的"精、气、神"等基本概念为中医学理论的形成奠定了重要的学术基础。庄子把"精"和"气"看做是构成万物的基本要素，万物的生成与毁灭，都是由于"气"的凝聚或消散的缘故。"神"（精神）是由体内的精气产生的。精气充沛，就愈聪明，愈有神采。

《黄帝内经》认为人的精、气、神是生命之本。"精"为生命的物质基础，来源于先天，依赖于后天饮食营养物质的不断滋生，以保障人体的发育和成长。"气"在《黄帝内经》中有两种含义：一种是指营养脏腑组织的精微物质，如水谷之气、呼吸之气等；另外一种是指人体脏腑组织的功能活动，如脏腑之气、经络之气等。人的生命的维持，全赖于气。"神"是人体生命活动现象的总称，包括神、魂、魄、意、志等内容。人体的精充则气足，气足则神全，神全则身体强健；反之，精亏则气虚，气虚则神疲，神疲则身体衰弱。

四是老庄的"气"论构成了中医理论的解释体系。在老子的气理一元论和庄子的"气化"论述的影响下，中医学形成了以"气"为核心的运气学说、脏腑学说、经络学说、气机升降学说、四气五味学说、气血津液学说等多种学说，并用"气"的概念来解释一系列人体生理病理问题，如：言自然界气候变化及其对人类、万物的影响，则有"五运六气"学说；言人体生理活动则把"气"当做生命本源，并用肾气的盛衰来阐述人体生、长、壮、老、死的生命过程；言疾病之外因，则有六气（风、寒、暑、湿、燥、火）的致病因素；言疾病之内因，则有"百病生于气也"（举痛论）的缘由；言病理，有"邪之所凑，其气必虚"，"邪气盛则实，精气夺则虚"（通评虚实论）之论；言病机，有"阳气者，大怒则形气绝，而血菀于上，使人薄厥"（生气通天论）之说；言诊断，应在"气血未乱"之时，"乃可诊有过之脉"（脉要精微论）；言治疗，尚须"气味合而服之，以补益精气"（脏气法时论）。

五是老庄学说的自然观和道教的修炼促成了中医养生学的形成。老子主张"道法自然"，强调恬淡虚无，保全真气，"致虚极，守静笃"。道教通过养神（精神修炼）、

中医

文化入学教育

上篇　走进校园

58

养气（呼吸胎息）、养形（形体锻炼）、服食（食养食治）等修炼，期望达到保全生命、延年益寿、得道成仙的目的。这些有益于身心健康的理念和修炼活动，为中医养生学提供了丰富的内容。

六是老庄学说直接影响了中医学"治未病"观念的形成。老子说："其安易持，其未兆易谋，其脆易泮，其微易散。为之于未有，治之于未乱。"显然他已认识到，本来细小的事情，发展下去会发生质的变化而成为大事；刚刚萌芽的问题容易解决，拖延下去会发生质的变化而成为难办的事。《黄帝内经》接受了这种观念，将老子的辩证法思想与医学临床实践相结合，形成了"治未病"的观念，如《素问·四气调神大论》中指出："是故圣人不治已病治未病，不治已乱治未乱。"在未病之前，要重视预防；已病之后，要及早治疗，以防止病情恶化。

2. 道家与道教对医学方面的负面影响　道家和道教思想对中医学发展的负面影响主要有两个方面：

（1）**逃避现实**　道家和道教思想十分重视人和自然的关系，但对人与人的关系、人与社会的关系太过淡漠，以致出现《老子·八十章》中所描述的情形："鸡犬之声相闻，民至老死，不相往来。"由于过分强调个性的放纵，独来独往、放荡不羁，没有将个体置于社会的群体之中，在不同程度上阻碍了医学的交流、发展和创新。

（2）**误导养生**　道教的"炼丹术"，促进了制药化学的发展，被英国著名的中国科技史专家李约瑟教授认为是制药化学的始端。受到炼丹术的影响，丹剂在临床上也得到广泛使用，如紫雪丹、至宝丹、养心丹和甘露消毒丹等。

然而，炼丹和服食却存在着很大的流弊。历代许多帝王和士大夫笃好灵丹妙药，以求长生不老。像秦皇汉武、唐宗宋祖这样叱咤风云的历史人物，最后仍不免被丹药所迷惑。秦皇、汉武恋丹药而亡。服食之风盛行于六朝，由于长期服食"寒食散"、"五食散"之类的丹散之药，使人热贯血脉、性情孤傲怪僻，文人曰可以使思绪飘逸、忘怀得失。据传，当时的名人如嵇康、阮籍、王羲之、陶渊明、顾恺之等均有服食之癖。服食造成的直接后果是，小则疥疮遍体、痈疽发背，重则热闭身亡。

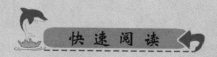

快速阅读

一、中国古代语言文学艺术中的中医

在中国历史上，艺术像一枝瑰丽的奇葩，镶嵌在民族文化的百花丛中。中医学作为中华民族沿袭了数千年之久的文化传统，在漫长的发展岁月中，自觉或不自觉地受到了艺术的熏陶和渗透，从而在杏园娇艳中透析出中国古典艺术的璀璨光彩。在中国古代语言文学艺术的和谐韵律中，熔炼出中医学的不朽音符，闪烁着华夏儿女聪明和智慧的火花。

1. 语言与中医

（1）与中医有关的成语　　成语是汉语词汇中一部分定型的词组或短句，有很多成语与中医的历史或典故有关，因此这部分成语我们称其为中医成语。中医成语历经千百年，代代相传，如痛心疾首、心平气和、病入膏肓、防微杜渐等，下面选介几个：

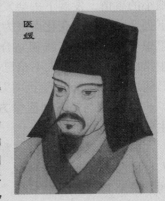

①病入膏肓：春秋时期，晋国的国君一天做了个梦。梦里一个披着长长的头发的大厉鬼非常生气，他愤怒地边向上跳着，边捶着胸脯，对晋君说："你杀了我的子孙，你不讲仁义，天帝已经准许我前来与你讨债。"晋君害怕地不停后退，厉鬼紧紧相逼。第二天，晋君召来巫者占卜，巫者释梦后断言他吃不到新麦子了，恐怕命将不久。噩梦和预言都折磨着晋君，他终于病了，病得越来越重。秦国国君得知晋君病重，就派了名医医缓去为他诊治。

医缓还在路上，晋君又做了个梦。在他的梦里疾病化作了两个小孩子，其中一个担心地说："医缓可是名医，他会伤害我们的，怎么办呢？"另一个小孩很镇静："有什么关系呢？我们躲到膏之下、肓之上，就是再高明的医生又能拿我们怎么样呢？"不久，医缓到了晋国。他诊断晋君的病已经到了膏肓之间，针砭和汤剂都无济于事，药力无法到达那里。晋君从心底里佩服医缓是良医，给他准备了很多礼物送他回秦国。

注解《左传》的杜预说："肓，鬲也。心下为膏。"古代医家以心尖脂肪为膏，心脏与隔膜之间为肓，病入膏肓，便不可治。病入膏肓，这则成语还蕴涵着中医对疾病的深刻认识。中医认为疾病有一定的传变规律，春秋时期认为外感疾病如果不加治疗，或者治疗不当，就会从体表逐步深入身体的内部，治疗也应随着疾病的由浅入深而相应改变，如果病入膏肓，医生也就无力回天了。后来这则成语用来比喻事情到了无可挽回的地步。

②讳疾忌医：《韩非子·喻老》中记载了这样一个故事：一次，扁鹊见到蔡桓公，察得这位国君有病，疾病尚在皮肤腠理之间，医治不难，可桓公不以为然。后来扁鹊又曾多次提醒：病从皮肤腠理侵入肌肉、从肌肉侵入胃肠，并说疾病还会继续深入。然而，桓公是个自以为是的人，他的耳朵根本就听不进扁鹊的多次忠告，甚至还因为扁鹊的言语而生气。过了些天，扁鹊见到他一句话也没说就退避着跑开了。桓公不解，派人去问原因，扁鹊说国君的病已经深入骨髓了，针灸、烫熨都没有办法救治了。不久，桓公就命归黄泉。

这个故事同样说明疾病自外而内的传变规律，从中我们也能推测出扁鹊丰富的医学知

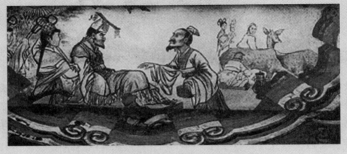

扁鹊预测蔡桓公的病情演变

识，他的眼睛就如同现代的 CT，人体内的疾病被其一览无余。这就是讳疾忌医这个成语的较早雏形。不能正视自己已患病的现实，不愿医治，最后就只有坐以待毙了。后来讳疾忌医这个成语被用来比喻怕人批评而掩饰自己的缺点和错误。

③对症下药：华佗生活在东汉时代，医术高超。府吏倪寻和李延都患头痛发热。华佗望色、诊脉后，认为倪寻应用泻下法治疗，而李延应该使用解表发散药。同病而异治，旁边的人不解。华佗解释说："倪寻的病是由于饮食过多引起的，病在内部，服泻药，将积滞泻去，病就会好；李延的病是受凉引起的，病在外部，吃解表药，风寒之邪随汗而去，头痛也就好了。"大家听了十分信服。倪寻和李延便回家服药，第二天两个人就都痊愈了。

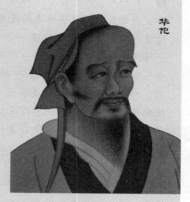

华佗

这个故事出自《三国志·魏书·华佗传》。人们根据这个故事，把华佗的治法称为"对症下药"，比喻针对客观实际情况采取相应办法，妥善处理问题。中医强调辨证治疗，症状虽一，但病因未必相同，故治法亦常有别。比如便秘，医生有的时候会开泻药，有的时候会开补药。那是因为如果便秘是由积食肠热引起的，那就像管道堵塞了一样，需要疏通；如果便秘是由气虚引起的，则需要补气，这就好比汽车，只有给足了油门，有了动力，才能飞速奔驰。

（2）妙趣横生的中医典故

①中医的代称寓意丰富

岐黄　这个名字源于中医经典《黄帝内经》。该书以黄帝与岐伯互相答问的形式探讨医理，黄帝、岐伯论说奠定了中医学的理论基础，所以就称中医为岐黄。黄帝和岐伯这种通过对话、问答、切磋来探讨深奥医理的交流形式，至今仍可用于中医的学术交流活动。

青囊　唐代诗人刘禹锡诗《闲坐忆乐天以诗问酒熟未》言："案头开缥帙，肘后检青囊。唯有达生理，应无治老方。"青囊，就是古代装书的大袋子。据说，华佗被曹操杀害前，曾将满满一青囊医书交给狱吏，惜此青囊后被焚毁。从此，青囊常指医书。后来，也有将中医称为青囊。孙思邈和傅青山都曾以"青囊"命名自己的医著。这个故事告诫有志于中医之士，唯有读万卷医书，方可做不惑良医。

杏林　三国时代名医董奉曾长期隐居庐山，他不仅医术高超，而且医德高尚。他在行医时从不索取酬金，而是让患者在山上种杏树，后来杏树遍布山野。杏子长熟后，董奉又将杏子变卖成粮食用来救济贫苦百姓。正是由于董奉行医济世的高尚品德，人们将中医称为"杏林"。这个故事警示医者不仅仅要追求精湛的医术，更要有高尚的医德。

悬壶　《后汉书》、《神仙传》中都记载着一位神奇的行医老翁。这老翁在一集市悬一壶诊病，他"药不二价"，"治病皆愈"。而到了罢市的时候，老翁总是跳入壶中。费长房很好奇，想随老翁一起进去看个究竟。酒饭过后，老翁带他同入葫芦中，见葫芦里有高楼大厦、甘肴玉酒。费长房于是拜老者为师，出师后行医时常背葫芦。从此，葫芦成了行医的标志，而"悬壶"代指医学。这个故事告诉我们，学习中医学要"一头栽将进去，以医为乐，以医为归宿，以医作为自己的唯一追求"。

②神农尝百草：神农，即炎帝，也是中国古代传说中的"太阳神"，是中国古代农耕和中药的发现者。中国人常说的"我们是炎黄的子孙"，这个"炎"就是指炎帝神农。在中国人的记忆中，神农在中医药方面的贡献更加让人难忘，"神农尝百草，日遇七十二毒，得茶而解之"的

故事更是一段美丽的传说。神农为了解除民众的病痛，自己亲自尝遍百草，想找到能治病的药物。有一天，他在尝了一种草叶后，感觉口干舌麻、头晕目眩，有些中毒的反应，于是他找了个地方休息，结果正好躺在一颗茶树下。一会儿，一阵风吹过，从树上掉下一些茶树叶，一股清鲜香气飘来，他好奇地捡了一片放在口中慢慢咀嚼，感觉这树叶的味道是苦涩中有些清香回甘。使他想不到的是，很快不舒服的中毒现象都消失了。从此，他就随身携带着茶叶，每当尝草遇毒时，便吃茶叶解毒。这就是中药最早的传奇式发现过程。

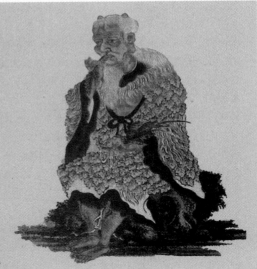

神农尝百草图

（3）中医术语与日常用语　我国是一个文明古国，中医文化在我国古代文化中占据着重要地位。中医术语与人们日常生活中所使用的语言有着什么关系呢？

中医术语也就是中医专业语言，是在日常用语基础上产生的。俗话说："人食五谷，谁能无病？"疾病与每个人都能亲密接触，这就决定了中医术语与日常用语一定相"近似"。所以"气"、"风"、"水"都是重要的中医术语，而这些词语与人们生活密切相关，又是日常用语的基础词汇。

"气"在通用语中，从古到今就指没有一定形状和体积的物质的一种形态，所以我们说不断向天上蒸腾的是"云气"，漂浮在我们周围的是"空气"。在中医里，"气"常指人体最初的构成基质，是生命的"元动力"，所以我们开玩笑的时候会说："我活着呢，还有气呢！"说别人死了，也可以说"没气了"。从这一点来看，生命的存在与否，就是"气"的有无。

人们生活在大自然中，周围的风吹草动、潮涌潮落、虎啸猿啼都影响着人的身体。外感疾病是我们祖先最先关注的疾病，所以先哲把疾病的一个重要原因归于"风"，故《内经》专列篇目论"风"，并且以风命名疾病，以风解说病因，也以风描摹症状，"风水"、"风头"、"头风"、"酒风"等都是中医术语这个大家庭里的重要成员。

另一方面，中医术语也在不断地渗透到日常用语中来。《素问》中说"皮肤不营，故为不仁"，"其肉不仁"，"不仁"是一个中医学用语，指"肢体肌肤麻木失去知觉而不知冷热痛痒的病症"。从东汉开始，这个词语就已进入日常用语。到了近代，麻木不仁这个词语用来比喻某人对外界事物反应迟钝，或感情呆滞。

2. 文字与中医　中医认为人体与自然界是一个密切相关的整体，自然界中流动的气体也会让身体不适，产生疾病，所以把疾病的成因之一归为"风"。风的繁体作"風"，从虫。古人认为那些导致疾病的风就像蛇一样恶毒，而因风导致的疾病可伴有麻木、水肿等，所以"风水"、"风痹"都是中医病名。秦汉时期，饮食卫生远不如今日，所以饮食的不洁使秦汉时期寄生虫病频发。肚子里的虫子让人们痛苦不堪，所以腹中虫病就叫"蛊"。"蛊"字小篆作🜹，从虫，像很多虫子盛于盆中。这个字形生动地说明了腹中虫病的特点，即数虫在腹中。由此可见，汉字的形体蕴涵着丰富的思想，记载着古人对世界的认识与看法。

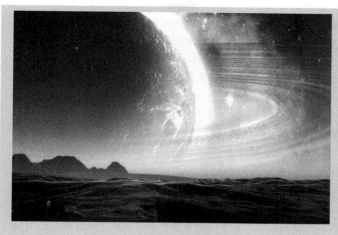

"医"字的繁体作"醫"。"醫"应该是一个后起的形声字，在《国语》和《汉书》等秦汉文献中，"醫"与"毉"同。"毉"与"醫"分别从巫、从酉。"醫"与"毉"两个字形，孰先孰后，难有定论。不过，根据这两个字形，我们可以一窥中医医史。

先说"毉"。《管子·权修》曰："上恃龟筮，好用巫医。"《说文解字》曰："古者，巫彭初作医。"远古时期，巫是智慧的化身。巫者往往还同时是王，是医。巫既掌管邦国政事，也充当沟通人间与天上的角色，同时还具有治病的职能。《周礼·大聚》曰："乡立巫医，具百药，以备疾灾。"反映了巫医在朝野普遍存在的情况。

再说"醫"。《说文解字》说："醫，治病工也。""醫"，从酉。"酉"在甲骨文中像一种酒器之形，这提示当时我国的酿酒技术已有之，并将酒作为药物应用到医事治疗中来，"医之性得酒而使"。

3. 中国古典文学中的中医 中国文学源远流长，诗以言志，文以达情，人们的现实生活往往在文学作品中有所体现。在中国文学长廊中我们可以看到中医的诞生与成长。传说中的三皇五帝们就多与中医有关，传说伏羲画八卦、制九针，神农尝百草、发明了中药，而黄帝则是中医学的理论始祖。《诗经》、《离骚》中记载有多种性味中药。在唐诗宋词中也易觅医药踪迹。直至现代，中医仍是文学家笔下的宠儿。在我国有文字记载的数千年历史长河中，诞生了一位又一位医文兼通的大家。

无论是代表现实主义文学风格的《诗经》，还是情感澎湃激扬的浪漫主义著作《离骚》，都记载着中药的采摘、使用以及疾病的种类与治疗等中医学内容。而此后的中国文学作品也常以中医内容入其中。

（1）**药入古诗** 屈原的《离骚》是我国文学史上最宏伟的一部自叙性抒情长诗。屈原的诗与中医相互交融，艺术与医药相通。现存的屈原诗作涉及

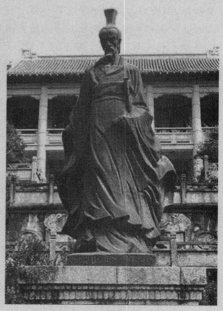

屈原雕像

植物类药物多达 50 多种。屈原诗情奔腾浩瀚，笔法昂扬激荡。诗中一些中药的形态、生长、采集，被描绘得栩栩如生。如"扈江离与辟芷兮，纫秋兰以为佩"，记载了江蓠、芷、兰三味中药，意为我披上了江蓠和辟芷，又联缀起秋兰作为佩饰，象征自己的美质和才能。"余既滋兰之九畹兮，又树蕙之百亩。畦留夷与揭车兮，杂杜衡与芳芷"，留夷、揭车、杜衡、芳芷都是中药

名，以大量种植芳草比喻自己曾积极广泛地推荐和培养人才。"朝饮木兰之坠露兮，夕餐秋菊之落英"，早晨饮喝木兰的露水，晚上餐食秋菊的花朵。早在战国时代，古人已认识木兰、秋菊等花草具有保健作用，并且也认识到了晨露相对洁净。

《诗经》汇有诗歌305篇，从不同角度反映了由公元前11世纪西周初期至春秋中叶的社会生活，也较广泛地记录了疾病、药物、治疗、保健等医学内容。《诗经》记录药物60余种，有植物药，如桐、柏等。有动物药，如鸿、蟾蜍等。有矿石药，如赭石、玉石等。

《诗经》对疾病有了广泛的认识。如《国风·卷耳》："陟彼崔嵬，我马虺隤；陟彼高冈，我马玄黄；陟彼砠矣，我马瘏矣；我仆痡矣，云何吁矣。""虺隤"言马患病，疲惫不堪；"玄黄"，马病极而变色；"瘏"，马病极重，不能前进；"痡"，人病极不能行走。《小雅·谷风》："哀哀父母，生我劳瘁，民之生，不如死之久矣。""瘁"，即忧劳致病。根据《诗经》记载，周代已大量用草药疗疾。如《周南·芣苢》："采采芣苢，薄言采之……采采芣苢，薄言襭襭之；采采芣苢，薄言襭之。"芣苢，即车前。诗歌描写了妇女采摘芣苢的繁忙景象，说明古人已用车前治疗疾病。《诗经》中还较详细地记录了公元前781年周幽王时期发生的一场大疫。《小雅·节南山之什》："天方荐瘥，丧乱弘多，民言无嘉，憯莫惩嗟……昊天不惠，降此大戾。"这场严重的灾疫给生民带来了莫大痛苦。

中药多为植物药，多数花卉都可入药，所以说药是花、花是药。孟浩然《同张明府碧溪赠答》："曲岛寻芳药，回潭折芰荷。"王建诗《人家看花》中写到："恨无闲地栽仙药，长傍人家看好花。"这些诗均证明花、药一体。司空曙《药园》诗："春园芳已遍，绿蔓杂红英。独有深山客，时来辨药名。"药园美景不逊花园春色。明代王士稹在《香祖笔记》中就曾说："药花入诗最新，如人参、枳壳，皆见唐人诗，连谯见杨太宰《梦山》诗。"

种药、采药、赠药，在古诗中都有反映。夏侯子婴《药圃》诗："绿叶红英遍，仙经自讨论。偶移岩畔菊，锄断白云根。"高山种药，白云为伴，种药人在诗人笔下耕耘于美景之中。采药诗应推贾岛的《寻隐者不遇》："松下问童子，言师采药去。只在此山中，云深不知处。"山高云深有好药，然艰险也自不待言。赠药诗在唐诗中常见，如段成式的《寄周繇求人参》和周繇的《以人参遗段成式》。段在诗中说："九茎仙草真难得，五叶灵根许惠无？"周诗说："人形上品传方志，我得真英自紫团。"写出了人参的形状特征和珍贵。苏轼有首《送门冬饮》："一枕清风值万钱，无人肯买北窗眠。开心暖胃门冬饮，知是东坡手自煎？"苏轼听说米芾发热，便亲自煎制麦门冬汤剂给他，可谓对友人情深义重。

(2) 中医解读"范进中举"　范进中举是《儒林外史》中的一段小故事，说的是范进中了举人后太过兴奋，竟变成了疯子，结果，范进最怕的老岳父狠狠打了他一个嘴巴，竟使范进的疯病不药而愈了。看罢故事人们或许会不解，范进缘何突然发疯，屠户一记耳光故神医？这还得从中医的五行学说谈起。中医认为五行配五脏：肝属木，心属火，脾属土，肺属金，肾属水。五脏与情志活动相关，即肝志为怒，心志为喜，脾志为思，肺志为悲，肾志为恐。怒伤肝，喜伤心，思伤脾，悲伤肺，恐伤肾。穷困潦倒的范进，对突如其来的喜事毫无思想准备，大喜伤了心志。而水能胜火，即恐能胜喜。所以当他受到老岳父突然恐吓之后，狂喜的兴奋状态因受抑制而恢复常态，疯病霍然而愈。

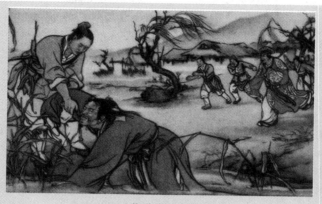

范进中举图

（3）医文双栖大文豪苏轼　宋代的大文豪苏轼，号东坡居士。他对诗词、文章、书画无不精通，文学成就为一代之冠，是唐宋八大家之一。他的词"大江东去，浪淘尽，千古风流人物"，豪迈奔放，雄视百代，成为中国文学史上豪放词派的代表。而苏轼可以说是一个"百科全书式"的人物。他在方药上也颇有研究，宋哲宗元祐五年，苏轼被调往杭州任知州，适逢瘟疫流行，很多医家方剂无效，苏轼即献出秘方"圣散子"医治患病群众，救治百姓无数。苏轼在医药方面肯于钻研，撰有《苏学士方》。后人把它与著名科学家沈括撰著的《良方》合编为《苏沈良方》，一直流传至今。

（4）《红楼梦》是本中医百科全书　曹雪芹的《红楼梦》包罗万象，生活中有的，小说中应有尽有。《红楼梦》中宝玉所生活的封建家庭，主子们往往不劳而食、四体不勤、五谷不分，自然多病，吃饭、看病也就成为生活的重要内容，所以书中人物，宝玉、黛玉、宝钗等没有一个能离了药，即便是吃，在贾府里也是极合医理的。

钦定四库全书
苏沈良法
提要
臣等谨案苏沈良方八卷宋沈括所集方书而後人又以苏轼之说附之者也考宋史艺文志有括灵苑方二十卷良方十卷而别出苏沈良方十五卷注云沈括苏轼所著陈振孙书录解题有苏沈良方十卷而无沈存中原书录解题有苏沈良方

《红楼梦》以贾府的日常生活为主要表现内容，衣食住行的描写占有很大篇幅。在红楼人物的日常饮食起居活动中，融合了大量的卫生保健和养生知识。例如第三回写贾府吃饭时，有"丫环执着拂尘漱盂巾帕"，"饭毕，各有小丫环用小茶盘捧上茶来"，第一道茶用来漱口，第二道才是喝的茶。书中多次写到以茶漱口。饭毕漱口，有益于口腔卫生、牙齿保健；用茶水漱口跟用清水相比又可以去除油腻；饭后喝茶，也有消食作用。

《红楼梦》很强调用食疗的方法来治病健身，第五十三回写道："这贾宅中的风俗秘法，无论上下，只一略有些伤风咳嗽，总以净饿为主，次则服药调养。"晴雯伤风，"净饿了两三日，又谨慎服药调治……便渐渐地好了"。第一百九回写贾母因多吃了些，胸口饱闷，鸳鸯要去告诉贾政，贾母不让，说："我饿一顿就好了，你们快别嚷。"

贾府里的人生病，也常用清淡的饮食如米汤、稀粥来调理，书中写到的粥有六七种之多，如"碧粳粥"、"枣儿熬的粳米粥"等。书中还写到了多种药食同用的保健食品，如合欢漫的酒、玫瑰露、茯苓霜等。

古人说过："不为良相，则为良医。"俗话也说："秀才学医，笼中捉鸡。"说明拥有坚实的中国传统文化方面的文、史、哲等知识，再学中医就是轻而易举的事情。如能像《黄帝内经》中要求医者的那样"上知天文，下晓地理，中悉人事"，则更能成为一位鸿儒大医。

4. 音乐与中医　中国的音乐艺术具有悠久的历史。在传统的琵琶、二胡、琴、竽、箫、笛、鼓、瑟等民族乐器中，不少在殷商时期就已有使用。在出土文物方面，商代的青铜编钟至今敲击仍是悠扬悦耳、怡神宽心。春秋战国时期，秦、楚等国均有乐队，以供君王助兴取悦和参与重大的庆典活动。汉代乐府，风靡于一时，至今尚有不少的歌词存世。到了唐代，唐玄宗时期的宫廷音乐发展到鼎盛阶段。此时，出现了像李龟年这样著名的作曲家和像《霓裳羽衣曲》之类的著名舞曲。敦煌卷子中的几十首古典曲调，即是唐代音乐创作繁荣的见证。我国古典音乐有很多成分是受到了道家音乐的影响，而形成缠绵柔和、节奏轻松的曲调，使人听后仿佛置身于山水之间，被那淡雅的乐章所陶醉。如《高山流水》、《二泉映月》、《春江花月夜》等都是这种风格。此外，佛教的音乐也给中国传统音乐增添了新的元素。从中国古典音乐可以看出，古典乐章对陶冶情趣和养生养心均有一定的益处。

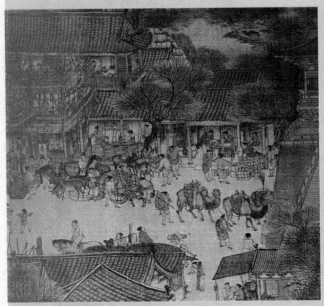

《清明上河图》（局部）

5. 绘画与中医　从7000多年前的史前石壁画到清代西洋画的传入，中国的绘画艺术经历了一个十分漫长的发展过程。唐代以前，除了石壁刻与碑刻作品外，鲜有卷轴纸板画存世。现存的绘画珍品，一般都是唐代以后的作品。

谈到碑刻画，当首推山东任城境内的汉代武氏家族墓群的石像画，至今已有1800多年的历史。武氏家族墓群现有画像石44块，其中绘有中医学传说8方、卫生习俗6方。如绘有生翼扁鹊用针和除害灭蛇等画。在西安的碑林中，还可见及晋代的石刻像，于中医学也有所涉及。

北宋名画家张择端的巨幅长画《清明上河图》，是在我国古代绘画史上占有举足轻重地位的作品。该图展现出了京都汴梁的繁华景象。作者取材极广，把当时各行各业、千景万象尽收画中。画面上有3处诊所，分别挂着"专治小儿科"、"小儿科"、"专门接骨"等招牌，并有病人求医诊治的场面。此外，画面中还有药堂1处，匾书"本堂法制应症煎剂"。元、明、清时期，山水、花鸟画十分繁荣，在数量、质量和艺术上都明显优于人物画。宋代以后的著名山水、花鸟画家主要有：郭熙、米芾、文同、黄公望、王冕、道济和郑燮。我国古代的山水、花鸟画，在很大程度上反映出幽雅、纯净的心境，描绘之、观赏之，对开脱郁结和修身养性都很有益处。古往今来，以药草和药用动物作为绘画对象的，可谓不胜枚举。我们历代书目所著录的本草图谱，与绘画艺术都有密切的关系。不少的画册图谱，也常以药草为写心之物。

6. 书法与中医　夏之象形符号，殷商之甲骨文，西周之钟鼎、石鼓、古籀文，秦之大、小篆，汉之隶、楷等，无不具有艺术特征。到了魏晋时期，钟繇、王羲之、王献之的书法艺术已达到相当高的水平。至唐宋，书法名家辈出，如虞世南、欧阳询、褚遂良、张旭、怀素、颜真卿、柳公权等都是书法史上的杰出代表。元、明、清各代均有书法名家产生。由于练书法必须静心、凝神、用意，故历代书法家多长寿。古人练书法大有写一字而动全身之功，只有集全身精气于握笔运腕之中，才能使墨迹有神有气。从养生学的角度来说，排除异念、专心写字也是一种养生的好方法。

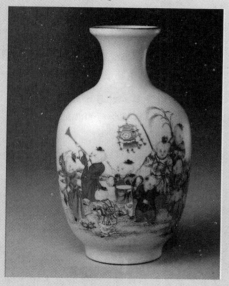

7. 陶瓷艺术与中医　举世闻名的秦兵马俑，是我国古代艺术的珍品。每个陶俑仿如真人，千姿百态、栩栩如生，人物的体态造型和表情刻画达到了炉火纯青的地步。在陶瓷的使用方面，早在新石器时代，就开始将陶具用于盛存食物。到了唐代，瓷器异军突起，并在日常生活中逐步取代了陶器。从这里不难看出，陶瓷器具的使用在我国具有悠久的历史。陶器贮药，置久而不易变质；陶器煎药，不会发生任何化学反应，其好处明显优于钢、铁等各类器皿。在日常生活中，陶瓷的运用也十分广泛，饭碗和盛容食物的器具多数是陶瓷制品，其优点是容易洗刷和不易沾污，对饮食、食品卫生大有裨益。陶瓷还是制作花瓶和各类装饰品的佼佼者，对美化庭院环境和陶冶心境均有不可低估的作用。唐代制瓷工艺十分兴盛，《景德镇陶录》："陶窑，唐初器也。土惟白壤，体稍薄，色素润……唐武德中，镇民陶玉者，载瓷入关中，称为假玉器，且贡于朝，于是昌南镇瓷名天下"；"寿窑、洪州窑、越窑、鼎窑、婺窑、岳窑、蜀窑，均唐代所烧造"。

8. 建筑风格与中医　我国幅员辽阔，东西南北的气候差异万千。因此，表现在建筑风格上也有明显的地方特色。北方重在防风御寒，屋小而结实；南方重在防暑避潮，建筑宽敞而凉爽；至于游牧之帐篷、渔民之船家、傣民之竹楼等，更是名目繁多、习俗趣异。从总体上讲，宫廷官府、庙宇道观、民居住宅等都有自己的建筑风格，这是由于受到政治、文化、经济条件和生活习惯的影响而形成的。不同等级、不同阶层的人都有自己的用房和住宅要求。宫台楼阁，挑檐拱顶、线条对称、明畅舒适、夏凉冬暖。庙宇道观，坐落舒旷、层接次续、四位流通。民居住宅，重在实用，避风、防寒、防潮、防暑等乃设计之要求。杰构华庭，皆为栖身而设，与人体的健康关系至为密切。因此，建筑风格对人类养生保健所起重要作用不容忽视。

二、中国古典文学常识

中国古代的文学体裁十分丰富，除了我们非常熟悉的诗、词、曲、赋、散文、杂剧、传奇、演义、游记、杂记之外，还有骈文、原、辩、说、论、诏、旨、铭、奏议、序跋、赠序、祭文、书信等文学表达形式。因此，我们在熟读诗经、楚辞、汉赋、唐诗、宋词、元曲、元明杂剧、明清小说之外，还应关注其他体裁的文学作品，如骈文、序跋、赠序、祭文、墓志铭等大量的其他文体，其内涵和寓意都相当丰富，是中国古典文学不可或缺的重要组成部分。

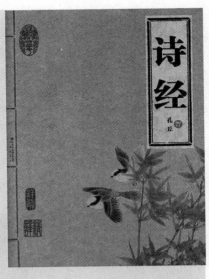

诗经 中国古代诗歌的起源，一般认为是以原始歌谣的产生为标志。《诗经》是我国古代诗歌体裁形成与发展的第一个高峰。《诗经》是我国第一部诗歌总集，共收入自西周初期（公元前 11 世纪）至春秋中叶（公元前 6 世纪）约 500 余年间的诗歌 305 篇，最初称《诗》，因为汉代儒家学者把它奉为经典，于是叫做《诗经》。在《诗经》中，载录了 291 种可以入药的上古本草名称。

如果说《诗经》是先秦劳动人民集体智慧的结晶，那么楚辞则是作家自觉创作的开始。以屈原为代表的楚国文人，为我们留下了了灿烂的文学作品。屈原的诗篇，也喜欢大量铺陈华美的、色泽艳丽的辞藻。在屈原的作品中，涉及药物学的诗歌有 19 首，仅植物药物就达 50 种，重复出现过 238 次，约 190 句之多。这些本草植物，以芳香辛燥者居多，如芷、桂、椒、江蓠、秋兰、杜衡、泽兰等。在上述的药草中，写到泽兰的有 25 处，写到白芷的有 11 处，写到桂的有 10 处，写到椒的有 9 处，其他如佩兰、荷叶、薜荔、芙蓉等在文中出现的次数也较多。

汉代乐府 继《诗经》和楚辞之后，汉代的乐府诗又为古代诗歌史增添了亮丽的一笔。汉代文学的主流是文人创作，文人创作的主流是辞赋。乐府民歌作为民间的创作，是非主流的存在。它与文人文学虽有一致的地方，但更多不一致之处。这种非主流的民间创作，以其强大的生命力逐渐影响了文人的创作，最终促使诗歌蓬勃兴起，取代了辞赋对文坛的统治。相比之下，汉乐府诗歌有以下特点：具有浓厚的生活气息，尤其是第一次具体而深入地反映了社会下层民众日常生活的艰难与痛苦；奠定了中国古代叙事诗的基础；表现了激烈而直露的感情；不少作品表现了对生命短促、人生无常的悲哀；表现了生动活泼的想象力。

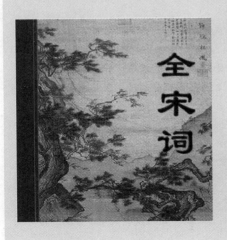

唐诗 唐代是中国诗歌创作达到最高峰，也是诗歌体裁形成和完善的时期。这一时期形成了以律诗、绝句为代表的"近体诗"和以歌行体为代表的"古体诗"。唐诗的另一种重要形式是歌行体。包括五言歌行、七言歌行、杂言歌行。《全唐诗》由彭定求、杨中讷等 10 人奉康熙敕令修纂，成书于康熙四十五年十月，全书 900 卷，收诗 48900 余首，其中涉及医药学内容的诗词 997 首，作者（有名姓者）145 人。

宋词 词和曲是唐以后文学形式的发展，是诗歌发展的重要组成部分。它们的关系是：词由乐府演变而来，又演变成曲。词的形成在唐代，兴盛则在宋代。词这一新兴文学体裁，经过晚唐五代以来许多文人的努力，在题材和语言风格上，大体形成了一定的格局。

《全宋词》由近人唐圭璋纂辑。全书收词19900余首，残篇530余首，词人多达1330余家。这些词作中涉及医药养生者共有258首，词人29家。同时，宋诗中也有大量的医药保健作品。

元曲 元代散曲与词体制最接近，都属于有固定格律的长短句形式。据王国维统计，元曲曲牌出于唐宋词牌的有75种之多。《全元散曲》为近人隋树森辑成。书中辑得元人小令3853首，套数477套，残曲不计入内，有名姓可考的作者213人。在这部散曲中，蕴藏的中医学养生内容颇多，共计作者达34人，小令141首，套数13套，残曲1首。

散文 中国古代散文的开端应首推先秦历史散文和诸子散文。《史记》是散文体裁的一次变革。

小说 真正的小说诞生于魏晋时期。小说的高峰在元、明、清三朝，其代表是四大名著的出现和文言短篇小说的成熟。《三国演义》、《水浒传》、《红楼梦》、《西游记》代表着中国古代小说甚至是整个文学史的制高点，至此，长篇章回体小说的模式基本形成。

赋 赋是我国古代的一种文体，讲求文采、韵律，兼具诗歌和散文的性质。其特点是"铺采摛文，体物写志"，侧重于写景，借景抒情。最早出现于诸子散文中，叫"短赋"；以屈原为代表的"骚体"是诗向赋的过渡，叫"骚赋"；汉代正式确立了赋的体例，称为"辞赋"；魏晋以后，日益向骈文方向发展，叫做"骈赋"；唐代又由骈体转入律体叫"律赋"；宋代以散文形式写赋，称为"文赋"。著名的赋有：杜牧的《阿房宫赋》、欧阳修的《秋声赋》、苏轼的《前赤壁赋》等。

骈文 这种文体起源于汉魏，形成于南北朝，盛行于隋唐。其以四字六字相间定句，世称"四六文"。骈文由于迁就句式，堆砌辞藻，往往影响内容表达，韩、柳提倡古文运动之后，骈文渐衰。著名的有南朝梁吴均所写《与朱元思书》。

原 推究本源的意思，是古代的一种议论文体。这种文体是对某种理论、主张、政治制度或社会习俗，从根本上进行考察、探讨，理论性较强。如韩愈的《原毁》、黄宗羲的《原君》。

辩 "辩"即辨是非、别真伪，这种文体的特点是批驳一个错误论点，或辨析某些事实。如韩愈的《讳辩》、柳宗元的《桐叶封弟辩》。

说 古代议论说明一类文章的总称。它与"论"无大异，所以后来统称说理辨析之文为论说文。《文章辨体序说》："说者，释也，解释义理而以己意述之也。"我们学过的这种体裁的文章有《师说》、《马说》、《少年中国说》、《捕蛇者说》、《黄生借书说》。

论 论是一种论文文体，按《韵术》："论者，议也。"《昭明文选》中载："论有两体，一曰史论，乃忠臣于传末作议论，以断其人之善恶。如《史记》后的太史公曰……二曰政论，则学士大夫议论古今时世人物或评经史之言，正其谬误。"如《六国论》、《过秦论》等。

奏议 古代臣属进呈帝王的奏章的统称。它包括奏、议、疏、表、对策等。《文章有体序说》："七国以前，皆称上书，秦初改书曰奏。汉定礼议，是有四品：一曰章，以谢恩；二曰奏，以按劾；三曰表，以陈情；四曰议，以执议。"

序、跋 序也作"叙"或称"引"，有如今日的"引言"、"前言"，是说明书籍著述或出版意旨、编次体例和作者情况的文章。也可包括对作家作品的评论和对有关问题的研究阐发。"序"一般写在书籍或文章前面（也有列在后面的，如《史记·太史公自序》），列于书后的称为"跋"或"后序"。这类文章，按不同的内容分别属于说明文或议论文。说明编写目的、简介编写体例和内容的，属于说明文。对作者作品进行评论或对问题进行阐发的属于议论文。

赠序 古代送别各以诗文相赠，集而为之序的，称为赠序。如韩愈《送石处士序》："于是东都诸人士……遂名为歌诗六韵，遣愈为之序云。"其后凡是惜别赠言的文章，不附于诗帙也都叫赠序，内容多推重、赞许或勉励之辞。如我们学过的明代文学家宋濂的《送东阳马生序》。

铭　　古代刻在器物上用来警戒自己或者称述功德的文字叫"铭"。刻在牌上，放在书案右边用以自警的铭文叫"座右铭"。如刘禹锡的《陋室铭》。刻在石碑上，叙述死者生平，加以颂扬追思的，叫"墓志铭"。如韩愈的《柳子厚墓志铭》。

祭文　　在告祭死者或天地山川等神时所诵读的文章。体裁有韵文和散文两种。内容是追念死者生前的主要经历，颂扬他的主要品德和业绩，寄托哀思，激励生者。如袁枚的《祭妹文》。

杂记　　包括：①山川、景物、人事杂记。如《小石潭记》、《登泰山记》。②笔记文。以记事为主，它的特点是篇幅短小，长的千字左右；内容丰富，五花八门，有历史掌故、遗闻逸事、文艺随笔、人物短论、科学小说、文字考证、读书杂记等。《世说新语》、《梦溪笔谈》就是这种文体。

游记　　游记是描写旅行见闻的一种散文形式。游记的取材范围极广，可以描绘名山大川的秀丽瑰奇，可以记录风土人情的诡异阜盛，可以反映一人一家的日常生活面貌，也可以记下一国的重大事件，并表达作者的思想感情。文笔轻松，描写生动，记述翔实，给人以丰富的社会知识和美的感受。游记有带议论色彩的，如《岳阳楼记》、《游褒禅山记》；有带科学色彩的，如郦道元的《三峡》；有带抒情色彩的，如柳宗元的《小石潭记》。

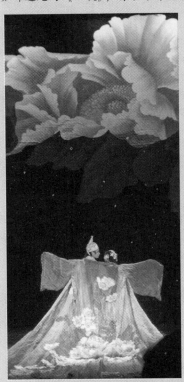

舞台剧《牡丹亭》剧照

民间故事　　群众口头创作口头流传，经过很多人不断地修改加工而形成的文学形式。民间故事的特点：故事性强，情节生动；口语化，朴素明快；想象奇特丰富；常用夸张、比喻，艺术感染力强。内容上它来自民间，反映的多是民间生活。有的民间故事常有神话式的幻想情节，充满神奇色彩。例如《牛郎织女》等。

寓言　　是带有劝谕或讽谏性的故事。"寓"是"寄托"的意思。寓言，通常是把深刻的道理寄于简单的故事之中，借此喻彼，借小喻大，借古喻今，惯于运用拟人的手法，语言简洁锋利。我国春秋战国时代寓言盛行，《庄子》、《韩非子》等著作中有不少寓言，如《郑人买履》（《韩非子》）、《鹬蚌相争》（《战国策》）、《刻舟求剑》（《吕氏春秋》）。

传说　　长期在民间流传而形成的，带有某种传奇色彩和幻想成分的历史人物、历史事件或自然物貌的故事。

传奇　　小说体裁之一，以其情节奇特、神奇，故名。一般用以指唐、宋人用文言所写的短篇小说。如《柳毅传》、《南柯太守传》等。又因为"传奇"多为后代的说唱和戏剧所取材，故宋元戏文、元人杂剧、明清戏曲也有称为"传奇"的。如明代戏曲作家汤显祖的《还魂记》（即《牡丹亭》），清初孔尚任的传奇剧本《桃花扇》。

走 进 教 室

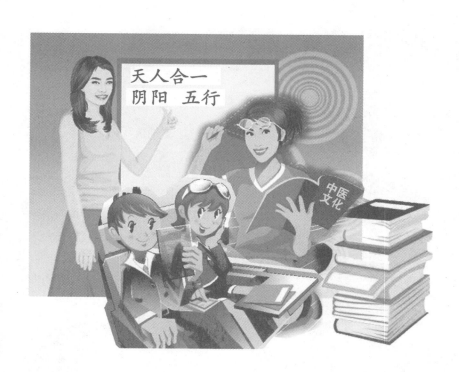

第四章 中医让我们换个角度看世界
——人类文化创造了两大各具特色的认知体系

世界文化的种类很多，如果要细分可能会分出几百种，甚至几千种，但一般认为大致可分为希腊－罗马文化、印度文化、阿拉伯－伊斯兰文化和中国文化等四大体系。如果要再进一步区分则可分为东、西方两大类文化：

1. 西方文化体系　由希腊－罗马文化延续发展而成。

2. 东方文化体系　由印度、阿拉伯－伊斯兰和中国等文化体系合并而成。

下面我们从一些具体的实例来看看东西方文化有什么不同。

第一节　从实例看东西方文化的差异

一、生活方式上的差异

东西方在认知上的差异，与不同国家不同民族所生活的地域、环境、文化、习俗、语言文字等因素密切相关。中国传统礼仪所主张的"君君臣臣父父子子"的关系，也反映了要将每一个个体的人，置身于早已确定的社会关系中，而不是以个体的存在为首要的选择，这种社会地位从大至小、从上至下的确定方式，也在潜意识中固化了中国人的整体论思维方式。

英文信封的书写顺序是姓名、街道门牌号、城市、省、国家，这反映了西方人注重个体的文化传统；中国人写信封的顺序则是国家、省、城市、街道门牌号、姓名，这反映了中国人注重的是个体所生存的背景关系，突出了从大到小的宏观整体性。

西方人的住宅注重卧室、浴室等个人空间的私密性，即使家人也不能随便进入或使用。很多西方小孩在出生后都是独处一室，从小就注意培养他们的独立性，长大以后他们就不会过分依赖家庭或社会，独立生存能力很强。父母对小孩不能干涉和支配。中国人的住宅即使很宽敞，小孩也可能与父母住在一间卧室中。中国小孩

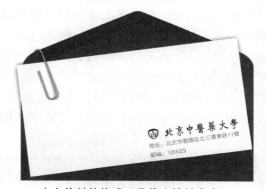

中文信封的格式：发信人地址在右下

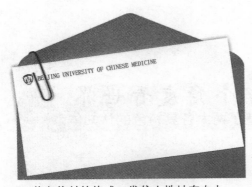

英文信封的格式：发信人地址在左上

都是在父母温暖的怀抱中长大的，有些已经几岁了还与父母同床而睡，在家里得到父母、祖父母的过多宠爱，因此对家族从小就有一种依赖感，长大后又会努力寻求对生存环境、群体和社会的依赖或认同。父母有权处理小孩的一切事情，包括考大学填报志愿都可由父母全部包办。

西方人吃东西也强调理性原则，首先注重的是营养搭配，讲究维生素、蛋白质、热量等的科学摄入量，而不强调口味，所以很多食物都被粉碎了，就像原料一样。即使有些搭配，也是肉是肉，蔬菜是蔬菜，各在一方。中国人首先关注的是色、香、味等口感，并不在意营养是否搭配合理，甚至为了追求美味，可以牺牲营养。特别注意将不同食物在烹调制作过程中进行有机调和，其目的还是追求美味。

中国人的一个生存原则就是不要太张扬，也不要锋芒毕露，尽量"明哲保身"，所以要"夹着尾巴做人"。有两句老话"人怕出名猪怕壮"和"枪打出头鸟"就十分形象地代表了这种压抑个性的心态。而西方则鼓励"标新立异"，主张追求个性、张扬个性，如一些西方人追求新奇的穿着打扮，在东方人来看就是奇装异服，而西方人并不为奇，反而认为这是一种正常的状态。

中国人在战场上有一个铁的观念，就是"人在阵地在，人与阵地共存亡"，如果投降后活着回来也没面子了，与死无异。这说明中国人注重维护国家或集体的荣誉。而西方人则视生命为第一重要，允许在最后放弃抵抗，即使成为战俘，只要能够生还也视其为英雄。

有人曾做过一个调查，让中国人、德国人、美国人分别按自己的关注度对"情"、"理"、"法"进行排序：中国人的排法是情、理、法；德国人的排法是理、法、情；美国人的排法是法、理、情。

还有一个有趣的事：一个德国人、一个日本人、一个中国人，坐在一个有四个位子的火车包厢里，后来又上来一位端着鱼缸的法国人，他坐在了空着的座位上。大家闲着没事儿，就盯着这鱼缸中的鱼，这是一条大家以前没有见过的鱼。于是，德国人就问法国人，"请问这鱼叫什么名儿？在生物学上属于哪一类属？有没有科学研究的价值？"日本人接着问："请问这个鱼我们日本能不能引进？日本的气候和水质适不适合它生长？"而中国人则问了句很实在的话："这个鱼用哪种烹调方法做出来更好吃？"从这三种不同角度的提问，生动地反映了不同国家的人对同一事物的认识，有着明显不同的兴趣点，这就是文化的差异。

意义：无论从大到小、还是从小到大进行问题的处理，只要能够满足实际应用的需要即可。东西方有很多使用习惯上的不同，甚至还有不少不符合逻辑的"约定俗成"，所以不存在对不对、合不合理的问题，由此可使我们深刻地感受到东西方文化的差异。

二、认知思维上的差异

1. 牛、鸡、草怎样分类 20世纪70年代现代脑科学研究取得了一个重要成果，就是认识到左右大脑具有不同的功能分工，左脑负责理性思维、逻辑思维，在识别以语音为基础的拼音文字中，显示出优势效应；右脑负责感性思维、直觉思维、创造性思维，主要侧重于对图形的识别，在识别以图形符号为基础的象形文字中，显示出优势效应。

美国国家科学院社会心理学院士尼斯贝特曾经做过一个有趣的测验：将牛、鸡、草的图片贴在一张纸上，让西方人和东方人分别根据自己的理解来将这三种东西分为两类。结果，多数西方人将牛和鸡划分成一类，多数东方人将牛和草划分成一类。

尼斯贝特实验
关于认知方式的有趣测试

多数西方人　　多数东方人

注重范畴分类 ｜ 注重关系、背景环境

意义：

①西方人偏重于左脑思维，对事物范畴的分类更关注，所以将同属于动物的牛和鸡分在一类。

②东方人偏重于右脑思维，对事物的关系、相关性和背景更感兴趣，所以将有密切关联的牛与草分在一类。

2. 寻找内因还是外因 1991年11月1日下午3点半左右，艾奥瓦大学的中国留学生卢刚进入正在开学术会议的物理系大楼309室，拔出左轮手枪首先射击他的博士研究生导师戈尔咨教授，然后又朝他的导师助理史密斯副教授身上开了两枪。此时，在场的众人开始纷纷逃离现场，这时他又瞄准了中国留学生山林华博士，接连向山林华的脑部和胸膛连开数枪。随后，卢刚来到系主任办公室，一枪射杀了44岁的系主任尼克森。

随后，卢刚持枪离开物理系大楼到达生物系大楼，由一楼走到四楼，似乎在寻找一名女性目标（有目击者见他进入女厕所寻人），其间遇到师生多人，但卢刚并未开枪滥杀。在未找到射击目标之后，卢刚来到行政大楼，冲入一楼的校长办公室，向副校长安妮·克黎利前胸和太阳穴连开两枪，又朝办公室内的学生秘书茜尔森开了一枪。最后，卢刚来到203室，饮弹自尽。

1985年卢刚在北京大学物理系本科毕业后，进入美国艾奥瓦大学物理与天文学系攻读研究生，1991年获得博士学位。据说，卢刚因没有获得博士论文的最高奖学金，而是由山林华获得，为此曾提出过上诉，但他的意见没能被采纳，再加上找不到合适的工作，由此认为社会太不公道了。在走投无路的情况下，他决定对社会进行极端的报复，然后自杀。

美国媒体在报道这一事件时，表现出了两种截然不同的关注点。英文媒体主要对卢刚的个人品质和心理进行了推测，认为该事件是因他的性格险恶、脾气很坏、情绪不稳造成的。中文媒体则认为是由于没有得到奖学金、面临失业、竞争压力大等外部环境使其走向犯罪的。

意义： 对以上校园枪击案所表现出的两种分析态度，说明东西方文化存在着明显的差异和不同的认知思维方式：西方人注意从个体的内因寻找原因或动机；东方人则认为任何事情的发生与其所处的环境有很大关系，注意从外部去寻找引起变化的诱因。

三、语言文字表达上的差异

有专家对书写中文和英文时脑电波的变化进行了测试，结果发现，写英文时主要是左脑电波活跃，右脑基本没有明显的反应；而在写中文时，左右脑电波都有较为活跃的反应。这说明书写英文有助于左脑的锻炼，这可能就是西方人逻辑思维能力强的生理学基础；书写中文有助于右脑的锻炼，促进直觉思维的发展，这可能就是中国人的形象思维发达、善于直觉思维的生理基础。

中国字是在象形文字基础上形成的会意文字，注重用意会来把握意思。其造型基础多来源于宇宙间的有形之物，虽然随着文字的发展变化，中国字的外形在保留象形的基础上，也增加了一些符号化、抽象化的元素，但仍然以图形为主。书写中文字时右脑脑电波活跃，说明大脑在处理中国字时，除了将其作为一个抽象符号在左脑反应外，更重要的是还将其作为图像符号在右脑处理。

还有国外学者发现，西方婴儿学名词比学动词快，而东方婴儿则刚刚相反，学动词比学名词快，这说明西方人的遗传基因中已偏重于对事物进行范畴分类，东方人对事物的变化与关系则更为关注。

古希腊人认为"人应该具有辩论的能力，就如同武士不可缺少勇猛一样"。他们喜

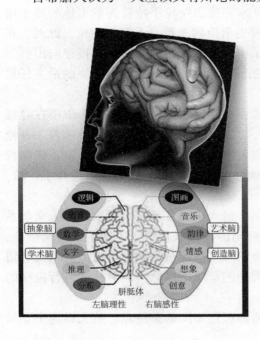

欢在很多公共场合进行辩论，甚至一个平民都可以向国王提出辩论挑战。这种公开的、公平的辩论，大大促进了概念的准确定义、逻辑的合理等语言学的发展。中国在古代虽然也出现过百家争鸣的时期，但这并非西方式的公开辩论，更多的是不同学术的展示，而且这种学术自由时期在整个中国历史上并不常见，还有一点就是中国式学问的表现方式有时候还是十分隐秘的，同时还必须考虑到对皇帝的忌讳问题。

古汉语具有很强的模糊性，需要从整体上研读才能把握其意。季羡林说："代表古代汉语的文言文，越古越简单，单音词越多。由于没有形态变化，一句之中，字与字的关系有时难以确定，可以有多种解释，灵活圆通，模糊性强。学习和理解这

种语言，不能靠语法分析，而主要靠语感，靠个人的悟性。可是语感这东西恍兮惚兮，不易得到，非长期诵读，难以得其门径……'五四'以后，白话文成了写文章的正统。一方面，由于语言内部发展规律的制约。另一方面，由于欧风东渐译书渐多的影响。虽然汉字仍然没有形态变化，但白话文中字与字之间的关系逐渐清楚起来，理解的灵活圆通性逐渐减少了。理解起来，靠语感的成分渐减，靠分析的成分渐增。"接着他又补充道，不管怎么说，"它的综合性依然存在，因而模糊性也就依然存在，多义性也依然存在"。

美国语言学家罗伯特·卡普兰认为，英语是直线型思维模式，俄语是曲折型思维模式，东方语言是螺旋型思维模式。这些不同的语言思维，反映在文章中就是：英语直截了当，一个段落通常以一个主题句开头，然后再对主题进行展开和深化；俄语通常包括一些看似离题的内容；东方语言的文章通常是以迂回的方式进行叙述，最容易导致重点不突出的毛病。

意义：东西方不同的语言文字、表述形式和交流方式，导致不同认知方式的形成。西方人偏重于左脑思维，东方人偏重于右脑思维。

四、绘画表现上的差异

中国的绘画艺术与西方美术不仅在绘画工具和绘画材料上有着明显的不同，而且在表现思想上也反映出明显的思维差异。

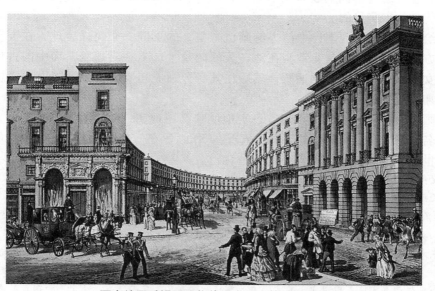

西方绘画重视画面物体近大远小的透视关系

西方的风景画非常注重透视效果的表现，强调的是焦点透视，近大远小，风景中物体的边线都要向远处的某一点聚集，这是典型的对现实景物的还原；中国的山水画采取的则是散点透视，或混合使用俯视、平视，甚至根本就不用透视的概念，可以将远处的物体画得比近处的还大，这样就可以让观众的视线不受限制地进行上下、左右、前后的移动。

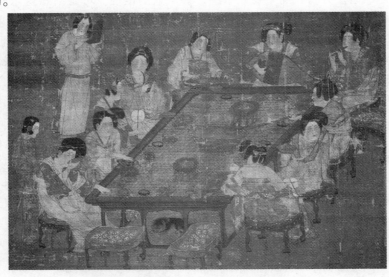

中国画不强调透视关系，而常形成多视角中心

在造型技巧上，中国画不像西画那样必须表现出物体的形状、明暗关系等细节，强调的是笔墨线条的韵味，这些线条不是简单地表现物体的轮廓，而是被赋予了感情、思想和意念，通过不同的线条去表现不同的韵律、节奏、意趣、气势、性格等，以达到写神传神的审美目的。

在绘画形象的表现上，中西方绘画也有很大的不同，如同样表现人在天空中的飞翔，西方绘画大师们都是非常实在地在天使的身上加上一对翅膀，而中国古代画家只需将仙女的衣服画得具有飘逸感，然后在其身旁画上几朵白云，就能让人"想象"出那种飞翔的效果。

西画强调对物体形象的再现，真实地反映客观现实；中国画则不求形似，齐白石的那句名言就代表了中国画的审美价值观："作画妙在似与不似之间，太似为媚俗，不似为欺世。"

意义：

①西画善于表现非常实在的物象，而中国画的艺术思想就是反对对现实的简单还原，强调要从"意"的角度去感悟现实，以此表现源于现实而又超越现实的意境、意象。有位西方专家总结说，当东西方人共同面对大自然风景时，东方人看到的是"森"，即森林；西方人看到的是"木"，即树木。这说明东方侧重于从现象的整体角度去反映问题，西方则侧重于对具体物事的还原和对局部的层层剖析。

②西画强调真实地表现现实，其实，有些事情太实在了，反而没有趣味了。中国画最有趣的就是那个"想象"，总能让你浮想联翩、流连忘返，这才是高明的艺术。

五、价值观上的差异

1. 母亲、妻子、孩子在危难中应先救谁 有一个要求男人必须回答的问题，就是母亲、妻子、孩子同时掉进河里了，他们三个都不会游泳，只有你一个男人会游泳。

在没有别人相助而且救援难度相同的情况下，你会先救谁？

据说有人曾经分别在各 500 位亚洲和美国职业经理人中进行过调查，结果美国职业经理人中有 65% 选择了先救小孩，35% 选择了先救妻子，没有人选择救母亲。他们认为母亲已经年老，已经生活过了，而小孩的生命才刚刚开始，应当给他们一个生存下去的机会。亚洲职业经理人中有 90% 选择了先救母亲，只有 10% 选择先救妻子或小孩。他们认为生命是母亲给的，也是母亲给他们养育成人的，应该回报母亲。如果没有了妻子和小孩，还可以再娶妻或再生子。

意义：这个调查反映了东西方非常明显的两种价值观，西方人重视生命的延续和未来，亚洲人更尊重生命的来源和过去的历史。

2. 塞翁的通达，田忌的灵活　我国战国时期有一个"塞翁失马，焉知非福"的古老故事，讲的是有一位叫塞翁的老人，他养了许多马，有一天丢失了一匹马，大家都来安慰他不必太着急，要多保重身体。塞翁却大笑说："没关系，丢了马不一定就不是福气。"结果没过多久，丢失的马不仅回家来了，还带回来一匹骏马。大家都来祝贺他，让他请客，但塞翁却没有表现出一点高兴的样子，还忧虑地说："白得一匹好马，这不一定就不是祸事。"大家认为他内心高兴，故意装得那样，不想请客。没过多久，塞翁的独生子骑上那匹骏马外出打猎，从马背上跌下来摔断了腿。大家又都来慰问。塞翁又说："没关系，摔伤了不一定就不是福气。"不久，外敌入侵，青年人都应征参战，且都战死疆场。塞翁的儿子因腿受伤而没有应征，结果保全了性命。

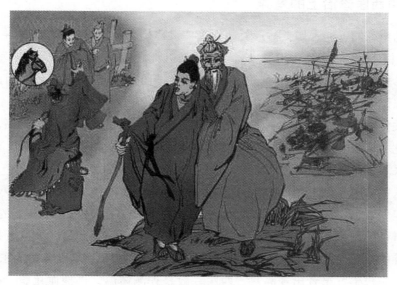

塞翁失马的故事

《史记》中讲了一个"田忌赛马"的故事，齐王要田忌和他赛马，规定每个人从自己的上、中、下三等马中各选一匹来比赛，田忌采取的办法是"用下等的劣马对对方的优马，用上等的优马对对方的中马，用中等的马对对方的劣马"，结果，在相同的实力条件下，他以三比二的结果胜了对方。

意义:"塞翁失马,焉知非福"和"田忌赛马"这两个故事都是典型的东方式思维影响下的价值取向,即在处事方式上都注重对整体和宏观变化方向的把握,特别注重事物之间关系的转化,并且非常善于利用这种变化,使自己保持良好的状态和优势地位。

3. 义利的轻重关系 中国外交官卢秋田讲过这样一个故事:1967年"文化大革命"时期,我在中国驻荷兰大使馆工作,使馆的重要任务之一就是散发《毛主席语录》,西方称其为中国的"圣经"或"小红书"。有一天,一位荷兰人来索要"小红书",我就送了一本给他,他说他已有一本。后来我看到了那位荷兰人的"小红书",这是一本与《毛主席语录》大小一样的小红书,但在封面上却写着"跟中国人做生意的秘诀"。该书一开始就讲,目前中国正在进行"文化大革命","文化大革命"就是政治高于一切,一切都是算政治账,不算经济账。因此,你如果要参加广交会,就要通过你的行为表明你是坚决拥护"文化大革命"的,这样你就能被列为广交会组委会里的国际友人。在跟中方谈判的时候,要戴上毛主席像章,手提包里要放毛主席语录,在拉开提包时要不露声色地把这本语录露出来,让中方的主人看到以后再把提包拉上……做好了这一切就能赢得中方的好感,生意也就好做了。

意义: 这个趣事生动地反映了西方人重利轻义的价值取舍,义和情对西方人来说并不是主要的,主要追求的还是利。一般来讲,东方人则更重义轻利,或义利兼顾。

六、中西医诊治上的差异

中医的望、闻、问、切,被形象地称为"11131",也就是"1双眼睛+1对鼻孔+1张嘴+3根手指头",再加上"1个大脑",几千年来都是如此。而西医的望、触、叩、听等诊察手段早已被不断涌进医院的五花八门的医疗设备所取代。因此,从某种程度上可以说中医与西医的较量,就是人与机器的较量。

西医关注对实体的器质性病理变化的检测和一些临床"数据"的收集,力求客观化、精确化和定量化,因此需要依赖CT、磁共振等现代医疗设备的帮助,对临床信息的处理则采取了严格的逻辑分析方式。这是典型的西方式思维。

而中医完全靠"人工作业"的方式,根据四诊所得的临床信息,用八纲、脏腑、经络以及卫气营血、三焦等临床诊断鉴别思维方式,将病情进行属性上的判断归类,从而得出辨证的结果,有时甚至还需要"用心"去"领悟",最后根据所得到的证型予以针对性的治疗,这个过程始终强调从整体角度认知疾病。这是典型的东方式思维。

比如,一位感冒患者出现高热,西医一般是先测体温,再抽血化验,必须得到体温和白细胞升高等检查数据后才能做出诊断和进行治疗。中医面对这样的病例,首先进行病性的判断,如果确认为外感风热病邪所致,还要再根据伴随的其他症状,判断热邪尚处于表卫阶段还是已经入里。在必要时还要考虑患者所处的环境、当时的季节和天气等因素。最后就可以进行"证型"的确定,也就是辨证,并据此提出治则、开出方药进行治疗。

广州中医药大学终身教授、国医大师邓铁涛从医学临床角度对中西医作了分析："西医是微观医学，从细胞到分子、基因……越来越细。中医学的理论与之相反，是宏观医学，把人（病人）放在天地之间去观察和研究。西医能治好病，中医也能治好病，按照上述真理的标准来看，中西医不是互相排斥，正好是互相补充，是既矛盾又统一的一对。微观与宏观相结合会创造出更高更好的理论与效果来。这是后现代科学的发展方向。"邓铁涛教授同时还以中医与西医联合治疗重症肌无力为例，作了深入的分析："……西医的微观研究相当深入，还能造出动物模型，发明了'新斯的明'，疗效迅速，泼尼松更是治此病（重症肌无力）的王牌药物，但都只能治标不能治本。胸腺摘除说是有特效，其实多数病例仍然复发。我们从宏观认识，重症肌无力是脾胃虚损、五脏相关的顽疾，采用升发脾阳、大补脾胃为主，兼治五脏。此病属虚损之证，故无症状之后仍须服药 2 年才可以根治。但当病人出现呼吸危象，不能饮食时，我们采用注射新斯的明治标，使之能口服中药与饮食，几天之后多能渡过危关。这就是宏观与微观相结合的例子。许多中医特别是青年中医不明此理，一接触西医的微观科学，反观中医的阴阳五行，便怀疑中医的科学性，便不好好地去读中医书。"

我们再以中医和西医不同的医学思想在治疗肿瘤时的不同临床态度作一比较：西医的医学理念贯彻了西方文化的"征服"、"对抗"理念，对待具有器质性病变的部位，一向主张"斩草除根"，能手术切除的都"一切了之"。现代高科技可以轻而易举地切除肿瘤器质性病变部位，但问题是手术并未能改变产生肿瘤的环境，因此很多患者术后又复发肿瘤。有时候手术反而促进了癌细胞的扩散，还有不少患者直接就死在手术台上。更为可怕的是，术后紧随着的化疗、放疗不仅会给患者带来新的肉体痛苦和心理变异，而且还会让本已体质虚弱的患者更是虚上加虚，抵抗力更加不足，更容易复发或新生肿瘤，这就给康复带来了更大的困难。中医的医学理念则充满了"和谐"的思想，主张以扶助自身的正气为主，祛邪化瘀为辅，甚至主张与肿瘤和谐相处，并尽量抑制肿瘤的扩展，以减轻或消除症状、提高生存质量为目的。现在西医也逐渐认识到了"带瘤生存"和提高生存质量的意义，这实际上是中医的"和谐共生"原则。

对此，北京中医药大学校长高思华教授也指出，中医和西医研究的都是生命和健康的规律，维护健康是医学的根本目的，在这点上没有本质区别，但是中医和西医研究的角度、思维模式、处理问题的一些方法却有很大区别——"西医更关注的是人得的病，而中医更关注的是得病的人"。西医的药物、手术或者其他手段的针对性都很强，就是要将那个"病变"去掉，而中医所有的治疗方法都是以人为本，考虑怎么将人的状态调整到最佳。比如常见的感冒，有的人感冒后发烧，有的人感冒后发冷，有的人感冒后发烧同时发冷，这是不同的表现，中医根据不同的表现用不同的药来治疗，这就是辨证施治。中医看病的一个基本理念，就是顺其自然，因势利导。西医则根据患者的细菌感染情况，用抗生素去杀灭细菌。

意义：

①中医重视对整体"病性"的判定，依靠医师的望、闻、问、切已能够应对常见的临床诊断问题。中医这种"司外揣内"的诊病方式是典型的东方式思维。西医关注对实体的"病理变化"和"数据"的收集，因此需要依赖医疗设备的帮助。西医盯住人体内检测到的数据变化而行事是典型的西方式思维。

②西医对付疾病的理念就是对抗，要么用药物杀伤，要么用手术切除。中医更倾向于调动自身的正气去祛除病邪，所以采取的是自然平和的方式。

可见，不同的文化必然会形成不同的医学思想、价值观、认知思维和行为方式，任何具体知识的产生都与其相应的文化背景密切相关。因此，如果要说中西医相争的背后有着更深层次的因素的话，这个因素就是文化。

第二节　东西方文化的比较

通过上面介绍的事例，已经从生活习惯、认知思维、语言文字、价值观等方面给同学们展示了东西方文化不一样的风采，也说明了东西方文化存在明显差异的客观现实。在此我们将重点讨论中国文化与西方文化体系的关系，并进行一些比较，这样可以加深对这两种不同文化的认识和理解。

我们常说学习科学知识是为了探索宇宙的奥秘，而大家平时可能只是将"宇宙"当做"大自然"的代名词来理解，其实这两个字具有两种完全不同的含义，代表着世界上最重要的两大概念，这就是时间和空间。"宇"代表的是空间，"宙"代表的是时间，如《淮南子·齐俗训》所说："往古今来谓之宙，四方上下谓之宇。"

从这个意义上理解，我们做任何研究都应考虑到时间和空间的问题，同时还要考虑到时间和空间的关系，只有这样才能更全面地认识世界，而不是割裂世界。但实际研究中却往往有所侧重，比如，西方文化强调从"物质空间"的角度认识世界，而中国文化则强调从"时间"的角度认识世界，这就形成了两类完全不同的认知方式。

1. 西方文化强调从"物质空间"的角度认识世界　由于空间是可分割的，西方人以此认为事物的构造是由部分构成整体，因此，可以将整体分解成部分来逐一认识；事物的运动是由物理、化学等低级运动组成高级运动，则可以将高级运动还原为低级运动来认识。这就导致其在方法论上更侧重于对物质"实体"的基础和结构的认识，对人为可控的状态进行分析和研究，由此形成了以物质"实体"为中心的追求客观实在的评价体系，这就是还原论产生的认知思维基础。

既然一切都是可以分割的，物我同样可以分离，主客体也就成为对立的二元关系。由此产生了"控制与征服自然"的观念。这些思想直接导致了今天世界上出现对大自然生态平衡破坏的后果，严重威胁着人类的生存。

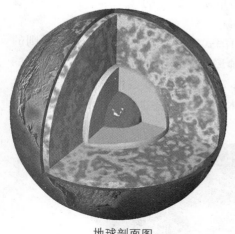

地球剖面图

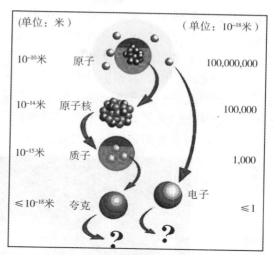

迄今科学界认识到的物质的最小构成

2. 中国文化强调从"时间"的角度认识世界 由于时间是不可分割的，中国人以此认为宇宙是一个对立统一的整体，处于不断的运动变化之中。因此，只能从宏观整体上动态地对客体所表现出来的各种"现象"、"形象"以及功能状态进行记录、描述和分析，并从关系背景上去分析理解，即对"象"的把握。体现在中国人的思维方式和学术研究方面就是特别强调整体性，认为宇宙是一个不可分割的有机整体，大宇宙包含着小宇宙，小宇宙融于大宇宙之中，万事万物之间存在着相互联系、相互协调、相互制约的关系，以保持生存发展的可持续性和资源的共享性。这就是整体论产生的认知思维基础。

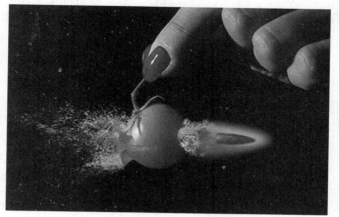

子弹击穿鸡蛋的一瞬间

既然一切都是不可以随便分割的，物我同样不能分离，主客体是统一的一元体。由此产生了"天人合一"的观念，强调要与自然保持和谐的关系，一切都应注意顺应自然、中庸平和，进而还有了"敬畏自然"的原则；注重对感性经验从整体上把握和超越，强调从整体上维系动态平衡，而不是对经验事实作具体的概念解析，更不在意对概念系统的逻辑化表述，因而缺乏准确的概念系统。

由此，形成了以形象、模糊、直觉为特征的中国式思维模式，以"合"为原则的中国式认知方式，以"和谐"为目的的中国式精神境界。这些思想和方法在对信息的选择、处理、结论和传递上，强调最多的是从整体和宏观的角度看问题，注重处理个体与其生存环境的关系，而并不在意寻找物质实体和分析物质的构成。东方的这种思想正是当今挽救世界的最佳的人类智慧。

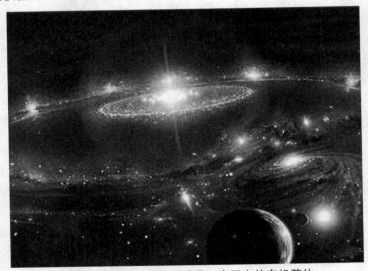

浩瀚的太空和无数的星球是一个巨大的有机整体

西方科学着重于具体的"物"（结构基础），东方科学着重于无形的"象"（功能状态）。西方科学在"物"的研究上能够突飞猛进，而一旦涉及意识、精神、功能态时，往往就束手无策，因为这类东西虽然有其物质基础，但并非以具体的物质形式存在，或者说在现阶段科技手段还难以证明其与具体物质的对应关系。同时，这类现象也难以量化，比如谁能对疼痛、忧虑、烦躁、情感进行量化，用数字表示出来？疼痛有多少度？爱情有多深，这个深有多少米？这些都是不能度量的。东方科学则避开了对"物"的追求，选择了从代表类型属性、事物的关系和功能态的"象"的角度去把握世界，常常能出其不意地解决西方科学解决不了的难题。

中国几千年以来的文化一直坚持中庸、平和、内敛、尊重权贵、尊崇经典、重文轻商的生存准则。新文化运动时期思想家严复是这样看中西文化的："中之人好古而忽今，西之人力今以胜古……中国最重三纲，而西人首明平等……中国以孝治天下，而西人以公治天……中国夸多识，而西人尊新知。"

胡适分析道："知足的东方人自安于简陋的生活，故不求物质享受的提高；自安于愚昧，自安于'不识不知'，故不注重真理的发现与技艺器械的发明；自安于现成的环境与命运，故不想征服自然，只求乐天安命，不想改革制度，只图安分守己，不想革命，只做顺民。"甚至他还十分"谦虚"地说："我们必须承认我们自己百事不如人，不但物质机械上不如人，不但政治制度不如人，并且道德不如人，知识不如人，文学不如人，音乐不如人，艺术不如人，身体不如人。"

英国著名科学史专家李约瑟在谈到中国人的自然观时指出："关键的字眼始终是'和谐'。古代中国人在整个自然界寻求程序与和谐，并将此作为一切人类关系的理想。"他还说："中国人的思想总是关注着关系，所以就宁愿避免实体问题……西方人的头脑问的是：'它的本质是什么？'而中国人的头脑则问：'它在开始、活动和终结的各阶段与其他事物的关系是怎样的？'"

20世纪物理学的最新发展认为从物质着手并非是认识世界的唯一途径，支持从关系上对主体进行整体把握。以牛顿力学为基础的经典物理学的"物质不灭或实体不变论"，认为在任何机械运动过程中，乃至在化学反应中，质量始终如一。将物质看成为实体，这种唯物主义观在19世纪末取得了巨大成功，也成为20世纪处于支配地位的哲学。然而，20世纪爱因斯坦提出的相对论则揭示出了物质实体观的谬误，他认为质量与速度有关，同一个物体相对于不同的参考系，其质量就有不同的值。比如：

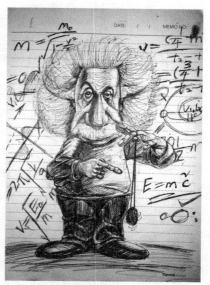

20世纪伟大的物理学家、
思想家爱因斯坦

①当物体运动接近光速时，不断地对物体施加能量，可物体速度的增加越来越难，那施加的能量去哪儿了呢？其实能量并没有消失，而是转化为了质量。

②核裂变和链式反应可将部分质量变成巨大能量释放出来，如原子弹可证明质量可以转化成能量。

可见质量与能量可以相互转化。由于能量并非"实体"，物质的属性也不再是不变的，即"质量是物质的量度"的概念就失去了意义，因此物质不能再被看做是实体。

对此，中国科技大学校长朱清时院士认为，如果按这种逻辑理解，物质都不是客观实在了，那么世界上还有没有什么东西是实在的呢？回答是，事物之间的关系。根据20世纪自然科学的进展，可以用"关系实在"来取代绝对的物质实体，即主张事物不是孤立的、由固有质构成的实体，每一现象、实在和存有都以他物为根据，被限定在一组本质上不可分离的关系结构中。这也正是中国传统文化的认知路线图。

从以上分析可见，不同的文化会呈现出不同的人性、意识、价值观、社会、经济、知识、生活形态，对人们的认知、思维、实践产生不同的影响，也必然会发展出两种截然不同的知识体系。

中国传统文化和近现代西方文化的对比

		中国传统文化	近现代西方文化
性质		核心在"象"。偏静。重自然、重过去、重出世。崇古守常，以不变应万变	核心在"物"。偏动。重人为、重现在、重入世。在否定之否定中发展，支持不断创新
认识论	对主客体	宇宙是一个对立统一、不断运动变化的过程。注重时间	主客二元对立，物我分离。注重空间
	对自然	追求天人合一的精神境界。人要与自然保持和谐有机的状态，即顺应自然，中庸平和	控制与征服自然。事物的内外矛盾促成了世界的发展，人类才充满生机活力
	对具体事物	浑然一体的"大一统"，包罗万象的"多元化"	事物的构造是由部分构成整体，因此可以将整体分解成部分后来逐一认识；事物的运动是由物理、化学等低级运动组成高级运动，因此可以将高级运动还原为低级运动来认识
处事和价值观		①注意节制和平稳，和谐共生，合而不同 ②重礼制轻法制。"泛道德性"，以人代法，"看人说话"、"任人唯亲"，最后就是"无法无天"	①鼓励竞争和进取，征服占有，追求功利，标新立异 ②重法制轻礼制。强调遵守法制和法则
人性		注重群体价值。抑制张扬的个性，强化个体道德意识的完善	注重个体价值。鼓励人性的解放和独立，促进个人创造力的发展
认知方式		善于用"右脑"，偏于感性。需要借助具体形象、意象进行感性的认识、体验和价值评判，目的是欣赏或创造	善于用"左脑"，偏于理性。需要借助抽象符号、概念，对物事进行理性的分析和证实，目的是寻求物质世界的本质和最基本的构成
思维方式		①象思维：以感知觉形象、表象为基础，通过分析、概括、比喻、象征、联想和类推，创造出能够反映事物本质属性的形象或认识的一种思维方式 ②灵性思维：不受固定的逻辑规则约束，以自身经验与智慧，快速直接地洞察领悟事物本质和属性的一种思维方式 ③模糊思维：人们在难以用清晰的量化方式来处理一些概念外延不清晰的事物和现象时，只有从整体上和事物的关系上进行宏观把握，通过对相关要素进行对比分析判断，揭示出事物背后的深刻内涵和发现事物的性质特征的一种思维过程	①逻辑思维：具有极强的推理认知功能，清晰实在，容易被记录、传播、理解和检验。包括分析与综合、归纳与演绎、公理化方法、类比方法等 ②证实：将知识的形式还原成逻辑、内容和经验，强调用经验通过归纳逻辑证实其是否具有普遍性 ③证伪：用种种办法来证明假设是错的，如果无法证明则可暂时接受。证伪性越强，其科学性越高

第三节　中医看的是宏观整体的"象"

　　人类对世界的认识，一般来讲应该是先有粗略模糊的宏观整体认识，然后才有深入一步的微观局部认识，接着再进入更高一层的宏观认识，但在人类早期知识产生的过程中，宏观与微观有可能是交替进行的，甚至很难说清楚它们的先后，就像"先有蛋还是先有鸡"的争论一样。

　　在古代，中西方医学走过极其相似的发展道路，都同时关注过微观的"实体"，也都从宏观的角度对"整体现象"进行过研究：

　　古希腊希波克拉底在《论心脏》中描述了心房和心室的功能。在古希腊亚历山大利亚时期，希洛菲利斯第一个公开对动物和人体进行解剖和实验生理学研究。古罗马的盖伦也极重视解剖知识对医学的重要作用，其研究非常细致，如他对脊椎的数目、形态做了正确的记载，对颅骨与骨缝命名。

　　中医学的经典著作《灵枢·骨度》系统地介绍了人体各个部位的尺寸、各骨节之间的距离。《灵枢·肠胃》记载："胃长二尺六寸……径五寸……小肠长三丈二尺。"

　　同时，古希腊、古罗马等西方早期医学都在不同程度上，将土、水、火、气、血等元素认定为构成人体的基本物质，并认为人体疾病就是这些元素失衡所致。

　　中国古代的智者则认为万物由木、火、土、金、水等五元素组成，都受阴阳之气调节。人体是由脏腑经络构成的一个有机整体，人体的阴阳失衡、五行失约则发生疾病。但需要指出的是，中医五行所涉及的木、火、土、金、水并不像西方医学那样专指五种物质，它代表着机体的五类构成单元和机能单元，或代表着五类"运动形式"和五类"象"的变化。

　　不过，古代西方医学与古代中医学虽然采取过一些类似的方式，但却有着不一样的目的：

　　古希腊的医生与中医师一样要切脉，但他们关注的是脉搏跳动、痉挛、颤抖等方面的物理运动变化情况，以此了解这些变化与肌肉和神经的关系；而中医切脉则是通过左右手的寸、关、尺的不同脉象，推测这些部位所代表脏腑的功能气血变化。这种认知方式不是简单地认识脉搏的物理运动变化，而是通过脉象认识机体内部五脏六腑经络气血的变化。可见，中医师和古希腊医生即使将手放在同样的地方，但对所获得的信息有着完全不同的着眼点和不同的解读。

　　到了近现代，西方医学完全抛弃了从宏观整体研究的方式。西方现代医学在近现代数理化、生物等最新科技知识的强力推动下，走上了一条更加精细的微观具象

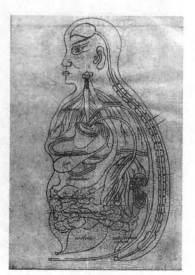

最早传到欧洲的中医脏腑图

的学术发展道路，形成了以实验研究、定量分析研究和现代逻辑语言为特征的现代医学体系。

而中医学则仍然采取整体观的认知方式，通过望、闻、问、切等四诊手段，从宏观上把握人体"象"的变化，然后对整体做出"病性"的判定，即确定为某一证型，也就是辨证施治的"辨证"，然后再针对证型予以相应的方药进行治疗。

中医学是产生于东方的医药知识体系，它的认知思维方式必然会留下东方文化深深的烙印，其最大的特色就是通过不破坏机体，即采取"黑箱法"的方式，从宏观整体的角度，动态地把握各种"象"来认识人体生命、健康和疾病的本质和规律。诺贝尔奖获得者李政道博士认为："生命是宏观的，但 20 世纪的文明是微观的。用微观层次的规律不能解释宏观现象。"英国《自然》杂志的主编坎贝尔也认为，中国古代科学方法都是从宏观、整体、系统的角度研究问题，其代表是中医研究方法，这种方法值得进一步研究和学习。

"黑箱法"可以说就是以"象"为主体的一种认知思维方式，它主要有类似于前面已介绍过的不切开挑西瓜的"司外揣内法"、取象比类法、象数法等方法（这些方法将在本书后面有关思维模式的章节中介绍，在此就不多述）。中医在运用"象"进行认知思维时，最具理论创意的是从宏观整体上对"象"的认识和把握，最后形成为"证型"的判断，这才是中西医认知思维上的最根本的区别，可称得上是中医学术上的独具慧眼。

说到这里，希望同学们在进行中医的认知思维训练时，要特别注意认识角度的转换，甚至还要不惜"放下"原来在中学已训练有素的西式现代认知思维方式。佛教中常告诫人们要舍得"放下"，那么这个"放下"所要放下的是什么呢？一种意思是要放下包袱，另一种意思是要放下原来已占好的各种"位置"，如外在的生存、权力以及名誉等位置，但更重要的是内在的认识问题的位置，只有这样才能真正得道。如果固守原来认识问题的位置，永远只能从一个角度认识世界。如果放下了原来的位置，不断变换角度认识世界，就可能认识到一个更加全面、也更加完整的世界。所以，在学习中医时首先就要学会放下，才可能尽快进入与中学所学完全不同的思维情景中，这也是学好中医的很重要的前提。

下面我们通过比较中西医的不同认知思维方式，从"象"的角度来对中医学术

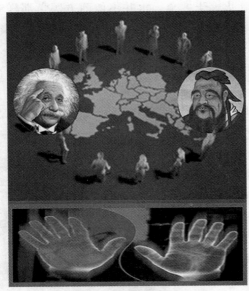

东西方文化孕育出了不同的
科学知识体系

的独特视角进行简要阐述：

一、对生理功能的认知

1. 西医关注"实体"正常理化数据的变化 西医以人体器官组织的"实体"为认知主体，主要通过借助仪器检测器官组织的物理、化学等方面的数据变化，以此判断生理生化的活动（或功能）是否正常。

反过来说，人体内的生理生化的活动（或功能）都能找到相对应的单一或多个人体器官组织实体。这就是西医知识容易学习和理解的原因。

2. 中医关注"藏象"的变化 中医不直接以人体器官组织的"实体"为认知依据，也不借助仪器检测器官组织的理化数据，而是采取了以下方式：

①获取人体表现出的各种生理现象，即初级的"象"。

②对初级的"象"，按属性或状态进行"分类"，形成更高层次的"象"，即反映"五脏、六腑、经络、气血"等生理功能状态的"藏象"。

其特殊之处就在于，中医所认识的代表脏腑经络气血的生理功能状态的"藏象"，并不直接与人体器官组织实体相对应。这也是中医知识难于学习和理解的原因。

二、对病理变化的认知

1. 西医关注"病变实体"异常理化数据的变化 西医以人体器官组织的"病变实体"为认知主体，主要通过借助仪器检测发生病变的器官组织的物理、化学等方面的数据变化，以此判断单一或多个病变部位，同时，反映病理变化特征。

反过来说，人体内异常的病理现象或变化，一般都能找到相对应的单一或多个发生病变的人体器官组织实体。

2. 中医关注"病象"的变化 中医不直接以人体器官组织的"病变实体"为认知依据，也不借助仪器检测发生病变的器官组织的理化数据，而是采取了以下方式：

①获取人体表现出的各种病象，即初级的"病象"。

②对初级的"病象"，按属性或状态进行"分类"，形成更高层次的"病象"，即反映"五脏、六腑、经络、气血"等病理变化的各种"证型"，也就是辨证施治的思维结果，即辨出来的"证"。

其特殊之处就在于，中医所认识的反映人体脏腑经络气血发生病理变化的"病象"，并不直接与人体内发生病变的器官组织实体直接对应。

第五章 中医到底科不科学
——中医知识体系的合理解读

第一节 什么是科学

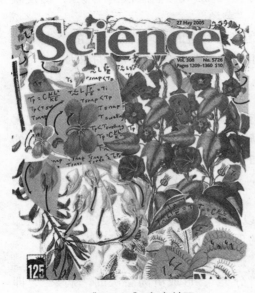

《Science》杂志封面

"科学"的最早定义其实并不复杂。"科学"的英文"science"源于拉丁文"scientia",最早的意思就是指"知识"、"学问"。17世纪传入中国后,中国学者根据《礼记·大学》中"格物而后致知"（意即通过对事物的研究而获得知识）,将science译为"格致"、"格知"。明治维新时,日本学术界认为science是指分科的学问,故译为"科学"。1893年康有为和梁启超将日本的这种翻译引入中国,而后才逐渐流行起来。《辞海》将其定义为:"发现和认识自然、社会、思维发生发展的知识体系。"《中国大百科全书》则按西方现代自然科学的特点作出定义:"对各种事实和现象进行观察、分类、归纳、演绎、分析、推理、计算和实验,从而发现规律,并对各种定量规律予以验证和公式化的知识体系。"英国生物学家达尔文认为:"科学就是整理事实,以便从中得出普通的规律或结论。"英国哲学家罗素则简要地概括道:"一切确切的知识都属于科学。"此外,还有一种较为极端的观点,认为只有能够用物理语言表述和精确量化的知识才是科学。

下面我们简要阐述一下知识与科学产生和消亡的过程:

1. 知识前期 人类从原始人时期就已经开始积累和延续着不同的文化传统,并积累着一些有可能成为知识的认知体验。

2. 知识产生期 在不同文化背景下,运用不同的认知思维方式,在实践中获得了从不同角度对事物本质或规律的认识成果,这就是具有不同形态特征的知识。

3. 科学产生期　知识体系经过一定的系统化、理论化后，就上升成为科学理论。因此，也可以说科学就是被赋予了一定条件或规定后的知识。不同知识形态形成的科学，必然具有不同的学术特征，所以说科学具有多元性。

4. 知识与科学的陈旧与消亡　知识与科学的正确性并不是永恒不变的，如果发现了旧知识的不足和缺陷，而后又创造了可以取代它的新知识，那么，旧知识就很快被自然淘汰了。

基于此，我们认为，科学就是在一定时期内相对正确的知识或知识体系，也可以认为是具有一定理论化的知识或知识体系。但无论怎样认为，科学都不等同于真理，也不是绝对正确的知识。科学并非只有一种表述方式和一种逻辑形式。无论是古代的还是现代的知识或科学，只要它认识到了客观世界发生发展的规律，具有可验证性、可重复性和真实有效性，就应承认它的科学性，享受其应有的学术地位。

第二节　西方现代科学的本质属性

以英国著名科学家 J·D·贝尔纳为代表的科学家们认为，科学在不同时期、不同场合有着不同的意义。一般对西方现代科学主要有以下两大认识：

第一，科学是知识的理论体系　科学是人类对客观世界的认识，是对客观事实和规律的反映，是"关于自然、社会和思维的知识体系"。实践出真知，人们靠生产实践、生活实践和科学实验获取真知，如果所得到的知识能够反映客观事实和规律，那它就是真知。其中，事实可以是历史事实、社会事实、自然事实和其他事实，科学就是发现了人们未知的事实。所谓规律是指人类在生产生活实践中发现的事物之间内在本质的联系，准确判断反映客观事物之间的联系，这就是学问和知识，也就是科学。规律是客观的，人们只能发现它，但不能创造它。总之，只要能够深刻地认识事实的本质和规律，我们就能进入伟大的科学殿堂。

科学理论是由基本概念、基本原理和逻辑推论组成的。基本概念是思维的基本单位，任何学科都有自己专有的一些概念。例如，几何学中的点、线、面等；力学中的力、质点、速度、加速度、质量等；化学中的元素、原子、分子、价、键等。科学概念是科学理论体系的基石和支撑点，没有科学概念就无法建立科学理论体系。基本原理或定律是科学对所研究对象的基本关系的反映，是科学理论赖以建立的基础。它一般用全称判断来表达，牛顿三定律、爱因斯坦狭义相对论原理均是如此。科学推论是科学理论中由基本原理演绎推导出来的结论，它具有理论解释和预见功能，如相对论中的"钟慢尺缩"、质能关系式等。

第二，科学是一种与知识生产相关的社会活动　第二次世界大战后，科学的概念发生了巨大变化。把科学看做是知识体系，固然有其深刻性。但是还应看到，科学不仅是已经认识到的真理，而且是探索真理、生产知识的社会活动。

从认识论和方法论方面看，科学具有如下的本质属性。

1. 客观真理性　科学理论的客观真理性是指其具有不以人的主观意志为转移的客

观内容。科学事实的发现、科学定律的提出、科学假说的构想、科学理论的建立，都是与科学实践分不开的。即以科学实践为基础，经受科学实践的反复验证，并随着实践而不断深化和完善。科学具有内容上的客观真理性，这是科学理论的最根本特征。这一特征，同谬论严格区别开来，而且也与假说有了根本不同。

2. 可检验性 科学理论是对自然现象及其规律的正确反映，它的具体命题在可控条件下可以重复接受实验的检验，具有可检验性。可检验性要求对科学理论所涉及的内容给予明确的解释，并推导出特定的可检验的论断，还应当预言今后可能得出的实验事实。在解释和预言中，一般都是将理论推导出的数据与实验中得到的结果相比较，这就是所谓的实验检验。如果一种理论经受不住实验的检验，就将被修正或淘汰，并且没有资格跻身于科学的行列。

3. 系统性 科学理论是根据其基本概念与基本定律，用逻辑的方法整理出来的反映事物内在联系的知识体系。它的概念是明确的，判断是恰当的，推理也是合乎逻辑的。另外，科学理论作为人类认识成果，既有经验知识，又有理论知识，这二者既有区别又有联系，相互依存、相互制约而构成统一的整体。科学必须有全面性、系统性的要求，以防止片面和僵化。它与未经逻辑加工的各种事实和资料的简单堆砌和汇集有着本质的不同。

4. 主体际性 科学理论是客观的、普遍的，它的基本概念反映事物的固有本质，它的基本规律反映客观事物的内在联系，能被不同认识主体所重复、所理解，能接受不同认识主体用实验进行检验，并在他们之间进行讨论、交流，这就是主体际性。科学活动要求科学家将他们的理论向所有同行作出确切的说明，并用公认的方法与手段验证理论成果，也就是说科学活动应处于同行专家的严格监督之下，这是科学真理获得社会承认的必要条件。当然，应该指出，有主体际性的未必是科学理论。

第三节 科学划界的历史与意义

前些年有人依据 20 世纪中期西方部分哲学家的所谓科学标准，来判定中医不是科学，而是伪科学，并据此提出要取消中医。对此，同学们肯定会问，中医到底是不是科学？如果中医是科学，为何又与我们所认识的现代科学不一样？大家提出一些疑问不是没有道理，如果中医不是科学，甚至还是伪科学，我们干吗还来学习中医？要说清这个问题，我们还是从"科学划界"的历史谈起。

区分科学与非科学在哲学界被称为"科学划界"，这是 20 世纪科学哲学最重要的话题之一，而且这也一度成为直接关系着中国传统自然知识体系生死存亡的具有"判决书"意义的标准。所谓科学划界就是对科学划定一个边界，将科学与其他非科学的知识形态作一区别。非科学的部分包括了社会上常说的"伪科学"以及"反科学"的部分内容。

从古希腊时期就提出了界定科学知识的标准。20 世纪以来，中外哲学家对科学的定义、概念又做了更多的阐释，尤其是西方哲学家对科学划界问题一直争论不休，并且已经历逻辑经验主义和证伪主义的绝对标准、历史主义的相对标准、消解论的模糊标准等不同的认识阶段。

一、古代的可靠性标准

古希腊的亚里士多德指出："科学通过其原理的确实可靠性而与意见、迷信区分开来。"他认为通过对观察所获得的经验事实，进行归纳、分析、演绎和推理，就可获得必然性的、确实可靠的知识，这就是人类对科学知识提出的较早的"确实可靠性"标准。这个标准对整个中世纪、文艺复兴时期乃至17、18世纪，都一直产生着影响。

二、牛顿时期意识到有必要进行科学划界

早在17世纪，人们已意识到对科学进行划界的紧迫性。牛顿（Isaac Newton，1643～1727年）及英国皇家学会都认为有必要将自然科学与其他学科进行划界，但从牛顿的科学著作《自然哲学的数学原理》来看，牛顿最终也未能划清科学与哲学或非科学的界线。

三、制定绝对标准

1. 孔德的逻辑实证主义 直到19世纪逻辑实证主义学派才正式提出了划界的问题。20世纪20～50年代是逻辑实证主义形成和发展时期，其代表人物为法国哲学家孔德（Comte，1798～1857年）。

孔德认为只有"实证的"经验知识才是科学知识，其他都属非科学。这就是著名的"可证实标准"。这个标准只涉及对象的真假，不涉及价值判断。所谓证实，包含有几方面的意思：

①必须具备有意义的概念和术语。

②必须具备有逻辑的、纯数学的命题，或者是具有经验证实的命题。数学和逻辑的命题可由数学和逻辑的公理及演算规则来检验，经验证实的命题可用它们是否符合经验、事实来检验。

③强调理论与观察的区分，观察必须保持客观性、中性和不依赖于理论。

由此确保了真假的可检验性，否则即是不能借助于逻辑推理证明、又不能用经验证实其真假的伪命题。并且要求观察语言要保持稳定性和独立性，不受任何理论和人为因素的影响。

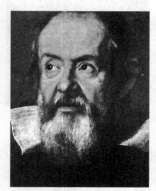
古希腊思想家亚里士多德

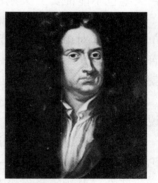
英国物理学家牛顿

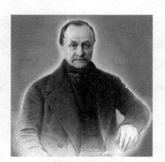
法国哲学家孔德

第五章　中医到底科不科学

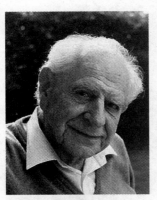

奥地利哲学家波普尔

2. 波普尔的可证伪性 奥地利哲学家波普尔（Karl Popper，1902～1994年）批判了逻辑实证主义，他认为这种标准存在着一些弊端：

（1）太窄 将一些不能在逻辑上归化为单称的经验陈述（对单个相关对象属性的描述）的理论，从科学中排除出去，如哥白尼理论是经过漫长的时间后才能被观察比较；爱因斯坦的广义相对论具有思辨性，难以观察和检验，至今可观察检验的推断仅有光线弯曲、水星近日点的进动和谱线引力红移等3点，但这些都不应影响它的科学性。

（2）太宽 占星术、理性宗教可以声称它们得到过经验的证实，如许多人说他们看见过鬼神。如按这种标准评判，那么这些说法似乎都能成为科学。

由此，波普尔提出将"可否证性"作为科学与非科学的分界标准，即一切知识、命题只有能被经验证伪的才是科学的，否则就是非科学的。比如说，不论看到多少只白天鹅也不能证实"天鹅都是白的"这一命题，但只要看到一只黑天鹅就可否证它。

波普尔认为，科学理论都是全称陈述（对所有对象属性的描述），而观察陈述都是单称陈述（对单个相关对象属性的描述），因此科学理论不能被经验证实，只能被经验否证。反之，一个理论与任何可能发生的或可想象的事件都不会相抵触，这样的理论就不具有可否证性，因而也就不属于科学的范围。也就是说：

①凡是在逻辑上有可能或将来有可能被经验证伪的理论都是科学的理论，如地心说、相对论、量子力学等。一个陈述的精确性越高则可否证性程度越高。

②任何在逻辑上不可能被证伪的、永远正确的和可在任何地方都能自圆其说的理论或命题都是非科学的。一个陈述的模糊度越大则可否证性程度越小。

此外，波普尔将占星术、弗洛伊德精神分析心理学以及马克思主义理论都列入伪科学之中。

通过以上分析，波普尔虽然指出了逻辑实证主义的缺陷，但他的否证主义也很极端，因为他将可证伪性作为区分科学与非科学的唯一标准，而且这种标准容易否定一切，缺乏辩证性。事实上，波普尔的否证主义与逻辑实证主义一样，都停留在用概念来界定鲜活的科学实践活动。

四、探索相对标准

1. 库恩的范式标准 美国科学哲学家库恩（Kuhn，1922～1996年）认为，在具有共同的基本观点、基本理论和基本方法的科学共同体的基础上形成的范式，并以此解决实际问题的就是科学的，否则就是非科学的。如果是不同的共同体，则基本观点、基本理论和基本方法都可能不同，难以找到对话的基础。

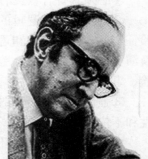

美国科学哲学家库恩

同时，他认为科学知识并不都是客观知识，因此他主张将分界标准从客观转向主观，即否弃"确定性"标准以及"可证伪性"标准，提出一种由科学共同体的共同信念决定的"公议"的标准，认为区分科学和非科学的标准可由"公议"决定。

因此，他特别强调："我认为不一定要寻找一条界线分明的决定性的标准。"以上观点为后来的费耶阿本德的"消解论"观点奠定了基础。

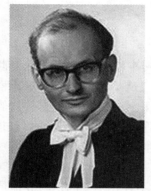
英国哲学家拉卡托斯

2. 拉卡托斯的纲领式标准　出生在匈牙利、后在英国从事哲学研究的哲学家拉卡托斯（Lakatos，1922～1974年）批判地继承了他的老师波普尔的哲学思想。他指出，早期的实证主义的分界标准是知识的确定性，牛顿力学的成就支持了这个标准，但是爱因斯坦的相对论又动摇了这个标准，这表明："即使一个陈述似乎非常'有理'，每一个人都相信它，它也可能是伪科学的；而一个陈述即使是'不可信的'，没有人相信它，它在科学上也可能是有价值的。"

他认为，任何个别理论既不能被经验证实，也不能像波普尔所说的那样可以被经验证伪。他说："根据波普尔的标准，最好的科学成就也是伪科学的；而最好的科学家，在他们最伟大的时刻，也会违反波普尔的科学游戏规则。"同时，他也批评库恩："假如库恩是正确的，那么科学与伪科学之间就没有明确的分界，科学进步与知识退化就没有区别，就没有客观的诚实性标准。"

因此，在他看来，任何理论凡是能够预见新事实的就是科学的，否则就是非科学的。科学的评价标准不应是孤立的理论，而应是在一个时期中由一系列理论有机构成的研究纲领。任何研究纲领在进化时期是科学的，在退化时期就是非科学的，也就是说科学与非科学是可以相互转化的，如托勒密的天体理论、燃素说、热素说等，都从科学的变成了非科学的。

五、模糊标准

1. 费耶阿本德的消解标准　奥裔美籍科学哲学家费耶阿本德（Feyerabend，1924～1998年）认为"科学与非科学的分离不仅是人为的，而且也是不利于知识进步的"。他还特别强调："科学与非科学之间并无一条绝对的界限。用任何固定的观念或普遍适用的法则来定义科学都是不现实和有害的。"由此，他旗帜鲜明地指出：

①不存在划分科学和非科学、科学与宗教、科学与神话的绝对普遍的标准。在科学家看来是知识，在神秘主义者看来却是"可笑的无知"，反之亦然。

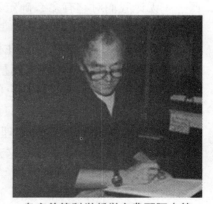
奥裔美籍科学哲学家费耶阿本德

②即使有科学与非科学的区分，这个标准也并非固定不变，而是相互影响和相互转化。科学中有非科学的因素，非科学中也有科学的因素。他举例说，托勒密天文学中有明显的宗教神学的痕迹，而炼金术中也存在着科学的内容。

费耶阿本德剖析了具有代表性的科学划界标准：逻辑实证主义证实原则是失败的；批判理论主义的证伪标准也是失败的；库恩提出的范式论、拉卡托斯的科学研究纲领，这都是一些空泛的术语，是不实用的装饰品，所以他们必然会失败。为此，他呼吁：现在已经到了拆除科学与非科学界限的时候了。

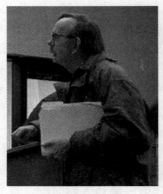

美国科学哲学家劳丹

2. 劳丹的划界消逝论　美国科学哲学家劳丹（Laudan，1941～）继承了费耶阿本德的划界观，最终彻底否定了划界的价值。他认为："从柏拉图到波普尔，哲学家们一直在试图确定科学的认识特征，以便把它从其他信仰与活动中区分开来……但不管人们如何区分科学和非科学（例如根据进步性、合理性、经验性、可证伪性），这些区分经不起仔细推敲，都是一个并不存在的虚假的问题……因为科学不存在不变的、与其他信念系统不同的认识特征。科学认识具有明显的异质性，因而分界是不可能的。"

以上除了消解论之外，无论是绝对的逻辑经验主义，还是多元的标准，他们总体上是倾向于划界的，但由于科学本身并非处于固态或静止不变的，科学本身就处于否定之否定的变化之中，甚至在很多时候科学与非科学还常常处于互相转变之中，今天的科学完全可以被明天的新的认识所取代，甚至被判为"非科学"；反之，今天的"非科学"，也有可能在明天成为科学。被列为科学的知识与没有被列为科学的知识，仅仅是知识表现的形态和思维认知的方式不同而已，其本质上都是一种知识，尤其是具有实用性和长期检验后的知识，更是一种真正有价值的知识。可见，按某种理论、概念划分出来的科学也未必就是"真理"，最多也就是相对正确的知识而已。对此，美国科学哲学家夏皮尔也指出："科学中不存在任何绝对的东西……无论我们对它有多么确定和完善的理由，原则上都存在着这样的可能性，即将来会产生怀疑和抛弃的理由。"

在此需要指出的是，以上花样百出的划界方式，都是基于西式知识体系的，那些所谓的"多元标准"，实际上还是一种专门针对西式的、以还原论为基础的知识体系标准，并未真正涉及具有东方特色的知识体系。即使按照西式的种种科学划界标准来区分，被判定为科学的理论，也只能仅仅是一种被赋予了或符合若干条件的知识而已，并不能以此认为这就等同于真理；同样，那些没有被赋予或不符合若干条件的知识，也不能被认为就不代表真理。这充分说明，20世纪西方哲学界对科学划界的多次争论，过多地、过分地对知识进行科学与非科学（伪科学）的区分，是没有实际意义的，甚至还会阻碍科学的探索和创新。正因为如此，我国在2007年12月29日新修订的《中华人民共和国科学技术进步法》中，废除了在初稿中提及的"伪科学"一词。

现代文明社会应当允许多种学术观点的存在，即使是一种不同于主流甚至是怪异的观点和思想，只要没有被用于坑人害人、欺诈谋利，就应当对其采取更宽容的对待。因此，我们应当崇尚科学、追求真理，但我们没有任何理由去"迷信"科学。

第四节　中医的科学性及特点

中医学属于中国古代自然科学知识体系的范畴，其学术核心是阴阳学说、五行学说和元气论等，带有一定的人文色彩，其内容包含有对千百年行之有效的临床实践的总结。中医历史上的每一种理论、每一种解释都有一定临床实践基础，所以，学习中医就需要反复地加深对经典的理解，反复地进行临床实践。

中医学是中国劳动人民在长期与疾病斗争的过程中，逐渐发展起来的一门临床实践性很强的学科，在漫长的历史进程中保障了中华民族的繁衍生息，其本身亦被不同时期的中医学家加以总结和提高，形成理、法、方、药较为系统的理论体系。中医学在阐述人体生理功能、诊断治疗疾病的过程中大量运用阴阳、五行等中国古代哲学理论，这既是中医学术的特点，也为历史上不断出现的"中医不科学论"提供了可乘之机。在讨论中医理论科学性的过程中，我们必须认真思考中医理论中的阴阳、五行与医学理论之间的联系与区别，只有认清这一点才能正确处理中医科学性等诸多问题。

《黄帝内经》是阴阳作为医理出现的肇始，如"阴静阳躁，阳生阴长，阳杀阴藏"，"清阳为天，浊阴为地"，"重寒则热，重热则寒"，"阴味出下窍，阳气出上窍"，"清阳发腠理，浊阴走五脏"，"阳盛则热，阴盛则寒"等等。这些论述的重点在于指出自然界和人体内存在着相互联系、相互对立的两种状态，而且它们在一定条件下还可以相互转化。随着中医理论的完善，阴阳作为对立概念的描述作用更为突出，最终演变为许多成对的既相反又相关的概念，如八纲辨证的表和里、寒和热、虚和实；药物方面有寒和热、温和凉；脉诊方面有浮和沉、迟和数、虚和实。这些内容都是阴阳具体化的表现。

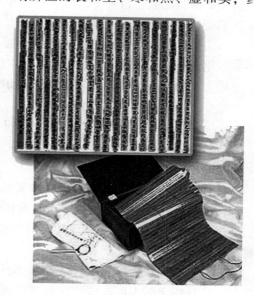

虽然中医借用了阴阳的概念，但在诊断治疗疾病的过程中，阴阳已经内化成中医的医理，而与哲学中的阴阳完全不同，所以，也有人探索尝试用"相对性概念"取代中医理论中的"阴阳"，比如"亢进"与"衰退"，"膨胀"与"塌陷"，甚至用抽象的数学符号1/0来表述阴阳，使其更符合现代教育的思维形式，用现代方式描述中医理论的本质特征。

中医用五行来解释人体脏腑之间的变化关系，由此也逐渐形成了对人体脏腑功能和属性的一套系统认识。但五行并非机械地、一成不变地对人体生理病理现象进行解读，而是不断在临床实践中进行检验和修正，以不断完善其理论体系。著名中医学家秦伯未强调指出：（五行）必须以内脏为基础，离开了内脏活动的真实反映来谈五行，便会落空。比如，《黄帝内经》认为："脾胃者仓廪之官，五味出焉"，这时的脾是土脏，具有化水谷养脏腑的作用。而"心者君主之官，神明出焉"，为火脏，为脏腑之大主。五行中火能生土，所以张仲景创制了苓桂术甘汤、桂苓草枣汤来温心阳、暖脾土，取火能生土之意，治疗痰饮内停所致心悸等证。但在临床实践中，张仲景发现脾阳虚的食入不化、腹胀泄泻、水肿等证可以同畏寒、四肢不温、早泄、阳痿等肾脏病证并见，而阳痿早泄之人又多见脾阳不足之证，所以又使用真武汤、肾气丸等解决肾脾同治的问题。

　　中医学在很多方面具有科学属性，能够从一个整体的角度反映人体生理病理的本质，在临床上也具有可检验性，虽然至今仍无法通过一些实验室检验，但它却通过了千百年临床实践检验，这就是中医最大的生命力和科学性之所在，因此，其科学价值应当得到普遍承认。

　　由于中医具有很强的临床实践性的特点，医案成为中医记载医疗实践经验最重要的方式。医案，又称诊籍、病案、脉案、方案、病历，国外一般称之为"case history（病历记录）"、"medical record（医疗记录）"、"health record（健康记录）"。它是医务人员在诊疗过程中形成的关于就诊者及其所患疾病或健康情况的全部资料，并经相关人员整理、归档后形成的文件。清代医家周学海曾经断言："宋以后医书，唯医案最好看，不似注释古书之多穿凿也。"章太炎先生指出："中医之成绩，医案最著。欲求前人之经验心得，医案最有线索可寻，循此钻研，事半功倍。"可以看出，相对于中医的阴阳、五行、运气衍化、脏腑经络、四诊八纲、辨证施治等理论体系和学说，医案是最直接的经验记载，符合中医以实践为中心的学术研究特点，给人的感觉更加真实可靠、值得信赖。

　　在科学方法上，中医走了一条与西医不同的科学之路。在收集信息资料上，西医主要运用的是仪器检测和实验方法，而中医主要运用的是整体观察和自我领悟的方法。在思维方法上，西医侧重比较和分析，而中医侧重的是取象比类和整体综合。

第五节　中医是东方科学

　　我们在前面已经了解到，东西方文化在认识论、方法论、思维学和价值评判标准上都是明显不同的，这就决定了东西方知识体系不可能用统一的标准予以评价。同时，前面通过回顾20世纪科学哲学界对科学划界的历史，也说明了过分偏执地进行科学划界已缺乏现实意义。

　　对此，有人认为只有文化才能搞多元化，科学不是文化，只能有一种形式，其实这是一个认识上的误区。即使在西式的现代科技体系中，也难以用一种方式解决所有问题，就连大名鼎鼎的英国科学家霍金都承认："不太可能建立一个单一的能协调和完善地描述宇宙的理论。"现在越来越多的人认识到，科学的认知形式、科学知识体系的形态、科学的标准和科学的模式也应当是多形式的，单一的科学认知和管理模式已不适用于当今丰富的科学实践活动。

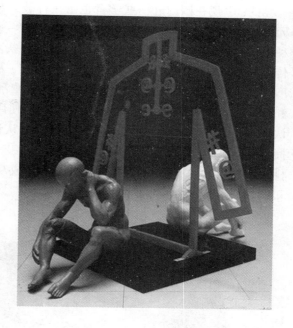

在世界向多极点、文化向多元化发展的今天，我们应当充分认识到科学并非只有西方现代自然科学的一种认识方法、一种表述形式和一种评价标准，它也有多元性。不同的国家和地域存在着不同的文化传统，不同文化传统影响下形成的认知方式也是多种多样的，不同的认知方式必然会产生出不同形态的知识或科学。

中医学是一门不同于西方现代科学的知识体系。中国科学技术大学校长、中国科学院院士朱清时的观点非常鲜明："人类自古以来就有还原论和整体观这两类认识方法。这两类方法既使用推理，又使用归纳，只是前者较多使用推理，后者更多使用归纳。它们都以实践为检验理论的标准，它们的理论都经过了大量实践的检验，因此它们都是科学。不同的是，还原论方法把复杂事物的整体进行分解，并加以抽象，然后研究得到简单基本单元，进而从这些基本单元的性质推出整体的性质。西方科学的主流就是使用这种方法。但是，持整体观的人认为，复杂事物是不可分割的整体，对它进行分割和抽象会丢掉一些东西，这样研究所得出的整体性质并不真实。因此，他们坚持从整体上研究复杂事物。以中国传统文化为代表的东方文化的主流，就是持这种观点……毛嘉陵认为中医是科学，虽然当前流行的狭义的'科学'还不接受它。中医揭示了人体和疾病一些整体层次的规律，虽然理论还停留在古朴的状态，但是这些经验是人类几千年文明反复实践证明了的，是真理、是科学……中医是粗粒化的'大写意'生命科学。"接着，朱清时将中医的科学特性做了一个界定："实际上中医的科学性是复杂体系的范畴，不能用简单的西医方法去界定，只是目前条件还不够成熟，很多人还无法理解。当前中医迫切需要得到现代科技的帮助，但并不是用西医的方法来研究中医。"

中国社会科学院研究员刘长林直言道："当前困扰中医学的不是中医学术本身，而是哲学。一些流行的认识论观念必须突破、更新，这样才能树立正确的科学观，摆正中医与西医的关系。就是要破除对西方和现代科学的迷信，正确理解中医学的科学价值，划清中医与西医的界限，此乃发展中医学的关键。"他还强调科学是多元的，不是一元的："现在国内外一些学者也已在打破'科学一元论'的束缚，而转向'科学多元论'。但是迄今，许多人的头脑仍然被科学一元论捆绑得死死的，认为科学只能有一种模式，只能沿着一条认识路线进行。这种狭隘的观念，使他们中的一些人面对东方传统科学所揭示的大量他们不能理解的事实，感到莫名其妙，于是采取硬不承认的态度，甚至抡起'伪科学'、'赝科学'的大棒乱打一通。"同时，他还认为科学的定义和标准不应由某些取得了巨大成就的学科所使用的方法来规定，他说："科学是人类的认识活动，科学虽然不等于真理，但科学的认识活动应当最终通向真理和对规律的把握。所以科学方法没有死的规定，凡有利于获得规律性认识的方法，都是可以采取的科学方法，凡能够指导人们在实践中获得成功的规律性知识，都是合于真理的科学知识。"

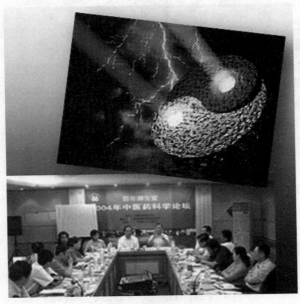

2004 年中医药科学论坛
专题讨论了中医的科学性问题

基于以上学术观点，我们认为世界上最具代表性的是东方和西方两大文化体系，它们有着不同的表述形式、认知思维模式、评价方法和学术标准，甚至在很多情况下是难以相互"沟通"的，以此形成的知识体系或科学，必然是两套不同的体系。为了促进科学研究和知识创造的"百花齐放"，我们认为有必要将东西方不同的科学知识体系进行区分，分别称为"西方科学"和"东方科学"。

西方科学的背景是有着鲜明的西方文化背景的，并非像有些人所想象的那样简单，科学就是科学，与其他无关。实际上许多西方的大科学家除了在科学知识上有着伟大的发现、发明等贡献外，还在哲学、思想、艺术等方面取得了有着明显西方文化烙印

的成就。只是以前我国在引进他们的知识时，偏重于他们在科技上的成就，而很少对他们在人文领域的成就进行介绍，更忽略了对指导他们取得成就的西方文化、世界观、方法论的认识。这就使得一些人误以为西方科学是单纯的、是独立存在的，也使得我们在学西方的科技时仅学到了一些皮毛的技术类的东西，仅了解西方知识体系的"器"，而不知其"道"。

瑞士分析心理学家荣格在《金华养生密旨与分析心理学》中说："几年以前，当时的不列颠人类学会的会长问我，为什么像中国这样一个如此聪慧的民族却没有能发展出科学。我说，这肯定是一个错觉。因为中国的确有一种'科学'，其'标准著作'就是《易经》，只不过这种科学的原理就如许许多多的中国其他东西一样，与我们的科

学原理完全不同。"这种看法有以下两层意思：①认可了科学有多种形态，而并非只有西方科学一种；②他所说的"与我们的科学原理完全不同"，实际上是承认了中国的科学在认知方式和知识形态方面与西方科学的差异性。

德国慕尼黑大学东亚文化研究所 M·波克特教授对中医给予了高度评价："中医是成熟的科学，而且在 2000 多年前就达到了成熟科学的水平。"他认为："科学必须符合以下三条标准：①以正面经验为基础。'正面经验'是针对确凿的事实而取得的实际效果。正面的事实与主观的臆测是相对立的，离开了事实，科学便失去了形成的必要条件。所以'正面经验'，是经验的事实资料的积累，能够重复和验证。②陈述的单一性。即在一定的上下文意中，具体名词术语的含义是单一的。所陈述的内容都是有一致规定的，并排除其他含义，哪怕是稍微相似的含义。③经验资料的严格、合理的综合。'严格的'是指不是任意的、含糊的和近似的；'合理的综合'，是指从收集到的经验资料中建立起合乎逻辑的联系。这种合乎逻辑的联系，就是这个学科的理论体系。这个理论体系，能使人们对未来事物迅速作出有把握的灵活推断，并使原有的结果再度产生。中医是一种内容最丰富、最有条理、最有效的医学科学。而西医学的发展只有几百年的历史，大踏步发展只有几十年。应当看到，它是借助物理学、化学的方法和理论，作为自身使用的技术才发展起来的，事实上它没有真正意义上的药理学基础。从根本上说，西医学还只是一种典型的生物医学或动物医学，远没有发展到真正意义上的人类医学。它将针对小白鼠的实验结果应用于人类。须知，人类与小白鼠毕竟有天壤之别啊。当然，西医在物理、化学方法基础上发展的医疗技术是很可贵的，但技术与科学是两回事。"

新华社著名科技新闻专家姜岩博士指出："中医曾一度在世界范围内包括在中国被误解，特别是在 20 世纪上半叶的中国，很多人认为中医是骗人的把戏，包括鲁迅也曾持这种观念，不过学西医出身的鲁迅后来也认识到自己的偏颇。最近几十年来，随着复杂科学的兴起，全世界对中医有了更深刻的认识。以中国古代整体论思想为基础的中医不仅将大大促进世界医学的发展，而且它的一系列思想和方法可应用于探索生命现象等复杂科学领域，甚至可以应用于解释整个宇宙的诞生与演化。"

中国科学技术大学校长、中国科学院院士朱清时说："中医是几千年来我们的祖先留给我们的遗产，在几千年的文明史中发挥了很好的作用，在中医体系中有很多科学的成分。这种科学在短时间内，甚至在过去的二三百年中都没有被人们认识，认为它不科学。实际上，科学发展到 21 世纪，在复杂性科学出现后，人们已经开始知道，中医并不是迷信而是复杂性科学的一个部分。近一时期我还在努力想通过《周易》中的阴阳、八卦、生消来理解中医，我认为阴阳、八卦也是用来描述复杂事物的基本形态以及这些形态之间是如何转化的。很可惜在过去的几千年中许多人将这些东西看成是算命的东西，因为算命是一种随机性的事件，因此很难说它有多少科学性，但如果将它看成是描述复杂事物的泼墨山水的一种描述方法，用他来描述这种状态是如何转化的，对此进行研究就成为了复杂性科学。"

上海师范大学教授吾敬东指出："谁能够断然否定古代中国的……李时珍等人工作

的科学性质，谁又能够断然否定古代中国……金元时期医学的科学性质？我们甚至还可以这样来设问：如果……李时珍等人并不是生活在古代而是生活在近代，也并不是生活在中国而是生活在欧洲，他们的活动能不能不视作是科学？他们能不能被视作是科学家？答案无疑是肯定的：他们的活动就是科学！而他们就是科学家，有些甚至还是大家！"以上观点说明世界上存在着"文化歧视"。

对此，中国科学院研究员宋正海认为，近百年来以科学主义评价中医科学性、以西医规范中医，正促使中医走上一条消亡之路。当前一些人公然认定中医是"伪科学"、"前科学"，正是科学主义吹响了要彻底消灭中医的号角。这是一场战斗，不光是中医生死存亡的一仗，也是中国传统科学在 21 世纪能否振兴的一仗。他还针对当前连一些并不懂中医的科学主义者也敢道貌岸然地宣布中医是伪科学，指出："不弄清科学主义，不分析和判定它的错误和危害，中医在当代整个理论界难于抬头，中医工作者在医学界难于理直气壮地工作。所以，要振兴中医，当务之急是在医药卫生界内部彻底批判科学主义。"

德国慕尼黑大学东亚文化研究所 M·波克特教授说："就医学而言，由于 19 世纪西方文明的冲击，在中国人心灵上造成的模糊和麻痹，直到今天仍未得到克服，连一些中国的医学家和政治家都没有认识到上述事实……都是按照这种外来的教条主义和不合理的前提，发表议论和行事。都认为西医是科学的，相反……没有对中医基本方法论和认识论进行研究。"

2007 年出版的主要讨论中医科学问题的专著《第三只眼看中医》认为，科学的真实客观只能相对"逼真"，科学的普遍性及可重复性只能体现在相对的时空"范围"内，科学的系统性及逻辑性只能相对"完美"。这提示我们在崇尚科学、追求科学的同时，不能对科学过分地"顶礼膜拜"，更不能盲目迷信科学。因此，可以说"科学就是在一定时期内相对正确的知识或知识体系"，或具有一定理论化的知识或知识体系。这也符合《辞海》对"科学"的定义："反映自然、社会、思维等客观规律的分科知识体系。"如果从这个角度来看，无疑中医是科学。如果准确地说，中医应当属于东方科学范畴。

东方科学注重对世界进行整体的、宏观的、关联的、功能性的、个性化的、定性的概括和描述，以象思维、灵性思维及模糊思维等思维方式来认识和研究世界。"以人为本"、"天人合一"、"和谐共生"是其最重要的价值观，"太极"、"阴阳"、"五行"、"气"是其最基本的学术表述形式。东方科学的这些特色和以人学为中心的世界观，与西方科学以物质为核心的还原论思想正好相对应，可以完美地形成优势互补的关系，共同造福人类。

"东方科学"这个新主张的提出，不仅使具有几千年历史的中国式知识创造有了一个恰当的学术"名分"，也对中医学术体系有了一个科学合理的诠释，必将推动世界科学进入到多元化发展的新时代，这也是人类认识发展的必然和社会进步的大势所趋。

东方科学和西方科学的对比

	东方科学	西方科学
起源	起源和盛行于中国，主要流行于亚洲地区的日本、韩国、朝鲜及东南亚等东方国家，目前处于弱势地位	起源和盛行于欧美等西方国家，影响世界各国，目前属于国际上的主流知识形态，也即现代主流观念所认可的"知识真理"
认知方式	以象思维方式为主，包括灵性思维、模糊思维等。对客观物事进行整体的形象概括而形成的知识体系。常常通过一些宏观的观念、经验和理论来诠释所有的物事变化，但也有部分知识来源于微观研究的认识	以现代逻辑思维方式为主，强调证实性与可证伪性。对客观物事进行分解、还原研究而形成的知识体系。常常通过对低层次物质运动的研究来解释高层次的物质运动，但这种方式并不能解释所有高层次物质运动的问题，这也是它的局限所在
关注点	强调物事的整体性、类别属性、时间性、功能状态，重视个体特性，具有宏观化、定性化、非标化、个性化、随机化、非线性化等特征	强调可视的物质性、理化性、空间性、结构性，重视普遍规律性，具有微观化、定量化、标准化、统一化、机械化、线性化等特征
优势	能够在不破坏对象整体的基础上，进行宏观的研究，并获得有关知识	能够得到精确的数据，了解到较为准确的物质变化情况，从而得到针对性强的解决办法
劣势	难以避免一些较主观的臆想，缺乏数据的支持	忽视对人体整体的把握，忽略对人与其生存环境之间关系的认识

第六章 中医是怎样动脑的
——中医的主要思维模式

中医学和西医学产生于不同的文化背景，由于中西方文化观念和认知思维的差异，导致它们对疾病和健康的认识以及行为方式明显不同，由此形成两类不同的医药健康知识体系。中西医的根本区别之一就是认知思维模式。

我们在学习中医学时，就应充分了解中医所独有的认知思维模式的应用操作方式和特点，并按这种模式去学习中医理论和进行临床实践，只有这样才能更好地进行辨证施治，不断提高临床疗效。在了解中医思维之前，我们还是先从思维的基本知识谈起。

第一节　思维常识

一、思维是什么

从广义上讲，不管是有逻辑的、系统的思考，还是毫无逻辑的东想西想，只要是大脑所想的一切都属于思维活动。

从学术的角度来说，有价值或有意义的思维指的是大脑借助形象或语言，依靠一定的证据或工具，对客观事物进行间接的、概括的反映。这种反映能够揭示出事物内在的本质，以及事物间的规律性、共同性、本质性的联系，属于认识的理性阶段，也是人类所特有的一种高级的精神活动。

二、人为什么需要思维

人类比动物具有更多、更高的需求，除了吃、穿、住、行等物质方面的需求之外，还有个人兴趣、荣誉感、幸福感、自尊心、名利等精神心理方面的追求，要达到这些目的，就必须"想办法"，这个"想办法"的过程就是思维的过程。简而言之，思维的过程就是认识问题、研究问题、解决问题的过程。要完成这样的过程，就要求大脑必须具备一定的思维能力，能够完成对问题的分析、判断、归纳和推理等一系列认知活动。

人类产生思维主要具有以下 5 个层次的需求：

第一层次包括对食物、水、空气、睡眠、性、身体的舒适与健康等生理方面的需要，以保证正常的生存。

第二层次指对生存环境、社会秩序、医疗保障等安全方面的需要，以避免身体受到伤害，享受稳定和健康的生活。

第三层次是对情和爱等情感和审美方面的需要，以提升生活品质。

第四层次是对知识和发挥自我价值的需要，以认识客观事物的本质和规律，不断探索未知世界的奥秘，最大程度实现自我的价值。

第五层次是对尊重的需要，以确立自己的社会地位。

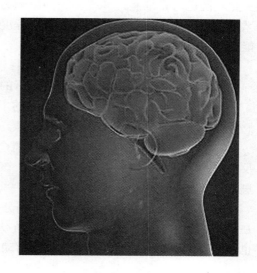

可见，人类产生思维的最主要原因就是为了满足自身的需要。

三、思维的内容有哪些

有关自然、社会以及人类自我等世界上的一切物与事，都可以纳入思维的范围，可以说是包罗万象。思维的内容是人的生存、认知活动和社会实践活动所必需的要素，思维成果以经验和知识的形式被记忆、存储和学习运用。

根据思维对象的不同属性，可以将思维内容分为三类：

1. 有形类思维　所谓有形类思维，就是思维对象相对比较直观，如与动作、形象有关的思维。

2. 无形类思维　所谓无形类思维，就是思维对象相对抽象，或难以用直观的形象表现，如知觉、情感、直觉等有关的思维。

3. 混合类　对以上两类内容同时进行思维。

四、思维模式主要分为哪几类

思维模式是主体与客体在相互作用中，主体内部形成的比较稳定的认识方式，也是文化历史和实践经验的沉淀。思维方式一旦形成，会对主体的行为产生决定性的指导作用。

由于思维模式不同，不同的人观察同一事物就会产生不同的认识。同样一个人也会因思维模式的变化，对同一事物的观察得出不同的看法。

认识思维模式可以让我们了解不同的思维模式具有不同的作用和用途，也可以了解自己是以哪种思维模式为主的，然后根据自己的专业需要，有针对性地来调整和训练自己的思维形式，以利于更好地搞好专业知识学习和开展相关专业工作。

人的先天遗传因素在很大程度上要影响思维模式，但后天受的教育和生存环境的文化氛围也对思维能力具有相当的影响力，因此，思维模式可通过有目的、有计划的系统思维训练来进行调整，可在一定程度上改善思维模式，提升思维品质，增强思维能力。

思维模式可分为以下3种主要类型：

1. 动作思维　以肢体动作语言进行的思维活动。

2. 形象思维　以感觉器官感知到的事物外在形象和属性进行的思维活动，可以此感觉认识现实事物、监控实践活动过程。

3. 抽象思维　用具有严格界定的概念、符号和语言，进行分析、推理和判断，以反映事物本质和规律的一种思维方式。该方式特别注重严密的逻辑论证和检验，并可进行交流和形成理性知识。

在以上3类思维中，还可以进行细分，如知觉思维、直觉思维和逻辑思维等形式，在此就不一一介绍了。各种思维形式在大脑的统筹管理下，在发挥各自作用的同时，也相互协调运行，以实现有效的思维活动。

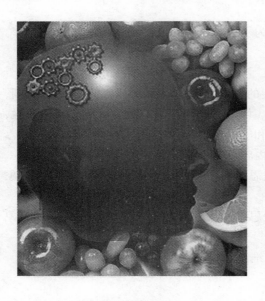

比如，我们看见了既可当做食品、也可作为药物的大枣，首先从外观上可看见它的外形是长圆柱形或椭圆形或球形，表皮较薄，呈深红色，有不规则的皱纹，基部凹陷。获得对大枣的这些印象，我们用的是感觉思维。接着用手拿着大枣放入口中，再用牙咬，这个过程用的是动作思维。品尝大枣后，你知道了大枣的味道，肉质柔软，味道甘甜，口感油润，体会到这些感觉，用的是知觉思维。通过学习相关中药知识，了解到大枣的性温、味甘，归脾、胃经，具有补虚益气、养血安神、健脾和胃等作用，可用于脾胃虚弱、气血不足、倦怠无力、失眠多梦等病症的治疗和保健，这些知识反映了大枣的本质属性和功效，属于理性的抽象思维。以上对大枣的感知过程，包括了看、吃、知等过程，就是综合运用了形象思维、动作思维和抽象思维。

早期的人类主要利用外在形象进行思考，因此形象思维曾经被认为是一种初级的思维，后来很多人又认为形象思维是艺术家所特有的思维方式，逻辑思维才是科学家的思维方式。其实，科学家在研究中不仅要运用逻辑思维，而且一些重大的科学发现和科学发明都与形象思维有关。现在人们已经逐渐认识到形象思维的重要性，将其与逻辑思维并列为人类最重要的两种思维模式。这两种思维各有特点，而无谁高谁低之分。

第二节　世界观影响思维模式

人的任何思维模式都要受到世界观的影响，甚至可以说是世界观决定了思维模式，有什么世界观就会形成什么样的思维模式。

一、什么是世界观

什么是世界观呢？世界观就是主体对整个世界的根本看法。它从总体上指导主体认识和把握世界，比如形而上学的世界观可形成以机械性、分析性为特征的形而上学思维模式；辩证唯物主义世界观可形成辩证思维模式。

二、"天人合一"是中国式世界观的核心

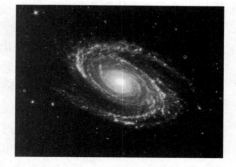

天体运动图景很像正在旋转
运动的太极图

人生存在大自然中，就必然会受到大自然的影响。在大自然中人是非常渺小的生物个体，人只有适应大自然的变化，与大自然融为一体，和谐相处，才能保持健康，即中医所说的"天人合一"。

"天人合一"整体观思想是中国文化中最具本质意义的一大观念，这也是中国人最基本的世界观。整体观思想认为，个体是整体的有机组成部分，但整体并不是个体的简单拼装或叠加。要了解个体必须将其放在整体大背景中去认识，必须注意个体存在的外环境及各种关系，而要认识整体则不能靠切割个体来实现。

人与大自然不是主客体的对立关系，而是相互包容、相互联系和相互协调的一体化关系，人依靠大自然而生存，因此人首先必须敬畏大自然，反过来，大自然才可能给予人更多的舒适的生存环境。

英国《自然》杂志主编坎贝尔认为，中国古代科学方法都是从宏观、整体、系统角度研究问题，其代表是中医研究方法，这种方法值得进一步研究和学习。

中医学认为人的生命活动与天地自然宇宙之间，有着非常密切而不可分割的关系，也具有共同的构成基础，即都是由气所组成，而且也都是按照阴阳消长、五行生克的关系运行。因此，《黄帝内经·素问》特别强调："人与天地相参。"也

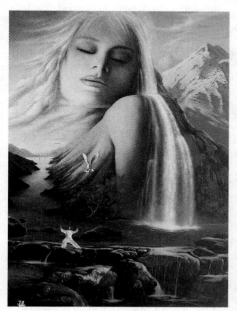

天人合一图

就是说人与自然相通相应，无论春夏秋冬、昼夜、不同的地域环境变化，都会对人体的健康和疾病产生不同程度的影响，《黄帝内经·灵枢》认为："智者之养生也，必顺四时而适寒暑，和喜怒而安居处，节阴阳调刚柔，如是僻邪不至，长生久视。"《黄帝内经·素问》也说："圣人之治病也，必知天地阴阳，四时经纪。"就是说，无论养生还是治病，只要能够顺应四季气候等自然环境的变化，人体生理功能就能正常协调地运行，治疗也能取得更好的疗效。

1. "天人合一"的含义　中医学认为人与天在本质上都是气，大自然中充满了气，人的生命活动是由气的运动所表现出来的，所以，天与人可以在气的层面上相通和相融，一切人事均可效法大自然，即老子所说："人法地，地法天，天法道，道法自然"。

"天人合一"的内涵可以从以下三方面来理解：

一是天人同体　人与大自然是统一的整体，宇宙自然相对于人来说是一个大天地，人则是一个小天地。因此，主张人道与天道的统一。

二是天人相应　人与大自然是相互联系的，人的生命活动要受到大自然季节、昼夜、气候变化的影响，如《黄帝内经·灵枢》所说："人与天地相参也，与日月相应也。"因此，人与自然必须保持和谐才能健康。

三是天人恒变　天道与人道永远处于不断变化之中，不能以一种固定的模式来处理所有问题，因此，要根据实际情况灵活处理。

2. 人与自然的整体关系　中医学在"天人合一"观念影响下，不仅强调人与大自然的整体性，人要顺应生存环境的变化，并认为人体内也是一个小宇宙，同样具有整体性。因此，主张将人体内部的五脏、六腑、经络、气血等组织系统，与人体生存的自然社会环境等外部因素，以及昼夜四时变化的时间因素，进行系统综合地把握和对待。

"天人合一"主张的物我一体的整体观思想，导致了以自我反思、自我体悟为中心的思维方式，因而并不在意从物质角度去认识和把握客体。

3. 人体内的整体关系

（1）人的生命体系　中医学将人体生命活动分为三大功能体系：

一是阴阳能量互动体系　脏腑、经络、气血、津液等生理运行以及四肢、躯体、头面结构，都可按阴阳模式予以阐述。

二是五行生克体系　以反映人体各脏腑经络之间的多通道的联系与制约。

三是气血运行体系　用气机的升降出入和血液循行状况，反映人体内外的物质、能量、信息等新陈代谢活动。

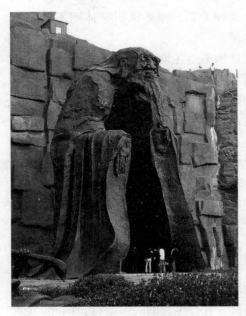
以老子形象设计的建筑物

（2）人的精气神　中国传统医学特别重视对精、气、神的养护，保养精气神也是中医对生命健康的最高认识。精是人体内的物质精华，来源于先天，靠后天水谷补养化生，藏于五脏，要通过养五脏、调情志、忌劳伤来减少精的耗损，达到养精的目的；真气是人体生命的原动力，只有通过真气的推动和温煦，五脏六腑肢体关节才能正常活动；神指精神意识、感情思维等活动，也包括生命所表现出来的生机、活力和灵性。精气神三者密切相连，共同存亡，直接关系着人体生命兴衰。养护好精气神，使精固、神旺、气足，身体坚实，精力旺盛，有益于祛病养生、强身健体、增智健脑、延年益寿。

（3）人的形神　形指人体的肌肉、血脉、筋骨、脏腑等有形的组织器官；神指人的情志、意识、思维等无形的精神心理活动。人是具有高级思维能力的高等动物，精神心理是人生命中最重要的活动，以物质、能量代谢为主的生理性活动和高级精神活动要达到协调统一，才会有助于身心健康，因此，整体观思想强调形与神统一和协调，受此观念的影响中医特别重视人的内心体验和感悟。

第三节　中医象思维

中医象思维属于形象思维范畴，与现代思维学中的形象思维一样，都是以象为中心进行的一种思维活动，但又不等同于形象思维。

一、基本概念

在介绍中医象思维之前，我们先解释几个与"象"有关的概念：

1. 感觉　又称感觉形象，或物象，它是人的感官直接接收到事物的形状、色彩、气味、声音、重量、质地、温度、姿态等外在现象和形象方面的信息，也就是说这是对事物组成方面的个别属性或局部属性的反映，这是人对客观世界最简单的认识。人们从感觉开始认识客观世界的形象，如通过视觉可看见天上的蓝天白云，通过味觉可尝到蜂蜜是甜甜的，通过嗅觉可闻到茉莉花的芳香，通过触觉可触摸到核桃表皮的凹凸不平，通过身体平衡系统还能感知身体处于水平还是倾斜的状态。中医学所涉及的象，包括全身和局部的象，如形、态、神、色、舌、声音、脉等信息，都可以通过医师的感觉器官在收集四诊信息时获得。

2. 知觉　又称知觉形象，它是客观事物直接作用于人的感觉

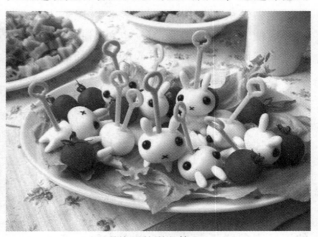

五彩缤纷的彩色糖果

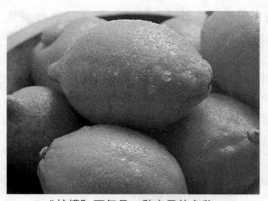

"柠檬"不仅是一种水果的名称，
而且也是思维的一个概念

器官后，大脑对其整体做出的反映。也可以这样来理解，知觉以感觉物象为基础，但它不是个别感觉信息的简单总和，而是根据个体的经验对来自不同感觉器官的感觉信息进行整合后得出的结论。它比个别感觉信息的简单相加要复杂得多，比感觉更深入、完整地反映事物的性质。下面举例说明：

我们看见一个水果，视觉器官感知到了它是黄色的，椭圆形或倒卵形，顶部有乳头状突起，通过口腔的味觉尝到了它是酸的，用鼻子闻到了淡淡的香味，以上这些都属于物象（感觉形象），只有将这些综合起来认识，哦，原来这是一个"柠檬"。"柠檬"这两字就是通过综合感觉形象后对该水果整体形象得出的结论，也就是知觉形象。

感觉是收集到的初步信息，反映的是客观事物的个别属性；知觉是进行了一定加工的信息，反映的是客观事物的整体。不过，在现实中很难对知觉和感觉进行十分清楚的区分，而且感觉和知觉在某些情况下具有一定的相对性，就是在不同背景下，同样的信息既可以被认为是感觉信息，又可被认为是知觉信息。所以，现在有人主张将感觉和知觉结合在一起讨论，统称它们为感知觉。

3. 表象 表象是具体事物不在眼前了还能在大脑中存在的具有一定概括性的感性形象。表象是一种更深层次的观念性形象，它不是对客体真实的反映，而是反映同类事物的一般形象，大脑可以对其进行自由的信息处理。

表象虽然是在知觉形象基础上形成的，但它不同于知觉。知觉是在感觉器官能直接感知对象时才存在，它是尚未内化的外部物象；表象是内化了的意象，在对象从感觉器官中消失后还能存在。表象可以通过回忆使表象呈现在眼前，也可超越客体所处的时空限制，按照人的想象和意愿在头脑中进行分解与组合，创造出各种新的虚构的表象。表象分为以下两类：

（1）**记忆表象** 反映事物外表特征的表象，包括视觉表象、听觉表象、运动表象等。可通过回忆联想这些形象，如曾经亲眼见过的大象、听过的音乐。

（2）**创造表象** 表象在大脑中经过加工形成了新的表象，如将猴子和汽车的记忆表象联系起来，可以在大脑中产

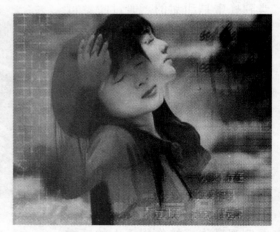

大脑可以回忆、分解、组合各种形象

生一幅猴子开车的图景。

4. 意象 意象是一种主观的高级形象思维活动所创造的形象。也可以说是被赋予了某种寓意或主观情感色彩的表象，但它具有比表象更深刻地反映事物本质属性的特点。表象要受知觉的一定影响，而意象则不受此影响，可以创造超现实的形象。

意象中的"意"代表主观心灵意识或一种心中的图像，"象"代表客观形象。这个"象"具有两层含义：一是指赋予了一定主观色彩的客观形象；二是指以知觉形象和表象为基础，经过分析、综合、抽象、概括后，在大脑中重新建构起来的形象。在创造性上与创造表象有些相似，但不受表象的制约。

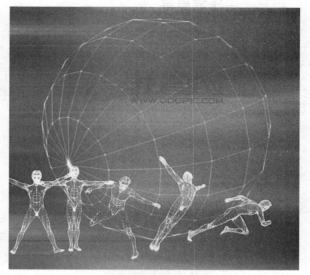

意象可以重新创造形象

意象分为以下两类：

（1）观念意象 从事物属性上做出的一些规定，如太极、阴阳、五行、元气等。

（2）符号意象 借助一些图画符号来代表事物的属性，如爻、卦、河图、洛书等。

二、形象思维

形象思维是以物象、知觉形象、表象等客观物质形象为基础，通过分析、概括、比喻、象征、联想和类推，创造出能够反映事物本质属性的形象或认识的一种思维方式。

物象虽然是各种复杂心理活动的基础，但它并不是形象思维过程中直接应用的形象。物象只有先转化为知觉形象，然后再转化为已摆脱了对客观实物直接再现的表象后，才能进入思维过程。

通过对表象的分析、综合、概括，可以获得对事物本质和一些特征的认识。通过表象的思维，可以将相隔遥远或相距久远的事物的物象同时呈现在主体的观念中。

利用形象进行思维的内容既有直观的客观形象，又有观念性的主观意识。这种思维方式可分为两种层次：

（1）初级形象思维 通过对感官获得的物象进行处理，概括成知觉、表象的一种思维方式。

（2）高级形象思维 通过对表象、观念、言语形象以及图形符号进行主观的联想和想象，来描述或重新创造形象主体，进而揭示事物本质的一种思维方式。

三、中医象思维

概念是人们对事物本质的认识，具有明确的边界规定性。现代逻辑思维以概念为最基本的单元和形式，它要求人们在进行思维和相互沟通时首先必须明确概念，否则就难以正常进行。而中医采取了具有相当模糊性的"象"为最基本的思维单元，不仅彻底避开了"概念"对边界的苛刻规定，而且还使其思维单元常常处于变动之中，具有相对性。比如，A 相对于 B 是阳，而相对于 C 则可能又是阴。这就要求我们在认识问题时，必须注意认识对象所处的具体环境、背景和关系，也就是必须在它所处的语境中去予以"定位"，这也是拘泥于从物质结构实在的角度认识问题的人所难于理解的。

象思维并非十分玄奥、神秘难懂，也并非模糊得没个准儿。象思维来源于大自然和普通生活，无论是人还是自然界中的一切，它们的存在必然会展现出自己的"形象"，中国人称其为"象"。比如：自然界的天象、气象、声象、色象；社会生活的世象、景象；精神生活的心象、意象；中医的面象（望诊）、脉象（脉诊）。为了大家便于理解，举一个最容易理解的例子：一个人高兴了，脸上就会露出笑容。笑起来时最典型的表情是两眼眯缝，嘴巴张开，发出欢快的声音。虽然笑可以分为大笑、微笑、冷笑、苦笑、奸笑、傻笑等多种类型，五官有着不同的表现，但至少两口角必须要上翘，否则就不是笑，这就是"象"的"标准"。这些面部表情就是"象"，代表着人的内心活动。不同背景下的笑有着不同的含义，通过对不同的"笑象"进行解析，就可以探索到这个人的内心世界和真实的心情。

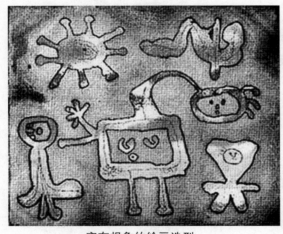

富有想象的绘画造型

通过以上对"笑"的认识和分析，可以发现这是一个典型的"象"的认知过程，它具备了可感知、可理解、可分析、可判断等最基本的认知元素和过程。可见，"象"并不玄奥，而是非常生活化的，这有助于我们对中医"象"和"象思维"的理解。

中医象思维就是通过观察人体所表现出来的征象，运用联想、比喻、比对、象征、类推以及阴阳、五行等推理模式进行演绎，以揣测分析体内的生理病理状况的一种思维方法。在这个思维过程中，其核心是对"象"进行分析并概括成各种"证"，即确定辨证施治的"证"，并围绕"证"进行"施治"。因此，可以说辨证施治的核心其实就是对"象"的认知、把握和应对。这明显不同于以概念为核心的逻辑分析思维。

中医象思维在利用象进行思维的过程中，为了揣测分析机体内部的变化情况，必然会或多或少地带有医者的主观色彩。因此，我们在谈到中医思维时都会提到《后汉书·郭玉传》所载："医之为言意也。"此言后来被精简为"医者，意也"。这个"医"在此仅指中医；这个"意"很多人都理解为意会的意思，据此认为中医只可意会、不可言传，进而就在无意中给中医戴上了一顶玄奥难懂、模糊不可信的"帽子"。

可见，除了有"意会"这层含义之外，还有意境、意念、意象、创意的意思，就是说中医师在面对复杂多变的疾病时，不能仅仅满足于对症状、体征等客观事实和数据的收集和简单分析处理，而且还要进入到那个特定的疾病境界中去，要用内心去领会，尽量发挥创意和想象力去分析处理临床事实和数据，并"创造性"地提出和实施灵活的治疗方案。这个过程实际上就增加了相当的主观色彩，需要中医师从心灵深处去认识和"体悟"，很显然这就具有了一定的创意色彩，与直接地、简单地反映现实拉开了距离，所以我们认为这种思维方式具有艺术性。

《黄帝内经·素问》指出："天地阴阳者，不以数推，以象之谓也。"《周易·系辞传上》也说："书不尽言，言不尽意……圣人立象以尽意。"这反映了象在解决复杂问题时的特殊作用和意义，利用象进行思维的目的就是"尽意"，即达到一定的认识意境。

英国著名中国科技史学专家李约瑟在《中国科学技术史·科学思想史》中指出：《易经》作为"一套精致的（不无一定的内在一贯性和美感力量的）象征及其解释系统"，"在任何其他文明的典籍中都找不到相近的对应物"，而"这些象征被设想为以某种方式反映着大自然的一切过程"。

（一）中医象思维产生的文化背景

任何一个医学知识体系的产生都绝非在书斋里闭门造车完成的，除了需要参与社会实践外，还要受到不同社会文化、意识和认知方式的影响。中国古代经历过多次战乱，古人不可能没有对人体内脏、肌肉、骨骼等进行观察的机会，《内经》中就有不少解剖方面的记载："夫八尺之士，皮肉在此，外可度量切循而得之，其死可解剖而视之。"《灵枢·肠胃》记载："胃长二尺六寸……径五寸……小肠长三丈二尺。"那么，为什么在中医学研究中却放弃了以解剖学为基础的研究方式，而选择了以象为中心的研究方式呢？这主要是因为中医受到了中国古代天人合一整体观思想、元气学说思想以及对时间认识的影响。

1. 天人合一观念　　"天人合一"整体观思想是中国文化中最具本质意义的一大观念，这也是中国人最基本的世界观。整体观思想认为，宇宙是一个不可分割的有机整体，大宇宙包含着小宇宙，小宇宙融于大宇宙之中，也就是说个体是整体的有机组成部分，但整体并不是个体的简单拼装或叠加。要了解个体必须将其放在整体大背景中去认识，必须注意个体存在的外环境及各种关系，而要认识整体则不能靠切割个体来实现。

人与大自然不是主客体的对立关系，而是相互包容、相互联系和相互协调的一体化关系，人依靠大自然而生存，因此人首先必须敬畏大自然，以保持生存发展的可持续性和资源的共享性。反过来，大自然才可能给予人更多的舒适的生存环境。

2. 元气学说　元气学说认为天地间万物都是由元气自然融合构成的，元气可分化为阴阳二气，通过阴阳二气的浮沉、升降、动静等运动，推动着生命的形成和变化。

气既是构成人体生命活动的重要物质基础，又是维持和推动人体生命活动的原动力，也是生理机能的一种反映。中医将气分为元气、宗气、营气、卫气等，元气是最重要的、也最具活力的一种气，也叫真气、正气。《素问·宝命全形论》特别强调了气在生命构成中的重要地位："人生于地，悬命于天，天地合气，命之曰人。"

从某种意义上可以说，人之生命核心就在于气，气是依附于形体上的一种生理征象。

有气则生，生则显现出生命的气象；无气则亡，亡则气息消散，解剖之后不可能寻找到气的踪影，只能看见没有气息的尸体。正如清末何廉臣所说："非解剖法所能知，非显微镜所能窥。"中医学认为，代表生命和功能的气，只有人活着时才能被感知。同时，也认为整体被分解后就不是整体了，并深知破坏人体的整体后对人体健康的不利和危害。

因此，古代中医师在研究人体时，忽略甚至完全放弃了对静态的解剖实体进行研究，而是选择对活体进行动态的整体观察作为最主要的研究方式，也就是透过外在的现象去分析内部的变化，使象思维的存在成为了可能。

《灵枢·本脏》指出："视其外应，以知其内脏，则知所病矣。"《素问·阴阳应象大论》则进一步介绍了透过外表现象认识疾病本质的方法："善诊者，察色按脉，先别阴阳；审清浊，而知部分；视喘息，听音声，而知所苦；观权衡规矩，而知病所主。按尺寸，观浮沉滑涩，而知病所生；以治无过，以诊则不失矣。"这就是中医最常用的象思维方式——司外揣内法。

《黄帝内经·素问》中指出："天地阴阳者，不以数推，以象之谓也。"《周易·系辞传上》也说："书不尽言，言不尽意……圣人立象以尽意。"反映了象在解决复杂问题时的特殊作用和意义，也就是说利用象进行思维的目的就是要"尽意"，即达到一定的认识意境。

3. 对时间的认识　中国文化强调从"时间"的角度认识世界。由于时间是不可分割的，中国人以此认为宇宙是一个对立统一的整体，处于不断的运动变化之中。

以上三方面因素从不同的层面显示出了"不可分割性"。既然一切都是不可以随便分割的，物我同样不能分离，主客体是统一的一元体。因此，只能从宏观整体上动态地对客体所表现出来的各种"现象"、"形象"以及功能状态进行认识，即对"象"的把握。同时，对非人为控制的自然"现象"进行记录、描述和分析，并从关系背景上去分析理解。体现在中国人的思维方式和学术研究方面就是特别强调整体性。这就是整体论产生的认知思维基础。

（二）中医象思维的认识论基础

"有诸内，必形诸外"，这是中国古代文化最重要的认识论基础。早在先秦时期，人们就发现事物的内部与外部之间存在着必然的联系，比如《管子·地数》书中就记载："上有丹砂者，下有黄金；上有磁石者，下有铜金；上有陵石者，下有铅、锡、赤铜；上有赭者，下有铁。此山之见荣者也。"这反映了地质深层与地表的关联性，由此可以地质表层的状况为据进行开采。《黄帝内经》中也论述了事物内外之间的关联："形精之动，犹根本之与枝叶也，仰观其象，虽远可知也。"

中国科学院院士朱清时介绍的"弦论"对我们理解"象"以及经络现象有着很大的启示：20世纪后期，物理学的一个前沿领域"弦论"的发展使我们对物质的看法更进了一步。弦论的基本观点是，自然界的基本单元如电子、光子、中微子和夸克等，看起来像粒子，实际上都是很小的一维弦的不同振动模

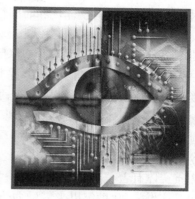
眼睛是心灵的窗口

式，如同小提琴上的弦所发出的音频振动。贝多芬的交响乐，可以用一套乐器把它们演奏出来，但这套乐器本身并不是交响乐。组成交响乐的基本单元是乐器上发出的每一个音符。每种振动模式都对应有特殊的共振频率和波长。小提琴弦的一个共振频率对应于一个音阶，而宇宙弦的不同频率的振动对应于不同的质量和能量。有人还可能说，无论宇宙弦多小，无论人们能否观察到它们，宇宙弦总归是客观实在，它们是组成物质世界的基本单元，因此物质世界也应该是客观实在。此话不准确。组成物质世界的基本单元是宇宙弦的各种可能的振动态，而不是宇宙弦自身。

中医基础理论中利用"象"进行思维的一个最具代表性的学说，就是藏象学说。唐代王冰在疏注《素问》时说："象，谓所见于外，可阅者也。"明代张介宾在《类经》中这样解释道："藏居于内，形见于外，故曰藏象。"

"藏"指的是藏于人体内参与生命活动的五脏、六腑和奇恒之腑等基础构成。在此需要指出的是，它不同于西医解剖学所认识的器官、肌肉、骨骼、组织、细胞、分子等物质实体，而是以阴阳属性和五行关系进行划分的功能体系。也就是说，功能体系所对应的并不局限于解剖意义上的单一物质实体，可能涉及多个物质实体。此外，经络等功能体系至今尚未发现它的"确切的"物质基础，现在我们只能以人体内存在的经络现象作为思维对象。

"象"的本义指动物大象，延伸为形象、现象、象征的意思，后来成为了中国古代哲学和中医学的基本概念。韩非子在《解老》中谈到，由于当时人们很少见到活的动物大象，只能面对死象的尸骨进行回忆，在内心中构想大象生前的样子，这就引出了一个重要的概念——"想象"。以后，大家就将在内心中构想出的事物形象，或有主观参与的形象思绪，称为"象"。中医的象也可以说是人体精气神的综合表现，有诸内必形诸外，中医的阴阳、五行、五运六气等学说都蕴含着气与象的信息。

中医学藏象的"象"指的是人体五脏、六腑和奇恒之腑在正常与非正常状态时，所表现出来的具有生理和病理意义的现象，这也是中医在分析病因病机、做出诊断、辨证施治等临床思维中所需的重要物象。它反映了中医学并不从解剖上去寻找"物质基础"的变化，而是注重动态地关注机体不同的功能状态所表现出来的不同的"象"，

因此特别强调它的整体性和时间性。

中西医的根本区别之一就是认知思维模式，西医以物质实体解剖学为基础，中医则以"象"为中心，从整体、关系和背景等角度对客观事物进行认知。具体来讲就是，中医对人体生理病理的认识，并非以物质实体为"直接"依据，而是构建了一个"间接"与物质实体联系的系统——脏腑经络气血系统，其核心就是"象"。中医的脏腑概念包括了藏于体内的脏器和表现于外的生理病理现象等两个方面，因此，更准确地说应称脏腑为"藏象"。虽然经络现象客观存在，临床疗效确切，但经过几十年的努力至今未能寻找到物质实体。其实，经络与脏腑气血等都是一种"象"的存在，它们只与物质实体有着"间接"的关系，因此，从寻找物质实体的角度去研究经络必然难以成功。这也是 20 世纪以来借助西方现代科学思想、仪器设备从物质结构的角度去验证、研究中医总是失败的根本原因，正确的方式应当是围绕着"象"来展开研究。

有关藏象学说的系统知识将在以后的学习中涉及，在此就不多述了，仅提示同学们注意，在刚开始学习中医学时，不要将中医对人体结构及功能体系的认识与西医相混淆。

（三）中医象思维的基本模式

《灵枢·本脏》指出："视其外应，以知其内脏，则知所病矣。"《素问·阴阳应象大论》则进一步介绍了透过外表现象认识疾病本质的方法："善诊者，察色按脉，先别阴阳；审清浊，而知部分；视喘息，听音声，而知所苦；观权衡规矩，而知病所主。按尺寸，观浮沉滑涩，而知病所生；以治无过，以诊则不失矣。"这就是中医最常用的思维方式，即司外揣内法。

中医司外揣内方法是指通过观察人体外在的表现，即"象"，以揣测分析其体内的健康状态或病理变化的一种思维方法，可以说是"透过现象看本质"的认识过程。中医诊断疾病不像西医那样，需要将人体解剖开来看清楚了发生病变的组织器官，或借助仪器检查清楚了病理变化情况，然后才能据此做出诊断和给予治疗。而是通过类似现代控制论的"黑箱理论"的方式来认识人体和疾病，所谓的"黑箱"是指不能打开直接观察其内部状态的系统。通过对黑箱进行一定的信息刺激，观察其输出的信息，分析出内部的变化状态。

中医从长期的临床实践中认识到了人体体表与体内脏腑经络存在着相对应的生理关联，因此可以从体表的异常变化推导出体内的病理变化。这种对应关系尽管不能十分精确地反映客观实际的情况，也存在着一定的模糊性，但却仍然能够从属性上反映出体内处于正常或异常的状态。比如，根据声音的高低和力度可以判断肺气的强弱状态；根据舌质的红或淡白可以判断体内是否有热。

司外揣内这种认知方式的核心就是"象"，就是通过观察人体所表现出来的征象，以揣测分析体内的生理病理状况的一种思维方法。中医主要通过望、闻、问、切四诊获得临床"象"信息：

望诊　主要观察神气、舌象、肤色、体形等。

闻诊　主要听声音。

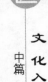

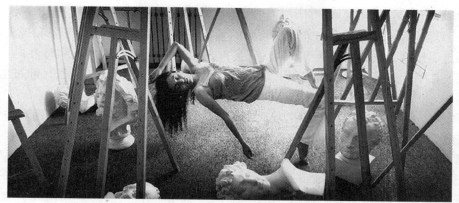
将各种相关的或看似不相关的"象"整合起来可获得新的认知

问诊　主要了解患者的主观感受。

切诊　通过中医师的手指对患者体表某些部位进行触摸按压从而获得脉象。

由于四诊所得都是"象"信息，因此，望、闻、问、切所收集的临床信息可分别被称为面象、舌象、心象（患者的主观感受）、脉象等。可见，由体内显示于外的各种象，就成为了中医认识健康和疾病本质的最重要的依据。元代朱丹溪肯定了这种认知方式："欲知其内，当以观乎外；诊于外者，斯以知其内。盖有诸内，必形诸外。"那么，中医是怎样发现司外揣内这种认知方式的呢？

一是认识上的发现　中国古代医家在长期的临床实践中发现，人体内脏腑经络气血功能异常而发生病变后，就会相应地出现某一个症状或某一组同时出现的有一定关联的症状，而这些症状消失后又可恢复正常的生理功能。这样就直接从人体上发现和总结出了生理与病理、体内与体外征象之间存在着的"对应关系"，从而创造了司外揣内这种认知方式，也证明了它的实践价值和正确性。

二是控制上的实践　仅仅了解体内变化与体表象之间相关联是不够的，还必须能够通过收集病理象信息，对病理状态的机体进行调控，这才是诊疗的目的。中国古代医家通过大量的人体试验和观察发现，在患者出现某一种症状或某一组症状（证型）时，通过给予一种药或一组药（处方）就能够消除这些症状，最后总结出了药物与症状或证型之间的"对应关系"。它虽然不像现代药理学那样去分析药物产生疗效的机理，但却在实践上获得了巨大成功。通过对"象"的把握，利用与症状相对应的药物，调整体内异常的病性状态，取得了较好的甚至是神奇的疗效。

既然不依据对解剖物质实体的认识，也能获得临床疗效，自然就放弃了走解剖这条路，逐渐走上了以"象"为核心的认知思维之路。由此，最终形成了今天我们所见到的与西医认知相对应而又相互补充的中医学。

中医辨证施治的核心就是对"证"的认识和把握，而"证"其实就是对"象"的概括。辨证施治整个思维过程都是围绕着"象"而展开的，其思维过程我们称为"象思维"。这也是与以解剖物质实体为认知基础的西医的根本区别。可见，象思维不仅主导了中医药的临床思维过程，而且也成为中医药文化三大核心最重要的构成要素。

（四）中医象思维的几种常用方法

1. 观物取象 观物取象是在收集物象的基础上，借鉴其他事物的形象和现象特性，通过联想、比喻、象征、类推等方式，直接推论出主体所具有的本质和特性的一种思维方式。在整个思维过程中始终以"象"为主要媒介和思维活动的依据，经过触类旁通引起联想，推导出相应的结论。

《周易·系辞》中说："古者庖羲氏之王者天下也，仰则观象于天，俯则观法于地，观鸟兽之文与地之宜，近取诸身，远取诸物，于是始作八卦，以通神明之德，以类万物之情。"同时，该书对"象"进行了这样的解释："是故易者，象也；象也者，像也。"这种思维方法常常用实物的形象或特性来象征一些抽象的概念，如用山上的石块来象征"硬"，用火来象征"热"，用冰来象征"寒冷"等。《周易》中用天、地、雷、风、水、火、山、泽等8种大自然的物和象，来代表世界上最基本的8类物质运动形式或功能属性，并抽象出乾、坤、震、巽、坎、离、艮、兑等八卦。中医也有不少象征事例，如《黄帝内经》中的"心者，君主之官也，神明出焉"，就是用君王的至高地位和统帅权威，来形容心在人体内主神明的主导功能。

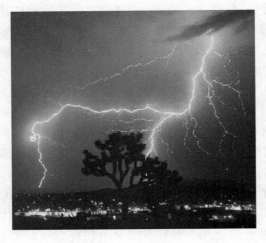

这种思维方式还可以从某事物的形象或特性得到某种启发，以使另一事物得到借鉴，如《周易·乾卦》中的一句名言："天行健，君子以自强不息。"就是用大自然的刚健和生生不息，来推导出君子应具有的品行。

需要在此强调的是，以上涉及的象主要是物象，这是最初级的一种象，还有比这些具体物象更高一层的表象、意象以及象数之象，这些都是可以进入象思维过程中的象。比如，中医对心之象的获取，并非直接去检查心脏的物理形状及大小等特征，也不是去检查心的生理生化指标，而是通过四诊收集心主血脉、主神志、在体合脉、其华在面、开窍于舌及汗为心液等功能状态，去获取心之象，然后再进行详细的比对，从而判断出心脏的功能正常与否。所以，中医取的象不是简单的物体形象。

2. 取象比类 取象比类就是运用直观的形象、事物的属性以及特定的抽象符号，通过比对、象征、模拟等方式，得出对主体的认识结论的一种思维方法。

取 就是收集和筛选。

象 就是事物的形状、颜色、质地、构成、气味、味道等外部物理形态，以及习性、性质、功能、生长时间和地域等外在表现及属性。在人体就是躯体、四肢、头面等体表的形态，以及体内脏腑经络气血在体表的正常生理反应和病理变化。

比 就是比对分析。

类 就是类别与属性，在人体包括正常的健康状态和不正常的病理状态，可归结为某种证型。

取了象为何还要比类？这是由于"象"具有一定的模糊性，它不像概念那样能够进行精准的定义，因此只能在不做定义的前提下，选择一些尽量直观的象，进行恰当的比喻，以表达出较深的本质和规律，使其他人能够感觉、体验和理解，这就要求研究者具有较强的直观体验和深刻的洞察力。如《素问·玉机真脏论》中所说的春脉如弦、秋脉如浮，就是用了相对比较容易理解的琴弦之弦、水中漂浮物之浮来形容比较抽象的春脉和秋脉。可见，取象的目的就是为了对其进行归类，以认识事物的本质属性。

"人与天地相参，与日月相应"。这是古代中国人对人与自然关系的最核心观念，中医正是在此观念的影响下来认知人体，并以阴阳五行之"象"作为类比推理的基本范式，通过对患者的体外之象、脉象、舌象的分析，运用阴阳、五行、四时、脏腑辨证、经络辨证、六经辨证、卫气营血辨证等思维判断，推测出内脏的状态。以下介绍取象比类在中医学术和临床中的几种应用：

（1）人体结构和生理变化 《灵枢·邪客》中说："天圆地方，人头圆足方以应之。天有日月，人有两目。"中医用五行的配属来形容五脏的特性，如"肝象木而曲直，心象火而炎上，脾象土而安静，肺象金而刚决，肾象水而润下"。甚至用社会上的官职来表示五脏的功能关系，如"心者，君主之官，神明出焉"。

（2）致病因素 中医根据不同疾病的特性进行了归类，反推出疾病的致病因素，主要有风、寒、暑、湿、燥、火等六淫以及喜、怒、忧、思、悲、恐、惊等七情。如认为具有病位游移、行无定处等特性，出现手足抽搐、震颤症状的疾病，其致病因素就可判定为"风邪"，这是因为风具有善行、数变的特点。

（3）疾病症状 用生动的生活化语言来比喻疾病的状态，如发热表述为"翕翕发热"、"蒸蒸发热"，恶寒表述为"淅淅恶风"、"啬啬恶寒"，阳毒面赤表述为"面赤斑斑如锦纹"，阴毒身痛表述为"身痛如被杖"，湿邪所困表述为"腰重如带五千钱"等等。

（4）诊断 《素问·五脏生成》中指出："五脏之气，故色见青如草兹者死，黄如枳实者死……此五脏所生之外荣也。"用青如草兹和黄如枳实来说明五脏精气衰微，预后不良，极有可能为死候。

（5）治疗原则 中医在确定治则时常从生活常识中受到启发，如水烧开了需要揭盖，来表述宣肺气的治法，即"提壶揭盖法"。还有"釜底抽薪法"、"增水行舟法"、"引火归原"、"导龙入海法"等治则，都是从生活中得来的。《温病条辨·治病法论》还谈到："治上焦如羽，非轻不举；治中焦如衡，非平不安；治下焦如权，非重不沉。"这也是一种生动的形容。

此外，通过取象还可以将主体与其他对象进行比较，如果它们存在着一些相似或相同，则可进一步推导出它们在其他方面也有可能相似或相同。如中国古人认为核桃仁的纹路形状像人的大脑，所以认为核桃存在着大脑所需的营养成分，在通过实践后推导出核桃具有补肾健脑的功效，因而主张吃核桃补脑。这个结论被现代营养学研究所证实，因其含有丰富的蛋白质、磷、钙、多种维生素、磷脂以及大量不饱和脂肪酸，能有效地促进神经细胞的活力，增强脑血管弹力，提高大脑的生理功能。

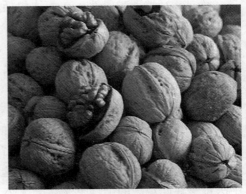

核桃仁的纹路形状很像人的大脑

民国时期著名中医学家张锡纯认为鸡能够吃小石子等坚硬的东西，由此认为鸡内金具有"善化瘀积"的功能，于是将其用于血瘀癥瘕："是以男子疝癖，女之疳痕，久久服之皆能治愈。"他还介绍到："女子干血劳之症，最为难治之症也，是以愈者恒少。唯善用鸡内金者，则治之多能奏效。"有位患有产后癥瘕的患者，曾经服过一些活血化瘀的药，但效果不好，后来找张锡纯治疗。张锡纯在保留三棱、莪术、水蛭等活血化瘀药的基础上，增加了鸡内金，结果服用10多剂后，"下紫黑血块若干，病遂痊愈"。张锡纯发现鸡内金具有化瘀功效，就是运用了取象比类的思维方式。

3. 象数 象数方法是指通过使用太极图、阳爻和阴爻的多种组合、河图洛书、天干地支等具有属性性质的抽象图式，以此象征、认识事物的本质特征和变化情况的一种思维操作方法。这种思维过程就是"以数取象"，然后"以象尽意"，这可以说是最具中国式思维特色的一种思维形式。

"象"指事物外在和内在所表现出来的形象。《易传·系辞上》说："圣人有以见天下之赜，而拟诸其形容，象其物宜；是故谓之象。"

"数"包括有两类含义，一是具有定量化性质的"数"，二是代表一定属性的"易数"，如五行之数、八卦之数等，这种数也是一种特殊的象。如《素问·五运行大论》中所说："天地阴阳者，不以数推，以象之谓也。"

（五）中医临床象思维的操作流程

思维活动是一个非常复杂的生理心理过程，从中医临床的角度来看，主要包括收集临床信息（通过四诊获取）、分析信息（去伪存真，排除假象）、综合信息（将各种零散的信息，综合起来进行整体性的思考）、概括信息（通过推理判断，得出结论）。

太极、阴阳、八卦、河图洛书示意图

中医临床诊疗上，首先运用望、闻、问、切等四诊方法，收集患者病变的各种症状、体征等病理表现（即感觉形象和知觉形象），通过运用八纲（阴、阳、表、里、寒、热、虚、实）、脏腑、经络、气血津液、卫气营血等辨证方法，以确定疾病的病因、病性、病位以及正邪斗争的状态（即表象），最后将其概括成某一种证型，即对疾病发展过程中某一个阶段的病理属性的概括（即意象）。以下对临床上最常见的感冒的认识，做一下意象思维的推导：

第一步：收集"感觉形象和知觉形象"层次的信息　在夏秋季，不少人感冒后出现发热、汗出、微恶风、头胀痛、咽喉红肿疼痛、口渴喜饮、咳嗽、痰黏或黄、鼻塞、流黄涕、舌尖边红、苔薄白微黄。通过触觉可以感知该患者的体表热乎乎的，并且有分泌的汗液；通过视觉可以看见红肿的咽喉、咳出的黄痰；患者还自述头胀痛。以上这些临床症状，都属于患者感冒后，身体上出现的多个客观反映，属于"感觉形象和知觉形象"的范畴。

第二步：处理"表象"层次的信息　综合以上感觉形象和知觉形象后，可以在"表象"层次得出一个结论，就是这人患感冒了。如果这位患者以发热、咽喉红肿疼痛、咳嗽、痰黏或黄等具有热性的症状为主，可以得到该患者的病性为温热的认识，这就是"表象"层次的认识。

第三步：获得"意象"层次的辨证结论　再进一步分析，可以认识到这位患者是在夏秋季的气候变更之时，由于风邪与温热之邪联合侵袭肺卫，导致卫表不和、肺失清肃所致。据此可辨证为"风热感冒"。我们最后得到的"风热感冒"这个结论，就是对该病的本质属性上的认识，即"意象"层次的认识。

通过以上分析说明，象思维在感觉形象、知觉形象、表象的基础上，可以不依靠具体的实物检查数据，就能够得出对客体对象本质特征的认识。这种思维过程并不需要十分严谨的逻辑推理，而仅依据观察和筛选出来的各种象的信息，对其进行比对和归类，就可推导出体内状况，并认识到人体内的健康和病理状态。

从现代思维学的角度看，这个过程综合地运用了观察、比较、归纳、推理和辩证等多种思维方法，但其核心是"象"。这是一种不破坏整体、由表测里或借助其他事物的特性，通过观察分析脉象、舌象、面色以及其他体征和症状的情况，通过比对、分析和判断，将其归于某一"证型"的类别，以此判断出五脏六腑的功能状态和疾病的变化。这也是一个典型的"取象比类"的思维过程。比如，"心主血脉"、"心开窍于舌"，心血的盛衰可以从脉象和舌象上反映出来，如脉和缓有力，节律平和，舌质红润，活动自如，则表示心血强盛；脉细弱无力，舌质色淡，则心气虚或心血少。再比如，如果出现身热、大汗、口渴、便秘等病情，犹如大火燃烧、灼热难耐，则可将其归于热病类型。

（六）中医象思维的特点

1. 直观性　象思维以运用象为主进行思维，因此它具有一个很明显的特点就是直观易懂，不管是具体的形象还是抽象的图形符号，都容易被人较为直观地感受。比如，中医在描述生理病理现象以及制定治则时，常常通过形象的比喻来反映事物的本质属性，如"春脉如弦，夏脉如钩，秋脉如浮，冬脉如营"，将发热描述为"蒸蒸发热"，将腰沉重形容为"腰重如带五千钱"，将治疗肺失宣降、小便不利的治则比喻为"提壶揭盖"等。

2. 概括性 由于象思维是对整体从形象上进行大体的把握，或对形象进行典型化的概括，因此不具备准确的、逻辑性强的分析结果。

3. 相对性 象思维所获得的象，在很多情况下都是一个相对的概念，并非固定不变。比如，阴阳就是两个不断相互转变的认知，如将受到阳光照射的地方定为阳，照不到的地方定为阴，那么，在阳光照射方向改变的情况下，原来的阴面受光，则成为阳，而原来的阳面又背光，则成为阴，因此这两个部位的阴阳属性也随之而改变。所以说，阴阳的属性是相对的。

4. 创造性 象思维不是简单地对形象进行感性的认识，而是运用形象进行想象和联想，可能产生出新的形象，因此这种思维方式具有很大的创意性，所以其思维结果和处理方式有可能就是多种多样的。可不受任何约束，自由地产生思想和结论。

5. 模糊性 由于象是对整体的动态反映，难于对其进行准确的概念和精确的量化表述，因此具有模糊性。

第四节 灵性思维

一、基础知识

灵性思维是不受固定的逻辑规则约束，以自身经验与智慧，快速直接地洞察领悟事物本质和属性的一种思维方式。这种思维方式常常使人突然间有了"灵感"，获得想要的结论，也就是大家常说的"灵机一动"，所以我们将其称为"灵性思维"。由于灵性思维避开了感性经验和理性分析，所以无法解释得出结论的理由。

灵性思维是一种明显的感性认识。有句名言叫"医者，意也"。说的就是在面对错综复杂的病情时，医生除了要靠学习的医学知识和积累的临床经验的正确运用之外，还需要用心去领悟和意会，才能获得最好的诊治效果。有时甚至在久思不得其解时，在瞬间即"悟"出了道理而获得真知。因此，

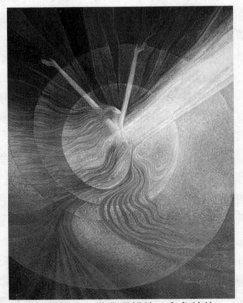

灵性思维是一种非逻辑的、意象性的并带有模糊性的思维模式

中国古代哲人都主张用心灵去领悟和把握宇宙的本源，如庄子的"乘物以游心"、张载的"大其心则能体天下之物"。

灵性思维具有以下特点：

1. 直接性 没有象思维的联想过程，可直接从现象获得对事物本质、结构、功能及其他属性的认识。

2. 快速性 可在瞬间获得认识的结论。

3. 非自觉性 在不自觉的状态下，由潜意识的活动完成。

4. 预感性 能够预知事物在未来的发展大趋势。

5. 模糊性 得出的结论具有一定的模糊性。

6. 随意性 没有经过严格的逻辑推理，具有一定的随意所为的性质。

二、操作方法

1. 直觉方法 直觉是一种非逻辑抽象思维的跳跃式思维形式，它基于个人经验、经历和理论素养，思维主体通过潜意识的思维活动直接觉察和认识事物的本质规律，常常表现出人的领悟力和创造力。

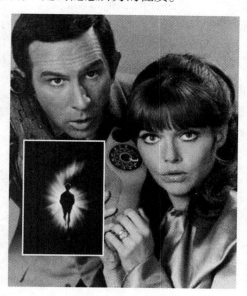

一眼看出其深藏的奥秘

不少现代科学家都十分肯定直觉的存在和价值，爱因斯坦甚至明确地指出："我相信直觉和灵感。"前苏联科学史专家凯德洛夫则更为直接地论述道："没有任何一个创造性行为能够脱离直觉活动。"美国化学家普拉特和贝克曾对科学创造中的直觉思维进行专门研究和调查，结果表明：33% 的创新者认为自己经常得力于直觉，50% 的科学家认为自己取得新突破的过程中偶尔得益于直觉。英国著名中国科技史专家李约瑟教授也认为："这种直觉－联想的体系有其自身的因果性及其自身的逻辑……在协调的思维中，各种概念不是相互之间进行归类……而是由于一种'感应'（inductance）。"

中国科学技术大学校长、中国科学院院士朱清时对中国传统文化擅长的"直觉认知法"给予了肯定："中国传统文化实际上是基于直觉的认知法，但它并不是单纯的直觉认知，其中也有形式逻辑，也有推理，但后者一直没有发展成主流。中国传统文化中占主流的方法一直是直觉认知，因为中国人从一开始就想从整体上来认识和处理复杂事物，没有把复杂事物分割成一个个单元来认识它。例如，中国人强调'天人合一'，就是说人和整个宇宙是合为一体的，这一思想很长时间在中国占主导。一旦接受了天人合一和整体观的思想，认识事物就不能再用西方的'实证＋推理'的方法了，而是要通过经验和直觉（顿悟）的方法来认识世界。"

直觉思维以经验为基础，思维主体将感知到的信息储存在记忆中，只有在记忆能够提供相关信息启动这种特殊思维过程时，直觉才有可能产生。如中医师在诊断患者病情时，能够凭直觉做出正确的辨证施治方案，首先必须具有丰富的中医理论知识和记忆中临床经验等信息的储备。否则，做出的任何结论都可能是凭空的臆测，所以直觉仍具有理性价值。

2. 灵感方法 灵感是以所学的知识和经验为基础，在思想高度集中或大脑受到外界某种信息刺激的情况下，瞬间产生的一种具有突破性、创造性的思维活动。它能够对久不得其解的问题，突然得到具有启发性的一个线索或初步的认识。

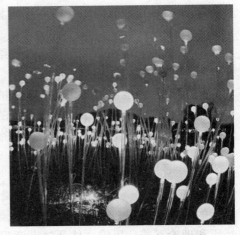

思想深处不断产生出一个个灵感

产生灵感时，人的心情一般可能会处于高度兴奋状态，在猛然间灵感就产生了，而且来得快，消失得亦快，所以也有一定的模糊性。

（1）实物诱导性灵感 看见某种实物、形象或现象后，思维主体突然产生灵感。

（2）思想启发性灵感 在阅读、思想交流等情况下，思维主体受到某种观念、思想和原理的启发，而突然产生灵感。

（3）情景触动性灵感 在某种特定环境、气氛的感染下，思维主体触景生情而产生灵感。

3. 顿悟方法 人们在研究和处理各种问题中，常常会陷入这样一种状态，虽然经过了反复的思考，仍然百思不得其解，但有时候却在突然间"茅塞顿开"，寻找到了解决问题的突破口和清楚明确的结论，就如南宋辛弃疾《青玉案·元夕》诗词中所描绘的那样："众里寻她千百度，蓦然回首，那人却在灯火阑珊处。"这就是顿悟。

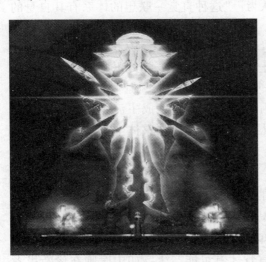

突然间茅塞顿开

顿悟主要在于自我的"觉悟"、"心悟"，得到的是"什么"或"为什么"的结果，具有一定的清晰性、持续性。道家的"悟道"、儒家的"豁然贯通"、佛教的"立地成佛"，都属于顿悟思维方式。

4. 内视方法 内视是指在排除内心杂念和外界干扰的情况下，入静安息，闭目凝神，内窥体内某部位，从而获得对自身的调控和认知的一种思维操作方式。李时珍称这种方法为"内景返观"，他在《奇经八脉考》中强调："内景隧道，唯返观者能照察之。"此处的内景指藏象，隧道指经络。返观者指修炼之人。

第五节　模糊思维

在大千世界中有很多事情和现象，都多多少少地具有一些模糊性和混淆不清，让我们难以把握。比如，很多事物的边界不清，冷与热、高与低、活动与沉静、升与降、内与外等关系中都存在着模糊的中间区域。中医所讲的"阴"和"阳"就是一对典型的模糊概念。

按照一般的审美标准来评价，我们大致可以区别典型的"美"与"丑"，但对于美与丑之间存在的这个很大的模糊区域，就很难用清晰的量化标准进行界定了，只能用比较美、很美、比较丑、奇丑等模糊概念形容。再加上不同的人具有不同的审美标准，就会得出完全不一样的评价结果。比如，你认为 A 长得很美，真是一位美人，但也许他认为那是艳俗，因此并不欣赏这种美；你认为 B 长得不漂亮，但他可能认为 B 五官端正而不俗，仍然很欣赏她。

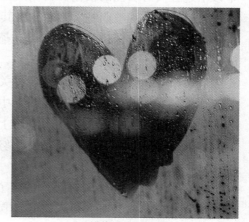
模糊也是一种美

如果我们再涉及人的主观心理层面和精神领域，就会接触到更多的模糊问题。比如，谁能对疼痛、忧虑、烦躁、情感、饥饿进行量化，用数字表示出来？疼痛有多少度？爱情有多深，这个深有多少米？肚子饥饿到什么程度？这些都是不能度量的非常模糊的问题。

一、基础知识

模糊思维（fuzzy thinking）是人们在难以用清晰的量化方式来处理一些概念外延不清晰的事物和现象，以及错综复杂关系时，只有从整体上和事物的关系上进行宏观把握，通过对相关要素进行对比分析判断，揭示出事物背后的深刻内涵和发现事物的性质特征的一种思维过程。

在日常生活中，人们对内与外、上与下、动与静、升与降、冷与热、阴与阳等概念，一般都是从属性上进行理解和把握，在很多情况下也并不需准确的量化数据为依据，就能解决一系列实际问题。可以说，模糊性并不意味着就是糊涂或不可靠，更不意味着就是错误，这是因为世界太复杂了，在很多情况下只能从整体上进行动态的把握，没有任何办法、也没有必要对任何事情都要给它弄明白，这就是模糊性产生的认识论基础。

思维的模糊性是多方面的。首先，由于客观世界太复杂，有可能目标本身就不明确，或者是难以明确，因此具有一定的模糊性。其次，在人们的认知思维过程中存在着多方面的模糊因素，如感觉是对客观事物个别特性的反映，由于思维主体感觉上的差异，可直接导致感觉的结果（物象）具有一定的模糊性；知觉和表象都是在物象的基础上，在大脑中形成的新的形象，必然存在一定的模糊性。第三，人的语言描述受到自身的学识、知识和经验的影响，在描述事实时可能会渗入一些主观的东西和由于认识上的局限，做出的最终结论也会存在模糊性。因此，我们在涉及模糊问题时，思维就不必固守"A 是 A，A 就必定是 A"这种准确原则，而可以灵活地采用模糊原则："A 是 A，但又不一定就是 A"。

中医"天人合一"的一个重要特点就是强调整体性，所谓整体性就是宏观的、笼统的、模糊的把握，很难做到精确和量化，因此形成了自然模糊的思维方式。中医整个诊治过程具有明显的模糊性：从四诊开始就收集模糊的临床信息，如舌象、脉象等，然后对其进行推理、归纳、判断，将其确定为仍具有模糊性的某种证型，最后采取还是具有模糊性的方药进行治疗，而有趣的是，其结果却并非模糊，患者能够清晰地反映病情好转了。无数次实践早已证明，模糊并不是稀里糊涂的认识和胡乱瞎猜测，而是强调对事物属性、动态变化和各种关系的总体把握。这种在模糊的象思维指导下的临床诊治是有效的。所以，不能因为中医具有一定的模糊性，就认为这不是正确的知识。更不能自以为比古人聪明，就对上千年临床积累的传统医学知识随便否认，而是应当抱着谦虚的态度，认真地学习，努力掌握那些虽然模糊但行之有效的中医认知思维模式和诊疗技术。

中医学上千年的临床实践也证明了模糊思维的应用价值，从某种角度可以说中医就是模糊思维的产物。例如，"太极"是我国古代的一个最重要的哲学概念，也是一个典型的模糊思维模式。"太"者大也，"极"者无限也，"太"大到什么程度，"极"小到怎样的微细，没有明确的数量意义上的说法。

再来看一下太极图，这是从形象上直观地对太极思想的高度概括。太极图是由相互环抱的一黑一白鱼形色块组成的圆，代表了事物阴阳的两个方面，中间的 S 线条代表着运动变化，显示出旺盛的生命力和优美的韵律感。最有趣的是鱼形中互嵌的黑白小圆点，表示阴中

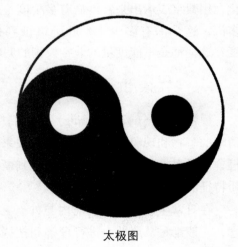

太极图

有阳、阳中有阴，淋漓尽致地展现了这种认知思维的模糊性和包容性。

中医师通过望、闻、问、切从患者身上获取的神态、气色、声音、气味、脉象等信息，很难进行精确的量化，只能获得模糊的印象。中医辨的证，如肝肾阴虚、心肾不交等，也都是一些模糊思维，只要具备一些主要的物象，即可定为该证，至少现在

还没有数量化的检查证据，但这并不影响中医师对病况、病性的判断。

在用药上，虽然有一定的度量标准，但中药材都是天然生长，再加上不同地方生长、不同年份和不同季节采集以及不同部位的药材，其品质都是不同的，如果要从有效成分的含量上来说，实际上也只能是一个模糊的用药过程。如果都是模糊不准确，为何中药还有效呢？这是因为在中药使用中更强调的是属性的配合，除了一些特殊用药必须严格控制外，一般来说在剂量上大致相当即可，不可能像西药那样精确到克和毫克。其实，西药的精确也未必都能收到同样的效果，因为人还有个体差异。

中医的"治未病"思想，也是一种模糊的认知思维方式。《黄帝内经》最早提出"不治已病治未病"，这个"未病"状态指的并非就是没有病，而是有些类似现在的亚健康，就是处于健康与疾病之间的一种模糊状态，从西医临床检查指标上看，可能一切都是正常的，但就是主观感觉身体某些部位不舒服、心里感觉很累、打不起精神、疲劳不堪等。中医仍然可以依据这些不具备疾病诊断意义的临床模糊信息，进行辨证处理。

以上分析给予我们这样的启示，一是在学习中医学时应当重视对模糊思维的理解和应用。二是对很多临床知识或技能的应用，不一定非要完全弄清楚了物质基础或原理以后才去用、才敢用，只要老师应用行之有效的治疗方法，都可以采取模糊的学习和应用模式，以实用为目的，先使用了再说。

模糊思维具有以下特征：

1. 简便性 模糊思维不需要掌握太多的信息，可以凭借少量必要的信息就进行思维。

2. 整体性 模糊思维注重对事物整体性的把握，可以通过感官获得的感性材料直接进行思维。

3. 敏捷性 模糊思维强调事物鲜明的属性，这些属性能够迅速引起思维活动。

二、操作方法

世界虽然复杂多变，但在很多情况下，思维过程本身并不必要寻求精确，只要在特定的语境下仍然能够让我们准确地理解和把握客观世界。当然，有些时候甚至还需要一定的模糊性，没有必要处处强求准确的量化数据。比如，我们认识了一位新朋友，只需大致记住他的相貌特征即可，完全没有必要去测量他的五官、身体的数据或比例。如果真要以数据来说明问题，那么，每次见面都要先复查这些数据以检验其真伪。这岂不成了一大笑话？假设相隔数年再见这位已长胖或已消瘦的朋友，那些数据不符，是否就否认是这位朋友，这岂不荒唐？

再如你多年不见的小学同学，相别几十年后又重逢，大家都从小孩长大成人，但你仍然可能一眼就认出来，或只要稍加辨识也能认出来。如果从量化的信息数据上来处理，可能很难辨识，这也证明了大脑具有处理模糊信息的能力，而且能够对一定程度上变化了的数据进行模糊的判断，从而获得正确的结论。

以上两个大家习以为常的生活实例说明，虽然大脑可以不以准确的量化数据为判断依据，但它实际上记住了面部具有特征性的比例关系，或痣、疤痕等标志性的附生物。当然，再往深讲，就是还有每个人不同的气质或气场，这也是难以描述和量化的模糊信息。

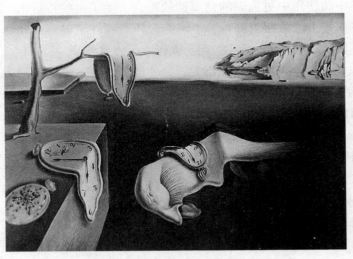

模糊或出现一定的变形也许是很有趣的图景

中医的症状群是一组模糊的信息，中医的证则是对模糊症状群做出的模糊的病理判断。《素问》中的"察色按脉，先别阴阳"，就是一个典型的模糊思维过程。这种模糊诊断方式强调的是对疾病寒热属性的鉴别，它在病性的判断上并不模糊，所谓模糊实际上是指并不依赖量化的数据，就能认识疾病的本质属性。比如，中医临床上发现患者出现发热、汗多、面赤、烦躁、口渴喜冷饮、神昏谵语、便秘或泄泻热臭、小便短赤、舌红苔黄燥及脉洪数等症状时，并不需要测试体温、检查身体的白细胞数量是否升高，就可以根据这组症状，模糊地判断出疾病的病性为热，再进一步可以分析出这是由于人体感受温邪或暑气后所致的热病，或是由受寒后化热而引起的热病。

课外活动

一、思维训练可以促进思维模式的转变

人的思维模式一方面要受到来自遗传的影响，另一方面也会经过后天的训练而得到一定的改变。中医新生所具备的逻辑抽象思维能力，实际上主要还是来自于中小学时期的训练，这也证明了思维模式是可以转变的。

从总体上来看，中医以象思维、灵性思维和模糊思维为主要思维模式，可以将其概括为右脑思维，这可能与中国人使用象形文字有关。因此，在学习中医时，应进行必要的思维模式转换和对右脑思维潜能的开发。最好逐渐尝试体验进入"物我两忘"的境界，实现主客一体。

大脑的思维并非左右脑的功能截然分离，而是具有主次之分，进行右脑思维的同时，左脑也在运转，或者可以说是在进行象思维时，同时也有严密的概念思维的活动。同样，在进行逻辑推演和计算时，也会伴随着产生灵感等象思维活动。

通过对中医药大学新生进行象思维（形象思维）、灵性思维方式（直觉思维）和模糊思维的系统训练，以及学习一些右脑开发的知识，可望逐步改变原来并不适合学习中医的思维模式。下面选介一些思维训练方面的方法和游戏，供老师教学参考和同学们学习时体验：

1. 视觉灵活度的练习 以形象为中心的思维活动，要求具备迅速接收、分析、处理形象和图形信息的能力，因此，可进行一些有助于增强视觉灵活度的练习。

①眼球左右运动：请按箭头所指方向和编号顺序进行阅读。

②眼球上下运动：请按箭头所指方向和编号顺序进行阅读。

③眼球旋转运动：请按箭头所指方向和编号顺序进行阅读。

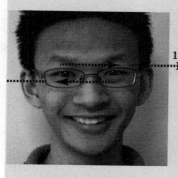 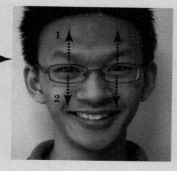 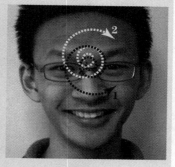

2. 联想的练习 联想就是从某人或某事物而想起其他相关的人或事物的心理过程。

训练1：形态联想

形态联想就是从某一实物的形状、气味、速度等形态属性，而想到与之有相似特征的实物。如：

①一说到圆形，头脑中马上能浮现出若干个圆形物体，如：太阳、硬币、车轮、碗口、镜头、瓶盖、圆桌子……

②一说到长方形，头脑中马上能浮现出若干个长方形物体，如：电脑屏幕、书、笔记本、游泳池、方桌子……

③一想到香味，马上能够说出若干种带香味的物体，如：茉莉花、化妆品、美食……

④一想到高速运动，马上能够说出若干种物体，如：飞机、火车、汽车、豹子……

⑤一想到川菜，马上能够说出带有麻辣味的菜肴，如：麻婆豆腐、夫妻肺片、红油鸡块……

训练2：关系联想

关系联想就是从某一物事而想到与之有关的物事。如：

①一说到牛，马上就可以想到牧场、草、牛仔、牛奶、牛肉、皮革……

②一说到圆明园，马上就可以想到八国联军、火烧圆明园事件、清朝的衰败……

③一说到中医诊病，马上就可以想到切脉、望舌苔、喝汤药、针灸、刮痧……

训练3：对比联想

对比联想就是从某一物事而想到与之有相反特点的物事。如：

①一说到阳光明媚的白天，马上就可以想到黑暗的夜晚。

②一说到行走在寒冷的路上，马上就可以想到温暖的暖气房。

③一看到暖色调的朝霞，马上就可以想到冷色调的蓝色海洋。

3. 想象的练习 想象就是在特定的对象或环境中进行回忆和构想，从而产生出一种新形象或情绪的心理过程。想象中强调的是要有主动性、丰富性、生动性、新颖性和现实性。

训练1：形象想象

闭上双眼，从大脑中任意选择一个物体，然后进行想象：

①形象放大：想象一个物体逐渐变大、巨大、无限大……

②形象缩小：想象一个物体逐渐变小、微小、无限小……

③形象变多：想象一个物体逐渐变多、很多很多……

④形象变少：想象很多物体逐渐变少、很少很少……

⑤形象变形：想象一个方形物体逐渐变成圆形，然后又从圆形变成方形……

⑥明暗变化：想象一个明亮物体逐渐变暗，然后又从暗变成明亮……

训练2：形象组合

形象组合就是任意选择几个字词或实物图形，然后用自己的想象将它们串联起来，形成一个有关联的组合。

①静态向动态变化：如"红丝巾、气球、天安门广场"是3个不相干的名词，你可以想象成挂着红丝巾的气球，正在天安门广场上空飞翔。

②A事物取代B事物：如"司机、汽车、狗"，现实中只可能是司机开着载有狗的汽车正在高速路上行驶，而你在想象中则可以用狗取代司机，成为狗开着载有人的汽车正在高速路上行驶。

4. 类比推理的练习

①从耳膜联想到电话膜片，再想到电话机。

②从尖锐的石片想到石刀，再想到用金属制作刀具。

③从昆虫吃树叶留下锯齿状痕迹，想到用铁制作锯子。

④从核桃仁表面不规则突起的沟槽，联想到与大脑外形类似，进而联想到是否具有补脑的功效。

⑤从高山、森林、湖泊、海边的空气中具有较多有益于人类健康的负氧离子，然后发明了可以在室内使用的空气负氧离子发生器。

5. 测测你的联想思维能力 请对下列各题作出最适合你的选择。

(1) 在命题作文练习中，你是否一看到题目就能联想到可以使用的大量素材？

　　　A. 通常能　　　　　　　B. 有时能　　　　　　　C. 通常不能

(2) 你喜欢使用比喻吗？

　　　A. 是　　　　　　　　　B. 说不准　　　　　　　C. 不

(3) 新认识一个人，你常常一下子就从他的外貌联想到另一个认识的人或某位公众人物吗？

　　　A. 是　　　　　　　　　B. 说不准　　　　　　　C. 不

(4) 你想问题好钻牛角尖，即常常只想到一个可以使用的思路吗？

　　　A. 不　　　　　　　　　B. 说不准　　　　　　　C. 是

(5) 看小说时，你的大脑中常常会浮现出主人公的形象吗？

　　　A. 是　　　　　　　　　B. 说不准　　　　　　　C. 不

(6) 你善于举一反三吗？

　　　A. 是　　　　　　　　　B. 说不准　　　　　　　C. 不

(7) 出了一件意外的事后，你常常在很长时间里没有想到可能引起的一系列后果吗？

A. 不   B. 说不准   C. 是
(8) 做事时，如果一种办法没有取得效果，你很快就能想到另一些可以使用的方法吗？
A. 是   B. 说不准   C. 不
(9) 你善于旁征博引吗？
A. 是   B. 说不准   C. 不
(10) 你曾使用代数方法来解几何题吗？
A. 是   B. 说不准   C. 不
(11) 你曾使用几何方法来解代数题吗？
A. 是   B. 说不准   C. 不
(12) 一题多解对你来说是件轻松的事吗？
A. 是   B. 说不准   C. 不
(13) 在与同伴讨论时，你常使用类比方法来说明你的观点吗？
A. 是   B. 说不准   C. 不
(14) 现实中一些人的作为常常令你想起小说或影视中的人物吗？
A. 是   B. 说不准   C. 不
(15) 你常给同学起绰号（包括在内心起的）吗？
A. 是   B. 说不准   C. 不

下面请你准备好纸和笔，把一个钟表放在面前。然后以每道题 5 分钟的速度开始完成以下一些问题（各题的答题时间不能相互挪用），并作出相应的选择。
(16) 请你尽可能多地写出含有三角形的各种物品，并统计写出的种数。
A. 少于 8 个   B. 8～15 个   C. 16～30 个   D. 30 个以上
(17) 请你尽可能多地写出小孩与杉树的共同点，并统计写出的共同点种数。
A. 少于 5 个   B. 5～10 个   C. 11～20 个   D. 20 个以上
(18) 请你尽可能多地写出一对双胞胎姐弟的差异，并统计写出的差异种数。
A. 少于 5 个   B. 5～10 个   C. 11～20 个   D. 20 个以上
(19) 请你尽可能多地写出水的各种可能的用途，并统计写出的用途种数。
A. 少于 5 个   B. 5～10 个   C. 11～20 个   D. 20 个以上
(20) 请你尽可能多地写出人与牛各种可能的联系，并统计写出的联系种数。
A. 少于 5 个   B. 5～10 个   C. 11～20 个   D. 20 个以上

记分标准：第 1～15 题中，答 A 记 2 分，答 B 记 1 分，答 C 记 0 分。第 16～20 题中，答 A 记 0 分，答 B 记 2 分，答 C 记 4 分，答 D 记 6 分。各题得分相加，统计总分。

得分分析：0～19 分：你的联想思维不佳。你的思维内容贫乏，遇事常会陷入无计可施的尴尬境地。20～40 分：你的联想思维能力一般。41～60 分：你的联想思维能力较好。你的联想丰富，心中常常有很多想法。这么多的想法有时倒也令你为难：哪种想法最为合理？该按哪种想法做最好？

6. 直觉思维能力测试
(1) 你有没有预感要发生什么事在自己身上或朋友身上，结果真的发生了呢？
(2) 你有没有注意到做某个决定，觉得胃里有反应或者哪里不舒服呢？
(3) 你有没有极力反对一个提议，因为你知道根本就没有必要？

（4）你有没有靠突然的灵感解决了问题的经历？

（5）你是否看重你给人的第一印象？

（6）电话铃声响起的时候，你是不是已经感觉到了是谁打过来的？

（7）你有没有仅仅为参加一个聚会就心血来潮买了一套衣服？

（8）你有没有在梦境中找到过解决问题的方法？

（9）你有没有对一个陌生人有过似曾相识的感觉？

（10）有没有人找你去调解纠纷，因为你总能全面看待问题？

（11）你有没有在脑子里闪过这样的画面——一个竖起的大拇指或一张笑脸，鼓励你去做某一个决定？

（12）当寻找被放错了地方的东西时，你闭上眼睛是不是可以把它回忆起来？

如果你的回答有8个或8个以上"不是"，那么你的直觉感就不强，容易忽视那些看似没有逻辑的信息。

如果你的回答有5~7个"不是"，那么你的直觉能力并不稳定。你具备了用直觉感知事物的能力，但你的潜意识却十分不信任它。你还不能凭直觉做出决策。

如果你的回答有4个或少于4个"不是"，那么你是个高度直觉感的人。你常常有第六感，相信直觉和顿悟的存在，但不要过分依赖直觉。

7. 灵感思维的练习　灵感虽然是大脑在无意中产生的，但它的产生也与大脑不停的思考有关，因此，进行一些能够活跃大脑的活动还是很有必要的。

对日常生活中的现象、事情进行观察，对一些与自己专业相关的新成果进行及时的了解和学习，这实际上是一个资讯的积累过程。只有掌握的信息资源越多，才能为具有灵性的思维活动提供更丰富的思维线索。在观察的基础上，将新信息与记忆中的事情进行对比和分析比较，然后再进行一些联想，就可能受到启发，在不经意间产生灵感，形成创造性的新的认识。人在激情冲动的情况下，可以活跃思维、增强注意力、丰富想象力，产生出强烈的创造冲动，从而引爆灵感的产生。

二、用中国文化元素开发右脑潜能

1981年美国脑科学家斯培理由于发现左右脑功能的不同，左脑为理性脑，右脑为感情脑，从而获得了诺贝尔医学生理奖。

大脑左右半球的功能虽然具有不对称性，但大脑的很多功能都是在左右半球相互配合下完成的。现在比较一致的认识是，左脑负责支配右半身的神经和感觉，进行抽象思维，善于以理性认识和分析事物，处理语言、语言材料记忆、阅读、书写、数学、计算等信息；右脑负责支配左半身的神经和感觉，进行形象思维，善于以直觉、感性观察事物，纵观全局，把握整体，处理图形、图像、音乐、非语言材料记忆等信息。

1. 使用汉字有利于右脑的开发　最新研究发现，大脑左半球在识别以语音为基础的拼音文字中，显示出优势效应；大脑右半球主要侧重于对图形的识别，在识别以图形符号为基础的象形文字中，显示出优势效应。汉字不仅仅只是象形文字，虽然汉字的造型基础多来源于宇宙间的有形之物，特别是在其产生之初确实可称得上是地地道道的象形文字，就是在目前也是世界上各种文字中与实物形象关系最为密切的一种，甚至可以说是唯一的一种且在广泛使用的图形类文字，但随着文字的发展变化，汉字的外形在保留了象形的基础上，逐渐符号化、抽象化，组字的形式已经发展为象形、形声、指事、会意、假借、转注等共 6 种，而其中又以形声字为主。

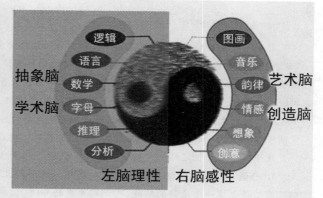

大脑在处理汉字时，并不是简单地将其作为图像符号的象形文字来处理，而是将汉字的字形（作为图像）、字音、字义等信息进行综合处理，这涉及左右脑的共同参与。也就是说当我们看见一个汉字时，大脑首先就要从字形上进行分辨，在确定是什么字后，接着就能读出它的声音和理解它的意思。在这一过程中，左右脑必须相互配合才能处理汉字这种形声义结合密切的文字，而并不偏向于大脑的某一半球来处理。由于汉字具有能够使左右脑并用的这种特性，故被称为"复脑文字"。英文等拼音文字只涉及左脑，则被称为"单脑文字"。

2. 练习书法能有效地锻炼右脑　据报道，有心理学专家做过测试，用手执笔书写时，无论是书法家还是一般书写者，其右脑的脑电活动都明显高于左脑。而书法家右脑的脑电活动又比没有书写经验的人要强一些。书法活动引起大脑脑电活跃，这表明书法能够刺激和兴奋大脑，有助于大脑的功能开发。

书法的习练和创作不仅与大脑的书写中枢有关，而且与大脑左右半球的运动、感觉、视觉等多个功能区有关，也就是说通过进行书法活动能够对大脑左右半球施加影响，进而全面调节大脑的功能状态，使大脑对全身生理活动的控制更加协调，有助于锻炼大脑观察、分析问题的能力，丰富大脑的想象力，激发大脑创造性思维的灵感和顿悟。

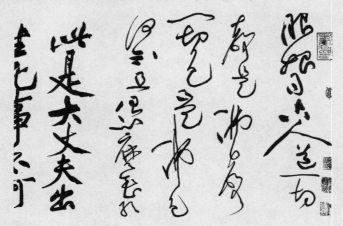

3. 欣赏音乐可调节右脑功能　根据现代研究证实，右脑负责处理音乐信息，欣赏音乐不仅可以陶冶情操，还可以起到调节情绪、协调和改善机体和右脑功能的作用。乐曲的节奏、旋律、音色、响度的不同组合，能产生出紧张、亢奋、愉悦、抒情、宁静等不同的音响效果，并通过影响大脑中枢神经系统，调节人的心理情感变化，改善脏腑经络气血的功能，进而达到增进健康的目的。

三、道家修炼方式

要获得灵性思维的极佳体验，道家主张首先必须排除主观欲望，做到无知无欲，如老子所言："常无欲，以观其妙。"因为人的欲望越大，接收外界的信息越多，就越容易造成大脑思维混乱，甚至像电脑一样"死机"，即所谓的"五色令人目盲，五音令人耳聋，五味令人口爽"。因此必须排除一切杂念，使心境保持宁静平和，只有进入"致虚极，守静笃"的境界，才能更好地诱导出灵性思维的产生，也就入了道。"虚"就是抛弃一切感性经验，不带任何成见。"静"就是使心灵空明宁静。"极"和"笃"都是指极致、顶极的意思。所以老子强调："清静为天下正。"

庄子提出了灵性思维的"心斋－坐忘－见独"三阶段修养方式：

1. 心斋 心斋就是放弃一切欲望和思想，既要终止感知外界的活动，也要终止内心的活动，为心灵创造一个清静的环境，"无思无虑始知道"，这就是庄子所说的"虚者，心斋也"。

2. 坐忘 坐忘就是忘掉一切，包括自己的四肢百骸，要达到物我两忘，"内不觉其一身，外不识有天地"，只有这样才能使自己的心灵明净清澈，如庄子所说："堕肢体，黜聪明，离形去知，同于大通，此谓坐忘。"

3. 见独 见独就是获得独到的具有"道"意义上的见解。

庄子详细地介绍了这个过程："吾犹守而告之，三日而后能外天下；已外天下矣，吾又守之，七日而后能外物；已外物矣，吾又守之，九日而后能外生；已外生矣，而后能朝彻；朝彻，而后能见独；见独，而后能无古今；无古今而后能入于不死不生。"

中医学是怎样一个知识体系
——中医诊疗体系的认知思维方式

第一节 观 察
——中医是怎样获取人体生理信息和病情的

　　现代自然科学认识世界的方法，主要强调的是对看得见、摸得着的物质实体的观察和认知。其观察途径包括了视觉、嗅觉、听觉、触觉等感觉器官能够接收信息的范围，如果是对肉眼难以看见的地方，则会借助各种检测仪器，以延伸人体感觉器官的能力。

　　中医观察和获取人体信息的方法，主要就是"四诊"，即望、闻、问、切。与现代自然科学一样，仍然涉及视觉、嗅觉、听觉、触觉等感觉器官，但他们却有着本质上的不同。现代自然科学的观察目的重点在物质实体，而中医则是通过外在的信息去了解、推测和分析内在的、看不见的实体的变化状态。而且至少在现阶段，中医还没有可借助的检查仪器设备，全部依靠中医师的观察和洞察。

　　《难经·六十一难》中这样说："望而知之谓之神，闻而知之谓之圣，问而知之谓之工，切而知之谓之巧。""神、圣、工、巧"体现了中医师运用四诊的熟练程度。下面通过一些具体事例为大家介绍一下中医的望、闻、问、切等四诊内容，以便大家对中医如何观察诊病有个初步的了解。

一、望诊

　　望诊就是医生运用视觉对人体外部情况进行有目的的观察，从而了解健康状况和测知病情的方法。在此，先给大家讲两个关于望诊的故事：扁鹊到蔡国，一看到蔡桓公就判断他身患疾病，目前在肌肤，如果不治疗疾病会深入脏腑，蔡桓公不信；过了一段时间，扁鹊又见到蔡桓公，说他现在病在脏腑，如果还不治疗疾病会深入骨髓，蔡桓公还是不信；又过了几天，扁鹊远远看见蔡桓公，什么也没说转身就走了。旁人问他怎么回事，他说蔡桓公的病已经深入骨髓无法医治了。不久蔡桓公重病派人去找扁鹊，他已经离开蔡国到别处去了。

　　另外一个故事：张仲景在洛阳行医时，已经声名显著，许多名人都与他有交往，建安七子之一的王粲和他也很熟悉。出于职业的敏感，张仲景觉得王粲有疾患，经多次接触并留意观察后，他对王粲说："你患上了一种病程较长的疾病，到40岁时会掉落眉毛，掉后半年怕会性命不保，好在发现得早，可服药疗治。"张仲景当即为王粲配了五石汤让他服用。王粲很不高兴，他不认为自己有什么疾病，虽然勉强接受了药，但是却没有服用。过了几天，张仲景又见到王粲，仔细地观察了他的脸色后责备说："瞧你的脸色，我知道你并未服药，你对自己的身体性命怎么这样不在乎呢？"王粲还是没听张仲景的忠告。20年后王粲刚过四十，眉毛果然全都脱尽，又过了半年，罹病而终。

扁鹊通过短暂的望诊就对蔡桓公的健康状况有了准确的判断，张仲景则通过多次对比、仔细观察后得出了正确的结论，两位患者病情的进一步发展，也印证了他们诊断的正确性。当然对于大部分医生来说，要达到像扁鹊和张仲景这样一望而断生死的水平，是相当不易的，必须借助其他诊查手段。大家一定会好奇扁鹊和张仲景究竟是从哪些方面做出的判断呢？其实望诊时医生主要从患者的外观，特别是目光、神情、皮肤色泽、形体特征、动静姿态等对患者的病情有一个大致的判断，还要根据患者的特点来进行局部的观察，如望小儿的指纹、囟门等等。特别要提的是望舌，也就是舌诊，这是通过观察患者的舌质和舌苔变化来诊查疾病的一种方法，是中医诊法的特色之一，对于诊病也有很重要的意义。

二、闻诊

闻诊包括了听声音和嗅气味两个方面。我们都有这样的体验，在打电话时，虽然看不到对方的容貌，但是通过声音可以判断对方的性别、年龄、情绪，甚至籍贯。对于医生来说，患者的说话、呼吸、咳嗽、喷嚏、呕吐、叹息、胃肠蠕动等各种声音都可以传递诊病所需的信息。嗅气味就是嗅患者身体和排泄物（汗液、大小便等）发出的气味来判断患者病情的方法。

关于闻诊有这样一个令人印象深刻的故事：明朝滇南名医蓝茂曾应诊去看一位病人，一进门看见病人躺在床上"呼哧呼哧"地喘气，皮肤干皱，他看了看病人后并未立刻处方，而是像没事的人一样，喝茶吃饭，然后在菜园子里转悠。患者家属很着急，问他在找什么，他说在找西瓜。家属说："病人病情这么危重，家里老小都很着急，你还有心品西瓜啊。"蓝茂说："我看过病人了，病人的病是热证，不用吃药，吃两个西瓜消消火就好了。"于是，家里人准备出去找西瓜，正在这时，隔壁的邻居隔墙问道："大哥，你们要西瓜吗？我这儿有。"话音刚落，蓝茂说："他要死了。"家属乱作一团，以为蓝茂是在说病人。蓝茂连忙说是隔壁要给西瓜的那个邻居快死了。家属不信蓝茂的说法："我家人病得连床都下不了，你说没事，这个邻居壮如水牛你却说人家快要死了。"蓝茂说："我听他说话的声音，开头像敲钟，后来像敲破盆，知道他'肺气已绝'，很快就会死了。"结果第二天天还没亮，那个邻居当真死了。而这家的病人吃过西瓜已经可以下地行走了。蓝茂面对病人时泰然自若的举止和准确无误的诊断体现出他扎实的医学基础，他闻声而知"肺气已绝"的闻诊本领更是其丰富临床经验的体现。

三、问诊

问诊是医师对患者展开的有目的、有步骤的询问。医学功底扎实、临床经验丰富的医师，通常在问诊过程中就能对大多数患者的病情做出相对准确的判断。而且患者的许多症状是其主观感受，其程度如何、患在何处都需要问诊来明确。比如患者身上何处疼痛，疼痛的程度怎样，疼痛的特点如何，都必须由患者自己表述，医生才可获悉。问诊要问的内容比较多，明代医家张介宾曾做"十问歌"予以总结："一问寒热二问汗，三问头身四问便，五问饮食六胸腹，七聋八渴俱当辨，九问旧病十问因，再兼服药参机变，妇女尤必问经期，迟速闭崩皆可见，再添片语告儿科，天花麻疹全占验。"这首歌诀至今仍对初学者有很强的指导意义。

临床上的误诊事件有很大一部分就是由于问诊不全面，一些重要症状被遗漏或者不准确而导致的。清朝时华亭县名医王镇治过这样一个病例：时值盛夏，病人高热九昼夜不退，危在旦夕，王镇仔细讯问后得知，其他医生已经用石膏、黄连等寒凉药物立方治疗，病人不但热不退，发热反而更严重。王镇问病人是不是口渴想喝水，病人说很渴很想喝，王镇又问他是想喝凉水还是热水，病人说很想喝热水。王镇于是用干姜、附子等热药为主药定方，一剂药服下病人热就退了，再过几天病已痊愈。这个病例中，王镇仔细询问病史，通过询问获得两个至关重要的信息，一是患者服过石膏、黄连等寒药后发热更严重了；二是患者虽然口渴但是很想喝热水，这两点说明患者属寒证，而不是热证，于是根据"寒者热之"的原则调整方子，以热药为主进行组方，立刻奏效。

明代的儿科名医万全曾经有这样一个病例：有个半岁大的小儿一天忽然闷闷不乐，整天睡觉，不进食，不吃奶，家人请万全诊治。万全看过患儿后觉得他没有什么病，于是详细询问患儿的妈妈，他会不会有什么思念的人，孩子的母亲猛然想起曾经有个亲戚家的孩子和患儿做伴一起玩耍，三天前这个孩子走了，自那小孩走后患儿就开始闷闷不乐，不吃奶，不进食了。于是，万全让患儿家人赶紧又把那个亲戚家的孩子叫回来，患儿看他的伙伴回来就嬉笑如故了。这个病例中，问诊很好地补充了情况，使医生对患儿的病因有了明确的掌握，故而采取相应的措施解决了问题。

四、切诊

切诊主要包括按诊和脉诊。按诊是医生用手触摸或按压患者的某些部位来了解病情的方法。按诊可以补充望诊的不足，也可为闻诊提示重点。说到脉诊，大家肯定不会陌生，因为一提起中医诊病，很多人首先想到的就是老中医给患者诊脉的场景，甚至于民间有种说法："中医是什么？中医就是一个老头，一个枕头（脉枕），三个指头。"这句话为我们描绘了这样一个场景：一位白发苍苍的老医生正端坐在案前，神态慈祥地为患者诊脉，患者面露焦急，等待着老医生诊脉的结果，似乎自己的生死福祸就在老医生这三指之间了。由此可见，在民间看来脉诊几乎就是中医的"名片"。老百姓常用一个医生脉诊水平的高低来衡量或者说考察一个中医医疗水平的高低。经常有患者在就医时什么话也不说，先伸出手来让医生号脉，然后问医生自己是什么症状，如果医生答对则欣然应诊，信任有加，倘若医生号脉后说错或说不出所患如何，则对医生水平产生怀疑，即使勉强就诊完毕也不服用医生所开方药，另往别处就诊。虽说患者的这种做法并不可取，但是可以看出脉诊在老百姓心目中的特殊地位。

在历代医家中不乏诊脉高手。东汉末年，广陵太守陈登得了种怪病，自己感觉胸闷、心烦，颜面发红，食欲很差，每天进食很少，身体日渐消瘦，请了好多医生诊治，病情几个月都不见起色。于是陈登家人请华佗来为他诊治，华佗坐在患者床边，认真诊了患者的脉象后说："太守这是胃中有虫，而且数量很多，再发展下去会使胃化脓溃烂，这是因为太守吃了腥臭不洁净的食物所导致的。"于是华佗为太守开了两剂药，太守服药后果然吐出了很多虫子，虫子的半身在还没消化的生鱼片里，而且头还能动，十分吓人。华佗对太守说："您这病吐出虫子就好了，但是病后三年还会复发，到时如果遇到医术高明的医生还可以救治，否则就有生命危险了。"三年后，太守果然如华佗所说再次发病，家人赶快再去请华佗，不巧的是华佗不在广陵，太守最终不治身亡。在这个病例里，华佗凭脉就判断出患者胃中有虫而且数量很多，是由于患者吃了不洁净的食物所导致的。什么地方有病、病因如何都说得清清楚楚，确实令人称奇。

南宋时期，医师王继先因事触犯国法，被押送福州定居，在路上与好友周密的祖辈宫教相遇，两人互相问候，谈话间宫教请王继先给自己诊脉。王诊完脉，忽然面色一变，严肃地说："我得你的知遇之恩已经很久，不得不实言相告，你的脉象很不正常，如古人所说，脉病人不病者，其应当在十日之内发病而亡。你虽现在没有不适的感觉，但恐怕十日之内就有危险，你应当赶快回家，现在还来得及。"宫教听后怀着担忧的心情向王医师告别。回到家不几天，果然死亡。

大家常常感觉脉诊十分神秘，高深莫测。其实通过正确的指导和反复的训练体验，从脉象的四个要素"数、位、形、势"来体会和把握，脉诊是可以被掌握的。由于一些人的故弄玄虚，再加上小说和影视作品的渲染，脉诊越发神秘化了。电视剧《西游记》中孙悟空变化成医生为朱紫国王后悬丝诊脉的镜头令许多人印象深刻，《封神榜》中也有闻太师为妲己悬丝诊脉的记述。这些小说的描写都有现实基础，古时因为宫廷尊卑有序、男女有别，御医为妃子、公主等皇室成员看病时，不能直接运用四诊来诊查病情，一般是患者躺于帷帐之内，把丝线的一端系在患者的脉搏上，医生通过另一端来体察脉象，判断病情。上海中医药大学医史博物馆内还保存有一张陈御医为慈禧太后悬丝诊脉的珍贵照片。病人的脉象真的可以通过这根丝线被医生感知吗？北京名医施今墨先生曾经给清廷皇室诊过病，他是这样评价的，他说悬丝诊脉"亦真亦假"，"真"是指确有其事，"假"是说悬丝诊脉只是一种形式。原来为皇室看病，贴身太监或宫女会为医生介绍病情，医生也会详细询问患者的发病经过，有时候医生为了能够获得详实的情况甚至会给太监、宫女送礼。那位给慈禧太后悬丝诊脉的陈御医隐居多年后也透露了事情的真相，他已经事先给宫女送过礼，得知慈禧是由于吃了螺肉引起胃脘不适，因而他才能在既不能问诊又隔着帷帐看不到慈禧的情况下，仅凭"悬丝诊脉"就为慈禧开出了健脾消食的药方，最后得以奏效。由此可见所谓的"悬丝诊脉"

并非正常的脉诊方法，所以不能获得患者的真实病情。

在了解中医的望、闻、问、切等四种基本技能后，需要向同学们强调的是，四种诊查手段都可以为中医的辨证、辨病提供依据，而且经验丰富的医生有时可以仅凭某一种方法就能对疾病做出大致准确的判断，但作为一个中医师，诊病时必须要"四诊合参"，也就是必须综合分析望、闻、问、切所获得的信息，再进行分析判断后才能做出辨证。

第二节　描　述
——中医是怎样解释人体生理活动和病理状态的

中医对人体生理活动和病理状态等客观事实的描述，与之前我们学习过的物理、化学、生物学等各门自然科学一样，都要使用很多专业术语。但中医的专业术语有很大的特殊性，它涵盖的学科很广，并且带有浓厚的中国传统文化色彩，因此，也很有生活气息。

一、中医学对人体构成的认识

人的身体除了外在的头、躯干、四肢、皮肤等能被我们直接看见以外，与生命活动有关的五脏六腑、经络等都深藏于体内。中国古人很早就认识到脏腑等内部器官组织的重要性，比如人少条胳膊、少条腿照样可以活，但若心肝脾肺肾任何一个缺少了都会致命。

中国古人对脏腑的认识，最早来源于解剖。远古时期，狩猎捕食是先民们获取生活资料的主要来源。到了新石器时代，畜牧业得到发展，畜牧业的发达使屠宰动物成为普遍现象。在宰杀动物过程中，先民们大量观察到动物的内脏，自然渐渐地对动物的不同脏器产生直观的认识和相对确定的印象，并可能在此基础上进一步比附人体，借助动物推知人体，这是人体解剖知识的一个重要来源。

同时，原始及奴隶社会对人体进行解剖也是很普遍的，虽然大多数是出于非医学方面的目的，如屠杀战争俘虏或一些特殊的刑法（枭首、斩、腰斩、车裂等），这些也使人们有机会观察到人体内的各种脏器，客观上有助于对人体的了解。关于解剖战俘，《汉书·王莽传》就有记载：公元16世纪，王莽抓获了一个由翟义领导的反对党党徒，名叫王孙庆。王莽对他进行极其残酷的杀戮，并让太医尚方与巧屠一起解剖他的尸体，不仅量度其五脏，而且用竹扦子通到其脉管中，研究脉管的起始部位、循行走向，以及脉管长度等。

早期的中医学曾经重视解剖学研究，在中医经典《黄帝内经》和《难经》中都有许多关于人体解剖的描述。如《难经·四十二难》描述"心"的解剖形态："心重十二两，中有七孔三毛，盛精汁三合。"这里所说的"七孔"是指4个心腔和主动脉、肺动脉、上下腔静脉汇合的静脉窦等7个孔腔；"三毛"指乳头肌与瓣膜之间的腱索；"盛精汁三合"是指心腔中的容血量。"心"字，金文写作，就是对解剖心脏的写实。

最上面的"V"字形是表示与心脏相连的血管，两侧膨隆是描绘左、右心耳，而最下面的椭圆而尖的部分自然是表示心室，中间的那一竖可能是表示室间隔，它把心室分成左右两部分。

解剖实践使《黄帝内经》对脏腑的生理功能有了粗浅的认识，如认为"肺司呼吸"、"心主血脉"、"肾者主水"、"肝藏血"、"胃主受纳"等。然而需要注意的是，作为中医学理论的奠基之作，该书对脏腑的认识虽有一定的解剖学基础，但其脏腑概念并不完全等同于解剖所见的实体器官。例如，《内经》讲心除了主管血脉之外，还主管着人的神志。说到心主管神志，《列子·汤问》中有这样一则故事：

鲁国的公扈和赵国的齐婴两个人生病，一起去找名医扁鹊治疗。扁鹊对公扈说："你智慧高而性格柔弱，所以计谋虽多，却缺乏决断；齐婴则智慧不足而性格刚强，所以缺乏计谋却过于专断。如果把你们俩的心对换一下，那就都好了。"于是，扁鹊就给他们两个喝了汤药，让他们昏迷，然后剖开他们的胸腔，取出心脏，互相换置。两个人醒过来后，发现病果然好了。于是，两个人告别扁鹊，各自回家。但是，由于换了心，公扈把自己当成齐婴，结果回到了齐婴的家里，而齐婴也回到了公扈的家里。可是，齐婴的妻子并不认识公扈，公扈的妻子也不认识齐婴。结果两家大乱，最后请扁鹊出面，说明了事情的缘由，两家人才明白过来。

在这个故事里，由于换了心，两个人的意识、思维和记忆等精神活动也完全调换了。故事当然是虚构的，但由此可以看出古人认为人的精神活动是由心主宰的。这显然不符合现代解剖学所认识的大脑才是人类精神活动的主宰。那为什么古人会有这种认识呢？这是因为，《内经》作者将古代气、阴阳、五行等哲学概念引入到对脏腑的认识中，使脏腑由解剖实体变成功能系统，形成了独特的"藏象"学说。

也就是说，中医学的心、肝、脾、肺、肾等五脏，胆、胃、小肠、大肠、膀胱、三焦等六腑，以及十二经脉和数百个穴位，并非指解剖意义上的实体器官，有的至今还找不到确切的物质实体。其实，这是中医根据人体的生理功能、属性构建的一个以象为中心的人体生理功能系统。以下仅对五脏的生理功能作一简介：

（一）心的主要生理功能

1. 心主血脉　《黄帝内经》说："心主血脉"，"诸血者皆属于心"。心主血，血行脉中，脉是血液运行的通道。心有推动血液在脉管中运行以营养全身的功能，心气旺盛，血脉充盈，则脉搏和缓有力。

2. 心主神志　神志指人的精神意识和思维活动。中医学认为"心藏神"，人的精神思维活动由心主导，这明显不同于西医学认为大脑负责人的精神思维活动的认识。心气充足则神志清晰，思维敏捷，精力充沛。

（二）肝的主要生理功能

1. 肝主疏泄　指肝气具有疏通、升发等生理功能。

（1）调情志　中医学认为人的精神活动除由心所主外，还与肝的疏泄功能有关。肝气畅达则心情开朗，精神愉快，反应敏捷。

（2）助消化　肝的疏泄功能有助于脾胃的升降和胆汁的分泌，以保持正常的消化、吸收功能。

（3）促气血津液运行　肝的疏泄功能直接影响着气、血、津液的运行。

（4）调生殖　通过调理冲任二脉来影响男子的性功能和女子的经、带、胎、产等生理活动。

2. 肝主藏血　肝有贮藏血液和调节血量的功能。

（三）脾的主要生理功能

1. 脾主运化　具有将水谷食物转变为精微营养物质的功能。

（1）运化水谷　指对饮食物的消化和精微营养物质的转输。脾气健运则消化正常，机体能够获得充足的营养供应。

（2）运化水液　指对水液代谢的调节。脾气旺盛则能够及时向全身输送水液滋养，将代谢后的水液和多余的水液转输到肾。

2. 脾主统血　通过气对血的统摄作用而实现，使血能够在脉中正常运行。

3. 脾主升清　将水谷精微营养物质上输至心、肺、头，以营养机体。

（四）肺的主要生理功能

1. 肺主气、司呼吸　氧气通过鼻腔被吸入肺中，再由肺将其转运到全身。全身的气首先取决于肺的吸纳，代谢完的废气需要靠肺将其排出体外，肺气旺盛则呼吸均匀协调，人体生命具有活力。

2. 通调水道　肺的宣发和肃降功能对体内津液的输布、运行和排泄有疏通和调节作用。肺气足则全身水液运行通畅。

3. 肺朝百脉　全身的血液通过百脉会聚于肺，经肺气的调节，控制着体内清浊血液的交换、宣发和输布的作用。

（五）肾的主要生理功能

1. 肾主藏精　具有贮藏能够维持人体生长、发育、生殖、脏腑功能活动所需精气的作用。

2. 肾主水液　具有调节和平衡人体水液代谢的作用。

3. 肾主纳气　具有摄纳和调节由肺吸入的清气的作用。

二、中医学中的古代哲学术语

（一）气

中国人对"气"可谓是情有独钟，如空气、寒气、热气、香气、臭气、烟气、腥气，还有人气、士气、志气、语气、喜气、怨气、怒气、杀气等等，许多耳熟能详的日常词汇都是由"气"派生而来的。又如，我们中医所讲的"精气"、"宗气"、"营气"、"卫气"、"谷气"等，也都是由"气"字组成的。那么，"气"到底是什么呢？

其实，气的原始含义很朴素直观。气，最早就是古人能够看见的有形气状物体，如云雾、烧水产生的水汽等；或者是那些虽无形可见但可感知的气态物质，如空气流动产生的风。后来，经过逐渐的演化，气成为一个哲学概念。在中国古代哲学中，气指存在于宇宙之中的不断运动且无形可见的极细微物质，是构成世界的最基本物质，是宇宙万物的共同构成本源。如古老的《周易》认为："天地氤氲，万物化生"，意思就是说自然界的各种事物都是由隐藏在宇宙天地间难以看见的气凝聚组合而成的。东汉的哲学家王充也认为："天地合气，万物自生"（《论衡·自然》），宇宙万物都是由天地之气构成的。

气是物质，而且是具有功能的物质，也可以说是物质和功能的统一体。比如，我们把某种气称为"寒气"，这是因为人们能够直观地从该气中感受到它的寒性作用，这其中的气就是物质，给人的寒感就是该气的属性。同样，有的气被我们称为"热气"，这也是因为该气物质具有大家公认的热性作用。再如，香气、臭气、腥气、臊气等都是气体物质，其中香气可以使人心旷神怡，精神倍增；而臭气、腥气、臊气则使人难受和厌恶，甚至头晕、恶心呕吐，这些都是它们明显的特性。

那么，气是如何构成宇宙万事万物的呢？打个比方，气就好比我们人体的受精卵，是由男子的阳气（精子）与女子的阴气（卵子）结合在一起形成的。受精卵通过不断的分裂分化形成各种各样的细胞，并由它们来构成各种组织器官直至整个人体。受精卵是通过基因编码的不同表达分化出的不同细胞，同样气也是通过不同属性的表达构成的不同物质。这就是所谓的"道生一、一生二、二生三、三生万物"，以此不断化生万物，也成为万物的构成基础和本质。

（二）阴阳

阳奉阴违、阳盛阴衰、阴差阳错等词语，大家都耳熟能详；衡阳、洛阳、岳阳，还有江阴、华阴、淮阴，这些都是很多中国人非常熟悉的地名。可见，阴阳的概念对中国人来说并不陌生。但是，究竟什么是阳，什么是阴呢？

其实，阴阳的原始意义很朴素。"阳"字甲骨文写作 𐅒，从阜从日。阜，土山。《说文》解释："阳，高明也。"即，阳是日光照得见的一面，山冈中向阳的一面。"阴"字金文写作 𐅑，从阜从仌。《说文》解释："阴，暗也。"表示阴暗笼罩山冈，山冈中背阳的一面。所以从文字上解释，"阳"的本义是指山的南面、水的北面，"阴"的本义是指山的北面、水的南面，其根据就是日光的向背——面向太阳的一面为阳，背向太阳的一面为阴。

上述地名中的衡阳在衡山之南，洛阳在洛河之北，都是以"山之南、水之北"为阳的规律来命名的；华阴在华山之北，江阴在长江之南，都是"山之北、水之南"为阴的规律来命名的。

可见，阴阳的最初含义是比较直观、具体的。后来，古人发现自然界的很多现象和事物都有正反或相对的两个方面，如上与下、天与地、升与降、昼与夜、明与暗、寒与热、水与火等等，于是就借用阴阳这对概念来解释：凡具有寒凉、晦

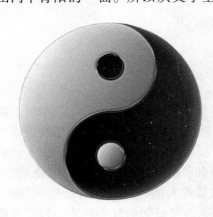

太极图

暗、静止、下降、收敛等特征和属性的事物和现象都属于阴，如寒、水、夜、暗、降、下、地等；其相对的一面自然就为阳，如热、火、昼、明、升、上、天等。这样，阴阳就从早先描述具体状态的概念逐渐演化成一种含义宽广的哲学概念。作为哲学概念的阴阳是指一对相关事物或现象对立双方的属性，或者是同一事物内部对立双方属性的概括。后来，古代医家将阴阳概念应用到医学中。中医学认为，人体内的一切生理和病理现象都可以用阴阳关系和规律来解释说明。《内经》说："人生有形，不离阴阳。"

（三）五行

五行的概念是古人在生活中形成的。古代先人发现，木、火、土、金、水这 5 种物质，是日常生活所不可缺少的。如生活中用的瓦罐，就是用土加水，再用火烧制而成；房屋是用木、土、水三者制成；打猎或耕作用的工具，则是由木、金制作而成。后来，古人从木、火、土、金、水这 5 种物质身上概括出了事物的五类特点，进而认为，这 5 种类型可以囊括世界上的一切事物。也就是说，五行不仅可以解释世界的构成，还可以解释世界的运动方式。下面我们就来看一下这 5 种类型是什么。

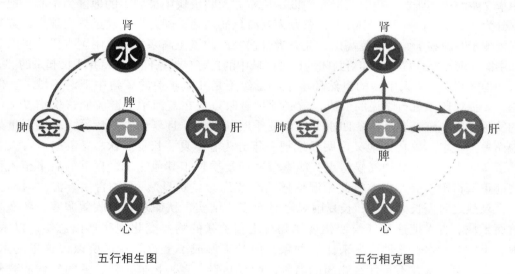

五行相生图　　　　　　　　　　　五行相克图

木　"木曰曲直"：木，包括所有草木，它的生长特点是枝干曲直，尽量向上向外舒展，以争取获得更多的阳光，为生存取得良好的条件。它枝条柔软，极易弯曲，又易复原；它有很强的生命力，只需要一定的条件，就能顽强地生存下去。因此，古人把木的特性归纳为生发、柔和、曲直、舒展等，凡具有这些属性的事物或现象都可以归属于木类。

火　"火曰炎上"：火在燃烧时的特点是温热，明亮。火苗向上，并能引起空气向上流动。因此，古人把火的特性归纳为炎上、阳热、升腾等，凡具有这些属性的事物或现象都可以归属于火类。

土　"土爱稼穑"：土承受了万物，万物皆生于土，这说明土中包含有万物生长的必要因素。万物埋于土中，也能因腐烂而消失。因此，古人把土的特性归纳为长养、生化、受纳、变化等，凡具有这些属性的事物或现象都可以归属于土类。

金　"金曰从革"：金属的特点，一是导热性好，所以给人以清凉的感觉；二是不易被污染，即使有污染，一擦一洗即去；三是金属的比重大，给人以沉重之感；四是金属坚硬而富有韧性；五是金属得火之炼则化，可以任意铸形。因此，古人把金的特性归纳为清凉、洁净、肃降、收敛等，凡具有这些属性的事物或现象都可以归属于金类。

水　"水曰润下"：水为液体，向下流。水能湿物，使之润泽而不燥。水性本寒，能灭火，即使炎热的暑天，井中之水也寒冷刺骨。因此，古人把水的特性归纳为寒冷、下行、滋润等，凡具有这些属性的事物或现象都可以归属于水类。

世界上任何一种事物，其运动特性都必定与五行中某一类别有相似性，因此世界万事万物就都可以归入五行系统中。

北京中医药大学校长高思华教授认为："五行学说是先哲们在古代的时空条件下总结当时的自然规律而形成的。在漫长的历史时期，人们居住在黄河中下游流域，黄河中下游流域也就成了华夏文明的发源地，黄河也就成了中华民族的'母亲河'，黄河文化成了中华文明的核心所在。我们的祖先们以这块东方大陆板块中最肥美的地区为中心，把天下分为东、西、南、北、中五方，东方为滨海鱼盐之地，南方为气候炎热之地，西方为气候偏于寒凉和干燥的丘陵高山，北方为气候寒冷的黑土高寒之地。中国古代的自然观和中医学便是在这样一种相对封闭的地理区域中的良好自然条件下萌发并成长起来的。"

他还说："今天中国的自然环境中心已经不是几千年前的黄河中下游流域了。但是，要探讨阴阳五行学说的形成，就必须把着眼点放在黄河中下游流域这块华夏文化的发源地上。该地春夏秋冬四季分明而夏季时间较长，且夏季先热后暑，暑期雨量集中而暑湿交争，故在该地又可明显地把一年分为春、夏、长夏、秋、冬五时。古人总结了黄河中下游流域的气候特点：四季分明而夏季长于其他三季，夏季的后半至入秋之前正值梅雨季节，古人将此雨湿偏盛的季节称为'长夏'。万物皆由春温之时而生发，夏热之时而长大繁茂，长夏雨湿之时而变化结实，秋燥之时而收敛凋零，冬寒之时而闭藏。古人把这种气候变化规律和与之相关联的物候变化规律加以总结，以木、火、土、金、水这5种概念来比类抽象，便升华形成了五行学说。所以说这里的木、火、土、金、水并不是什么物质的名称，而只是春、夏、长夏、秋、冬的气候和物候特点的一个抽象用语：以木升发条达的特性，来代言春风的温暖和万物多于此时生机勃发的物候特点；以火炎热向上的特性，来代言夏气的炎热和万物多于此时长大茂盛的物候特点；以土孕育变化万物的特性，来代言长夏之气的湿润和万物多于此时由禾茎变化为秀实的物候特点；以金沉降清肃的特性，来代言秋气的凉燥肃杀和万物多于此时收敛凋零的物候特点；以水性为寒和其不论流于何处必即渗藏于地下的特性，来代言冬气的寒冷和万物多于此时闭藏的物候特点。"

（四）天人相应

1. 生命源于自然　《内经》指出："人以天地之气生，四时之法成"，"夫人生于地，悬命于天，天地合气，命之曰人"（《素问·宝命全形论》）。自然为人类生存提供必要的条件，人不能脱离自然而生存，自然界的各种变化都直接或间接地影响人的生命过程和现象。所以说："人能应四时者，天地为之父母；知万物者，谓之天子。"

2. 人与自然规律协调统一 构成宇宙的各个部分，可以概括地分成三大类，即天、地、人。天有方位、时令、气象、行星等；地有牲畜、谷物、声、色、滋味等；人有形、神，人生存在天地之间、社会之中。天地（自然）间的事物和现象与人类生命现象密切相关，人生于自然，人依赖自然而生存，人与自然规律协调统一。人对自然环境具有保护性适应，《灵枢·五癃津液别》说："天暑衣厚则腠理开，故汗出……天寒则腠理闭，气湿不行，水下流于膀胱，则为溺与气。"这种保护性适应是有一定限度的，超出这个限度，人可能发生相应的疾病，如季节性疾病和疾病的起伏等。在《素问·异法方宜论》中特别指出了中国东西南北中的地理环境、气象特征、食物种类与人之气血、体质、肤色等和易发疾病的关系。

三、中医学中的自然科学术语

（一）天文

明末清初硕儒顾炎武曾说："三代之人，人人皆知天文。"对于远古的中国人来说，最重要的知识是星占历算、祭祀礼仪、医术方技。星占历算是追求和探究宇宙运行的知识，祭祀礼仪是安排人间伦理秩序的规矩，医术方技是观察人类自身生命的工具。古代社会推崇、遵循"天人相应"思维，因此在知识领域方面，天文与医学呈现密不可分之联系。譬如中医知识体系中的运气学说，即以五运、六气等为主要理论，借天干、地支等作为推演工具，以推究天人关系在医学上的具体运用。由此而言，古代天文知识的理解，对于学习中医者是必需的。

天干地支：简称"干支"，在《辞源》里记叙道，"干支"取义于树木的"干枝"，一个"干"，一个"支"（同"枝"），好比一棵参天古树，支撑起我们对宇宙以及世间万事万物运行变化法则的认识。在中国古代的历法中，甲、乙、丙、丁、戊、己、庚、辛、壬、癸被称为"十天干"，子、丑、寅、卯、辰、巳、午、未、申、酉、戌、亥叫作"十二地支"。两者按固定的顺序互相配合，组成了干支纪法。从殷墟出土的甲骨文来看，天干地支在我国古代主要用于纪日，此外还曾用来纪月、纪年、纪时等。因此，天干地支可被视为一个顺序符号系统。它是古人建历法时，为了方便做六十进位而设出的符号。对古代的中国人而言，天干地支的存在，就像阿拉伯数字般的单纯，后来把这些符号运用在地图、方位及时间上，所以这些数字被赋予的意思就越来越多了。

二十八宿：指我国古代天文学家把周天黄道（太阳和月亮所经天区）的恒星划分成28个星座。古人在观测日月五星的运行时是以恒星作为观察背景的，这是因为恒星相互之间的位置恒久不变，因此古人利用它们来做标志说明日月五星运行的位置。先人经过较长时期的观测和经验总结，先后选择了28个星宿作为观测"坐标"，称为二十八宿。这二十八宿是：东方苍龙七宿为角、亢、氐、房、心、尾、箕；北方玄武七宿为斗、牛、女、虚、危、室、壁；西方白虎七宿为奎、娄、胃、昴、毕、觜、参；南方朱雀七宿为井、鬼、柳、星、张、翼、轸。此外，古人所谓"星宿"的概念并不是指一颗颗的星星，而是表示邻近若干星星的组合。所谓东方苍龙、北方玄武、西方白虎、南方朱雀，这是古人把每一方的七宿联系起来想象成的4种动物形象，习惯上称为"四像"。以东方苍龙为例，"角"像龙角，"氐房"像龙身，"尾"像龙尾。

（二）地域

地域环境是人类生存环境的要素之一，主要指地势的高低、地域性气候、水土、物产及人文地理、风俗习惯等。地域气候的差异，地理环境和生活习惯的不同，在一定程度上也影响着人体的生理活动和脏腑功能，进而影响体质的形成。如江南多湿热，人体腠理多稀疏；北方多燥寒，人体腠理多致密。长期居住某地的人，一旦迁居异地，常感到不适应，或生皮疹，或生腹泻，习惯上称为"水土不服"。这是由于地域环境的改变，机体暂时不能适应之故。但经过一段时间后，也就逐渐适应了。这说明地域环境对人体生理确有一定影响，而人体的脏腑也具有适应自然环境的能力。地域环境的不同，对疾病也有一定的影响。某些地方性疾病的发生，与地域环境的差异密切相关。如《素问·异法方宜论》指出：东方傍海而居之人易得痈疡，南方阳热潮湿之地易生挛痹。地域环境不同，人们易得的疾病也不一样。隋代巢元方《诸病源候论·瘿候》中指出瘿病的发生与"饮沙水"有关，已认识到此病与地域水质的密切关系。

人体的生理病理变化还受地域环境的影响，故在养生防病中，要选择适宜的地理环境，充分利用大自然所提供的各种条件，并积极主动地适应和改造自然环境，以提高健康水平，预防疾病的发生。我国的地理特点是，西北地势高而东南地势低，西北偏于寒凉干燥而东南偏于温热湿润。由于地有高下之异，气有温凉之别，故治疗时应因地制宜，西北少用寒凉之药而东南慎用辛热之品。

（三）气象

气象即天气现象，气象因素即影响天气变化的因素。由于气象随时间、地点的不同而变化，所以气象因素包括时间与空间两方面，也就是说不同年度、季节、时辰、地点有不同的气象特点。由于气象变化时刻影响着物候的消长过程，所以，气象又被称为"气候"。中国古代医家在儒、道文化影响之下，深受"道法自然"、"天人合一"思想的熏陶，认为天地万物无时不在运动变化之中，人生于天地气变之中，自然界的气候环境无不时刻影响着人体的生命活动。正如《素问·宝命全形论》所说："天覆地载，万物悉备，莫贵于人，人以天地之气生，四时之法成。"中医学虽然没有具体涉及气象变化中的因果关系，但从总体上正确地阐述了气象变化的结果。

1. 六气　根据五行学说，规定出自然界中的"风、寒、暑、湿、燥、火"6种因素，整个气象系统即这6种要素运动变化的结果，是一个"升、降、出、入"的永动系统。

2. 六淫　"淫"即太过的意思，正所谓"过其度量谓之为淫"。六气（即风、寒、暑、湿、燥、火）太过使人致病，中医学将它们称为外界的致病因素即六淫。这种认识的起源，最早可追溯到《左传》昭公元年的记载，医和在诊察晋平公疾病时，阐述道："天有六气，降生五味，发为五色，征为五声，淫生六疾。六气曰阴、阳、风、雨、晦、明。"这种朴素的六淫观念，经过古人不断地完善和调整，最终形成《内经》

里因淫致病的理念，即针对风、寒、暑、湿、燥、火的"六淫"病因学说。

"六淫为病"的理念在中医病因学说中占据重要地位，正如《素问·至真要大论》所描述道："夫百病之生也，皆生于风、寒、暑、湿、燥、火。"简而言之，即自然的运行、变化有所过度失当时，与之相应的人也因而生害致病。

其实，六淫和六气都是指风、寒、暑、湿、燥、火，两者所不同的是：这种气候变化是否会使人得病，如果人能适应这种变化则为"六气"，反之生病即为"六淫"。大自然一年四季的气候变化，例如春风、夏暑、长夏湿、秋燥、冬寒，决定了生活于其间的人，只有顺应这种自然界气候变化，从而产生一定的适应能力，才不易得病。假若这六种不同气候发生急剧的变化，或者人体内部的抵抗力低下，失去相对的平衡状态，不能适应外界的变化时，六气就变成致病的邪气，并且通过肌表或口鼻侵犯机体。因为六淫是不正之气，所以又称为"六邪"。

四、中医学中的社会政治术语

（一）组方中的君臣佐使

中医方剂的组成，遵照一定的规则，即"君、臣、佐、使"的配合。正如《素问·至真要大论》所言："主病之为君，佐君之为臣，应臣之为使。"这个规则的确定和承继，体现了古代职官制度文化对于中医方剂知识的渗透。古代圣贤将官制层级的架构理念——"君臣各有分位"，比照运用到方剂组成思维上，从多元用药的角度，阐述了药在方剂中的地位以及配伍后的性效变化。

"君、臣、佐、使"原本是属于社会政治体制中的术语范畴，分别指君主、臣僚、僚佐、使者四种人。古代天子、诸侯都称为君，臣、佐、使依照严格的等级秩序，承担辅佐君者的职能。四者依照于官制系统中所确定的身份，在国家政治生活中担负着不同的作用，各自承负着不同的政治使命。古代药学家将它引入中医知识体系中来，并成为方剂组方的基本原则。譬如我国第一部药物学著作《神农本草经》，即依循《内经》提出的君臣佐使组方原则，将药物以朝中的君臣地位为例，来表明其主次关系和配伍法则。

"君"指君药。《说文解字》中"君"字的意思是："尊也，从尹和口"，即用嘴巴发号施令人为君，它是中国古代各级据有土地的统治者的通称。《仪礼·丧服》记载："君，至尊也。"从此本义引申出去，君亦带有"统治、主宰"之意。由此看来，君药是针对主病或者主证起主要治疗作用的药物，并按照治疗需要，可用一味或者几味。这一点和政治环境中所谓"一国不容二君"是存有差异的。

"臣"指臣药。"臣"的甲骨文字形像一只竖立的眼睛形状。人在低头时，眼睛处于竖立的位置，字形正表示俯首屈从之意。正如《说文解字》中对"臣"的解释："臣，事君者也，象屈服之形。"《礼记》言："仕于公曰臣。"可见在中国古代官制中"臣"的主要职能是辅佐君主，处理国家大小政事。从这个思维逻辑延伸出去，臣药就是辅助君药加强治疗主病或者主证的药物，或者是针对兼病、兼证起主要治疗作用的药物。

"佐"指佐药。"佐"字从字形来看，左边是一个人，右边是左手，这两个符号结合起来建构出"帮助、佐助"的含义。《广雅》书中对"佐"解释为:"佐,助也。"在古代官制中"佐"是处于辅助地位的官员。在方剂中,佐药可细分为 3 种:第一种是佐助药,配合君药、臣药来加强治疗作用,或者直接治疗次要症状;第二种是佐制药,起到消除或减弱君、臣药毒性的作用,或用来制约君药、臣药的峻猛之性;第三种是反佐药,在病深邪甚之际,患者可能出现拒药情况之时,配用与君药性味相反而又能在治疗中起相成作用的反佐药。佐药与君、臣药之间的关系,亦与古代层级较低的官员辅助、劝谏上级的历史面貌相吻合。

"使"指使药。《说文解字》里对"使"字解释道:"使,令也",也称为"伶人",是奉命出使的人,也是被使唤的人。古代"使臣"即身负君命外出之臣。在方剂中,"使药"发挥着引导各药直达疾病所在或调和诸药药性的作用。

(二)藏象学说

藏象,即人体脏腑正常功能及发生病态变化时反映于外的征象,集中体现了古代所谓"司外揣内"的思维方式。藏象是传统医学的基本概念,此词出自《素问·六节藏象论》,黄帝向岐伯发问:"藏象如何?"岐伯随之指出了心、肺、肾、肝、脾、胃、大肠、小肠、三焦、膀胱及胆共 11 个脏器,即五脏六腑。他细致描述了每个脏器所承担的功用、在体表的表现、所充实的部位、阴阳分类等方面。至于各个脏器在整个身体运行中所担负的功能,古代医学圣贤同样借鉴、引用了古代行政制度。他们认为,人体内部脏器就像是政府的官员一样,必须尽力相互协作,方能使机体运转正常。因此,当系统功能协调一致时,心脏就如同具有洞察力和领悟力的君主,而肝脏则扮演着负责筹划事宜的军事长官的角色,一副各司其职的景象。

《素问·灵兰秘典论》将五脏在身体中所处的地位形象描述为:心为君主之官,肺为相傅之官,脾为仓廪之官,肝为将军之官,肾为作强之官。此处的"官"是职务、职能的意思,古人用朝廷不同的官职比喻脏腑的功能。例如心相当于一国之主,"主神明",可视为脏腑的领袖。若君主贤明,则臣属安职,国家安定。同理,心运行正常,则人的机体健康。反之,君主昏昧,则臣下危殃;心不正常,则形体大伤,正所谓"心伤则神去"。因此,古人是从文化角度来认识"心主神明"的,这与中国人传统上把心视为思维器官的悠久历史亦是一脉相承。再看心的形质,中医学将心脏的形态比喻为"如莲心下垂",并有心包络卫护于外。这与君主拥有御前卫队也是相对应的。

由此推衍,中医学将肺比喻为"相傅",它主要协助心治理、调节全身的气、血、津液,犹如皇帝身边的宰相、太子身边的太傅;脾被比喻为"仓廪",就类似于王朝中主管国家财政的官僚,协助心,并维持着生命活动和精、气、血、津液的化生;肝因为生理特性刚强,所以被称为"将军之官"。又由于肝与情绪的关系是双向的,情绪会影响肝,肝也会影响情绪,因此它的功能正所谓"谋虑出焉"。诸如此类,不一而足。

总而言之,古人将人体脏器的运行与国家的政治运行相比照,遵循的原则即"凡此十二官者,不得相失也"。一个国家的有序运行离不开一套施行有效的职官制度,那么身体亦同样如此，五脏六腑承担各自的功能，安于其位，才能"不得相失"。

第三节 思 路
——中医临床诊疗路线图

中医的思维过程与我们所学过的数理化有相似之处，均是运用归纳、演绎、分析、综合、比较等方法，对所搜集的感性材料进行去粗取精、去伪存真、由此及彼、由表及里的加工，最后得出理性的结论。但是在思维方式方面，中医与现代科学相去甚远，有自身的特色。现代科学往往使用抽象思维的方法，运用抽象的概念、定理、公式等来揭示事物的本质；中医使用的是以象为中心的思维方法，主要运用比较、类比、分类、归纳、演绎、反证、想象等方法，通过事物外部征象来了解其内在本质。

中医的思维反映在具体的运用过程中就是临床辨证的思维与方法，中医的思维往往融入中医临床诊疗模式中。可以说中医学的发展史，就是劳动人民与疾病作斗争的历史。在长期与疾病斗争的过程中不断摸索诊治疾病的方法，经过漫长时间的积累与不断地创新，中医思维方法亦日趋成熟，诊疗模式日益完善，在不同的时期为维护人民健康作出了重要的贡献。

一、临床信息的分析方法

1. 比较法 比较法是区分患者的某些临床症状之间或某些证之间的相同点或不同点的思维方法，一方面可以提高临床资料来源的准确性，另一方面可以进一步确定证的性质、部位和所处阶段。例如：食少，通过比较可以进一步阐明是新病食少还是久不欲食、进食无味、食后痞胀、饥不欲食、纳呆恶食或厌油腻。诊断学中的证候鉴别诊断是比较法的具体应用。

2. 类比法 类比法是将患者的临床表现和某一常见的证进行比较的思维方法，如两者主要特征相吻合，诊断便可成立。例如：头晕耳鸣、疲乏、气短、自觉气下坠感，或内脏位置下垂，或有脱肛、阴挺等为气陷常见症状，临床出现这些症状时，即可诊断为气陷证。类比法具有迅速、简洁的特点，当病情不复杂而表现又很典型时，诊断的准确性就很高。

3. 分类法 分类法是根据临床症状或病证之间的共同点和差异点，将其区分为不同种类的方法。分类法以比较法为基础，遵循相应相称、统一标准、逐级进行的原则。分类反映了认识水平的深浅，中医学中不同的辨证方法和某一辨证方法中不同的证候分类等，都是分类法的具体体现。

4. 归纳法 归纳法是将患者表现的各种证候，按照辨证的基本内容进行归类，从而抓住本质的思维方法。当病情资料很多或者比较复杂时，最宜采用归纳法。例如：患者以心烦、失眠为主要临床表现，则知病在心；五心烦热、潮热盗汗、口干咽燥、舌红少苔、脉细数为阴虚内热之象；头晕耳鸣、腰膝酸软或遗精为肾虚。若病涉及心、火、阴虚、热、肾，归纳起来则证为心肾不交。

5. 演绎法　演绎法是对病情进行层层深入的辨证分析、推理方法。例如：咳嗽 3 天，知其为新感，病在肺系；今起但发热不恶寒、面赤、舌红、脉数，知其表证已除，入里化热；现咳嗽明显、痰多黄稠、脉滑，知其为痰热，故本证为痰热壅肺。

6. 反证法　反证法是指从反面寻找不属于某证的依据，通过否定而达到确定诊断的目的。如《伤寒论》第六十一条："下之后，复发汗，昼日烦躁不得眠。夜而安静，不呕、不渴、无表证，脉沉微，身无大热者，干姜附子汤主之。"仲景用不呕否定其为少阳病证，用不渴否定其为阳明病证，用无表证否定其为太阳病证，结合脉沉微、身无大热而诊断其为少阴病证。诚然，临床证候的确立往往需要多种逻辑思维方法的综合应用，才能够使诊断辨证做到及时、准确。

二、临床诊疗模式

中医学在长期的医疗实践中，创立了多种辨证归类的方法，常见的有八纲辨证、脏腑辨证、经络辨证、六经辨证、卫气营血辨证、三焦辨证以及病因辨证、气血津液辨证等。

（一）外感病的诊疗模式

外感病诊疗模式萌芽于《内经》，朴素的"六经分证"诊疗模式对后世医家有着很大的启发，到了汉代，张仲景在继承《内经》学术思想的基础上，总结了汉代以前的医学成就，创立了"六经辨证"模式，系统地揭示了外感病的诊治规律。但是"六经辨证"模式详于寒而略于温，较适合用于风寒性质外感病的治疗，而对温病缺乏系统的论述。明清时期学者针对其不足之处，大胆革新，创立了"卫气营血"及"三焦辨证"体系，使温病的诊治有规律可循，外感病的理论体系日趋完善。

1. 六经分证诊疗　《内经》是中医学的奠基之作，其通过黄帝与岐伯的对话，对人体的脏腑、气血、经络、病因病机、治则等作了详细而系统的论述，后世临床各科无不受之启发而发展起来。《内经》对外感热病的发生、发展、治疗及预后已有了初步的认识，意识到外感热病的发生是自然界中邪气入侵人体的结果。如《素问·热论》指出："今夫热病者，皆伤寒之类也。"并且认识到外感热病的发生与发展具有一定的规律，在外感病发病之初往往是邪气侵袭太阳经，随后按阳明、少阳、太阴、少阴、厥阴的顺序而日传一经，六日而传遍六经。《内经》还详细地描述了每经病证的临床表现。如《素问·热论》中说道："伤寒一日，巨阳受之，故头项痛，腰脊强。二日，阳明受之，阳明主肉，其脉挟鼻络于目，故身热，目疼而鼻干，不得卧也。三日，少阳受之，少阳主胆，其脉循胁络于耳，故胸胁痛而耳聋……四日，太阴受之，太阴脉布胃中络于嗌，故腹满而嗌干。五日，少阴受之，少阴脉贯肾络于肺，系舌本，故口燥舌干而渴。六日，厥阴受之，厥阴脉循阴器而络于肝，故烦满而囊缩。"对于外感热病的预后，《内经》认为太阳病的自然病程大概是七天，邪气日传一经，六天传遍六经，至第七天又传至太阳经，正气恢复，邪气衰退，故病渐愈，所谓"七日，巨阳病衰，头痛少愈"。阳明病的自然病程大约是八天，所谓"八日，阳明病衰，身热少愈"等。对于外感热病的治疗，《内经》提出，"未满三日者，可汗而已；其满三日者，可泄而已"。提出了汗、下二法为外感热病的治疗法则，虽然不够完善，但在 2000 年前能提出这样的治法，已属难能可贵。

可以看出《内经》对于外感病的诊疗体系已初具雏形，以六经来统摄外感热病的诊治，起到了执简御繁的作用。但从中我们也可以看出，《内经》中的"六经分证"体系，只是局限于对经络病证的认识，并没有涉及脏腑、气血及脏腑的生理活动。"日传一经"之说法，从临床来看也未必尽然。在治疗上，只提出了汗、下二法，并未涉及吐、和、补、消、温、清诸法。中医学认为人是一个以五脏为中心联系四肢百骸的整体，人体外在症状是内在病变表现于外的反映。因此从"整体观"来看，《内经》的六经分证诊疗模式是不够完善的。因此，东汉著名医家张仲景在继承《内经》"六经分证"诊疗模式的基础上，创立了"六经辨证"诊疗体系，不仅继承了《内经》的学术思想，并且超越了《内经》，推动了医学的不断发展。

2. 六经辨证诊疗　外感热病诊疗体系的成熟时期应该在东汉，其标志是《伤寒杂病论》的问世。东汉末年，三国纷争，战乱频繁，再加上自然灾害频频发生，导致伤寒流行。正如曹植在《说疫气》中所说："家家有僵尸之痛，室室有号泣之哀，或阖门而殪，或复族而丧。"张仲景正是生活在这样的年代，其家族亦未能幸免于难。张氏家族在当地是个望族，有 200 余人。在伤寒流行期间，10 年内死亡三分之二，其中直接死于伤寒的占十分之七。百姓生活的苦痛深深刺痛了张仲景的心，于是"勤求古训，博采众方"，著成了《伤寒杂病论》16 卷。

据考，张仲景，东汉南阳人，自幼聪明，勤奋好学，博览群书。拜同乡名医张伯祖为师。由于他勤奋好学，很快就超过了他的老师。一天，一位唇焦口燥、高热不退、精神萎靡的病人前来求诊。老师张伯祖诊断后认为属于"热邪伤津、体虚便秘"所致，需用泻药帮助病人解出干结的大便，但病人体质极虚，用强烈的泻药又恐病人身体受不了。张伯祖沉思半晌，一时没了主张。张仲景见状，便开动脑筋思考。忽然，他眉宇间闪现出一种刚毅自信的神情，他疾步上前，详细地谈了自己的想法。张伯祖听着听着，紧锁的眉头渐渐舒展开来。只见张仲景取来一勺黄澄澄的蜂蜜，放进一只铜碗，就着微火煎熬，并不断地用竹筷搅动，渐渐地把蜂蜜熬成黏稠的团块。待其稍冷，张仲景把它捏成一头稍尖的细条形状，然后将尖头朝前轻轻地塞进病人的肛门。一会儿，病人拉出一大堆腥臭的粪便，病情顿时好了一大半。由于热邪随粪便排净，病人没几天便康复了。张伯祖对这种治法大加赞赏，逢人便夸。这实际上是世界上最早使用的药物灌肠法。以后，张仲景在总结自己的治疗经验，著述《伤寒杂病论》时，将这个治法收入书中，取名"蜜煎导方"，用来治疗伤寒病津液亏耗过甚、大便结硬难解的病证，备受后世推崇。

汉献帝建安中期，张仲景在长沙当太守，当地瘟疫流行，死人很多，为了拯救黎民百姓，他在公务繁忙的情况下，仍然孜孜不倦地钻研医学，为民治病。由于当时的政治腐败，张仲景后来弃官从医，为乡邻治病。其返乡之时，正是冬季。他看到白河两岸乡亲面黄肌瘦，饥寒交迫，不少人的耳朵都冻烂了，便让其弟子在南阳东关搭起医棚，支起大锅，在冬至那天以"祛寒娇耳汤"医治冻疮。他把羊肉、辣椒和一些驱寒药材放在锅里熬煮，然后将羊肉、药物捞出来切碎，用面包成耳朵样的"娇耳"煮熟后，分给来求药的人每人两只"娇耳"、一大碗肉汤。人们吃了"娇耳"，喝了"祛寒汤"，浑身暖和，两耳发热，冻伤的耳朵都治好了。后人学着"娇耳"的样子，包成食物，也叫"饺子"或"扁食"。现在冬至吃饺子，是不忘医圣张仲景"祛寒娇耳汤"之恩。

张仲景所著的《伤寒论》（注：《伤寒杂病论》后分为《伤寒论》及《金匮要略》）是治疗外感病及部分杂病的医学巨著，历经千百年来备受医家推崇，为中医四大经典之一。特别是对于外感病，张仲景总结了公元 2 世纪前的医学成就，继承了《内经》中六经分证治疗外感热病的思想，指出了其不足之处，加以完善，创造性地将外感病发生、发展分成 6 个阶段，创立了六经辨证体系。《伤寒论》中的"六经"不仅指经络，还包括经络所属的脏腑、气血津液及脏腑的生理功能。可见《伤寒论》中的六经是系统的、动态的。它融入了中医学的"整体观"、"恒动观"等核心思想，不仅继承了《内经》，并且超越了《内经》。张仲景对《内经》的理论进行了批判性的继承，引征临床案例有力地批驳了《内经》中"日传一经"的理论。如《伤寒论》第四条："伤寒一日，太阳受之，脉若静者为不传，颇欲吐，若躁烦，脉数急者，为传也"；第五条："伤寒二三日，阳明少阳证不见者，为不传也"。体现了仲景一切以临床为检验标准的求真、务实作风。在外感病的治法上，仲景在《内经》汗、下二法的基础上，补充了吐、和、温、清、消、补诸治则、治法，系统地阐述了"八法"的具体应用，为后世作了垂范。

六经辨证体系的确立使外感病的诊治系统化、规范化，标志着外感病诊疗模式的成熟。它将外感病的发生、发展分为 6 个阶段，即《伤寒论》中所说的"太阳病、阳明病、少阳病、太阴病、少阴病、厥阴病"。每经病证皆有明确的诊断提纲，病下分证，辨病与辨证相结合，使外感病的诊治极有规律可循，纲目清楚。如太阳病，仲景说："太阳之为病，脉浮，头项强痛而恶寒。"凡是临床症状表现符合这个诊断标准的，就可诊断为太阳病。在太阳病下，又根据病有"汗出"与否，分为两个证型，即"汗出"者为太阳中风证，用桂枝汤治疗；"无汗"者为太阳伤寒证，需麻黄汤来发汗。《伤寒论》中融入了"恒动观"，认为人体是一个有机的整体，疾病是在不断地发展变化的。病邪可能由太阳传入其他五经，至于传入何经，形成何经病证，仲景强调一切以脉证为凭，不必拘于"日传一经"之说。

可见"六经辨证"治疗模式是对"六经分证"诊疗模式的继承与创新，不仅在当时伤寒流行的治疗中发挥了重要的作用，而且千百年来用于临床，受到了医家们的一致认可，对于外感病的防治作出了巨大的贡献。

3. 温病诊疗的萌芽 温病学的形成，经历了一个漫长的历史过程。远在《内经》里就有提及，以后在《难经》、《伤寒杂病论》里也有关于温病的论述。《内经》首次提出了温病的病名，对温病的病因、证、脉、治等方面进行了论述。如《素问·生气通天论》："冬伤于寒，春必病温。"《素问·热论》："先夏至日者为病温，后夏至日者为病暑。"《灵枢·热病》篇中还提出治法："泻其热而出其汗，实其阴以补其不足。"

《难经》中提出"广义伤寒"和"狭义伤寒"的概念，并将温病隶属于广义伤寒中。《难经·五十八难》："伤寒有五：有中风，有伤寒，有湿温，有热病，有温病。"其中，《难经》里面提到的"湿温"、"热病"、"温病"等几个外感热病名词，在后世温病学著作中经常被引用。

《伤寒论》对温病的证候已有简单的描述，如"发热而渴，不恶寒者为温病"，并且论述了用火法治疗所导致的不良后果。阳明病篇中的白虎汤、承气汤、栀子豉汤之类，也为后世温病学医家所喜用的方药。但《伤寒论》毕竟对于温病并没有形成系统的治疗体系，其六经辨证模式，还是较适用于风寒性质外感疾病，其详于寒而略于温是不争的事实。不可否认的是《伤寒论》对温病的发生、预后以及误用火法误治的后果已有初步的认识。清热、攻下、养阴等治法对后来治疗温病主张用辛凉清解之法，有很大的启示。这些都对温病学派的诞生及卫气营血辨证体系的确立产生了重要的影响。之后至晋唐的一些医家，也对温病的发展作了一些贡献。晋代医家王叔和认为，温病的感受是由于四时不正之气，并有新感与伏邪之分；《肘后备急方》提出："岁中有疠气，兼夹鬼毒相注，名曰温病"；《诸病源候论》把温病列为三十四候；《千金方》里面载有治疗温病的方药；《外台秘要》列有温病门，记载了温毒、温热、温毒发斑以及冬温、冬温发斑等。

宋、金、元时期，温病学开始有所发展。众多医家注意到了伤寒和温病的区别，认识到伤寒的治法方药的局限性，便开始在温病方面进行变革，创立新学说。在宋代，诸多医家如朱肱、庞安时、韩祗和等，在研究伤寒的过程中，体会到了用伤寒的方法治疗温病的不足，纷纷提出应当变通。如韩祗和提出热病可"别立方药而不从仲景方"；庞安时提出三因制宜，活用经方等等。金元时期，医学出现了百家争鸣的局面。其中最重要的代表人物，便是金元四大家之一的刘完素，他倡导"火热论"，提出"六气皆从火化"的观点，主张用寒凉药物进行治疗。他的观点对后世温病理论有着较大的影响，因此便有"外感法仲景，热病用河间"之说。

可见在明清以前历代医家对温病进行了认真的思考，对温病的病因、分类、治法有了一定的认识，但温病学尚处于萌芽阶段，没有形成系统的理论体系。

4. 卫气营血、三焦辨证　明清时期，越来越多的医家对温病进行了深入的研究，使温病的理论体系更加完善，促进了温病学说的形成。明末清初，政治腐败，清兵入侵，人民生活困苦，疫病流行，山东、浙江、河北等地，感染疫病者更多，当时医家们都以伤寒法治疗而不能取得效果。明代医家吴又可用自己的实践经验说明伤寒与温疫两者完全不同，创作了第一部温病学专著《温疫论》，明确提出温疫和伤寒的区别，并对温疫的病因、病机、治疗等方面提出独到的见解。如温疫是感受杂气所致，杂气从口鼻入，强调重在祛邪，创立疏利透达之方达原饮。

在众多医家中，对温病学所作贡献最为突出的，要属清代的温病大师叶天士。记载着他的学术思想的《温热论》，为温病学的理论奠定了基础。叶天士为江苏吴县人，清代杰出的医学家，为温病学派的主要代表人物之一。叶天士生于医学世家，12岁开始从父学医，聪慧过人，一点即通，尤其虚心好学，凡听到某位医生有专长，就向他行弟子礼拜其为师，10 年之内，拜了 17 个老师，并且能融会贯通，因此医术突飞猛进，名声大震。叶天士医术高尚，不拘泥于经方，他的事迹常为后世人所津津乐道。有一个孕妇难产，疼得在床上乱滚，满身都渗出黄豆大的汗珠子。她的丈夫虽是医生，也根据症状开了药方，却治不好，只得去请教叶天士。叶天士问明症状后，叫他在原配的汤药里再加一小片梧桐叶，这个医生回家后就照办了。他妻子喝下此药后，果然顺利地生产，是话有因，是草有根，这消息传开后，不少孕妇都照这法子治起难产来，连不少老医生也照葫芦画瓢开这样的药方，可再也不见有应验的。有人感到奇怪，就问叶天士是什么原因，叶天士感慨地说："草药治大病嘛！我上一次用梧桐叶治难产，因当时正是立秋之日，现在用它又有什么作用呢？因时制宜，不拘古法，才能根据病情而灵活应用啊！可惜有些老医生过于拘泥，至今还不明白这一道理呢。"

叶天士在中国医学发展史上是一位贡献卓越的医学家，他把外感温热病的病理现象以"温邪上受，首先犯肺，逆传心包"来概括说明。他将温病的发生与发展分为 4 个阶段，即卫分证、气分证、营分证及血分证。每个阶段都有明确的诊断提纲、具体的治疗方法及方药，形成了卫气营血的辨证论治体系，为温病理论体系的形成奠定了坚实的基础，成为后世诊治温病的重要理论依据。

此后研究温病的医家中，贡献较著者当推吴鞠通。吴鞠通生于清代乾隆嘉庆年间，一生经历了多次温疫流行，很多亲人死于温病，因而致力于温病的研究，潜心钻研叶天士的学术思想，结合自己的临床实践，考之《内经》、《伤寒论》诸书，纵观历代医家对温病的认识，著成《温病条辨》，在温病的治疗方面有所创造、有所发明，创立了许多新方，对中医学的发展作出了卓越的贡献。他所倡导的三焦辨证理论体系，与叶天士的卫气营血辨证理论体系，成为后世温病辨证的理论核心。

温病学派的崛起，卫气营血、三焦辨证体系的确立，弥补了伤寒六经辨证体系的不足之处，使外感病的辨证论治体系更加完善。我们也可以从外感病治疗几千年的发展史来看，其诊疗模式是在不断的继承与创新中逐渐完善起来的，形成了以六经辨证模式辨治伤寒，卫气营血及三焦辨证模式辨治温病的立体化的诊疗体系，使外感病的诊疗更加规范化和系统化。

（二）内伤病的诊疗模式

《内经》是中医学的奠基之作，虽然距今已有 2000 多年的历史，但至今对中医学的理论和临床仍有着重要的指导意义。然而《内经》并没有详细地指明某一种内伤病具体的治疗方法，直到汉代张仲景，其代表作《伤寒杂病论》记载了内伤病的诊疗模式即六经辨证和脏腑辨证。随着历史的变迁和医学的发展，这种诊疗模式亦在不断地发展、创新，到金元时期涌现出如刘完素、张子和、李杲、朱丹溪等一大批优秀的中医学家，他们对内伤的诊疗均有独特的见解和独到的疗效。我们可以从中医学脾胃学说的发展来看内伤病诊疗模式的发展历程。

在《内经》中，以概括的语言描述了脾胃的功能："饮入于胃，散精于肝，淫气于筋，食气入胃，浊气归心，淫精于脉；脉气流经，经气归于肺；肺朝百脉，输精于皮毛；毛脉合精，行气于腑；腑精神明，留于四脏，气归于权衡，权衡以平，气口成寸，以决死生"。"饮食入胃，游溢精气，上输于脾，脾气散精，上归于肺，通调水道，下疏膀胱，水精四布，五经并行，合于四时五脏，揆度以为常也。"这两段话看似拗口，其实简洁明了地说明了饮食进入胃中之后所进行的一系列新陈代谢生理机能的协调作用。它并没有详细地论述脾胃的种种失调的治疗原则、选用方药等细节，这些相关的内容，历代医家在临床实践中摸索积累了数百年，直到一个叫李杲的金元医家的出现，才在理论和实践方面均产生了一系列突破。

李杲，字明之，晚号东垣老人。"杲"本是日在树梢之象，充满了旭日东升、暖阳高照的升发之气，引申为明亮的意思，《西游记》中就有"杲杲光明"的说法，而李杲的学术也确实像他的名字一样，充满着升发之气，重视升腾的力量。李杲出身豪门，从小喜欢读儒家经典，是一个洁身自好的君子，因母病故，自悔不懂医学，遂游学于当时的名医张元素门下，尽得其传，但最终形成了自己的学术风格，成为"卓然医家大宗"。

李杲生于金元之交，这是一个民族矛盾和阶级矛盾十分激化的年代，人民生活极不安定，"人生斯世，疲于奔命"，加之"大兵之后，必有大疫"，传染病肆虐横行。当时医家认为传染病的起因多由风寒暑湿燥火等六气不调，袭于人体所致，譬如在李杲的《内外伤辨惑论》中记载了这样一个故事：

"向者壬辰改元，京师戒严，迨三月下旬，受敌者凡半月，解围之后，都人之不受病者，万无一二，既病而死者，继踵而不绝。都门十有二所，每日各门所送，多者二千，少者不下一千，似此者几三月。"

由于医家在认识上普遍认为是外感所致，治疗中习惯使用猛烈攻伐的方法："有表发者，有以巴豆推之者，有以承气汤下之者，俄而变结胸、发黄，又以陷胸汤、丸及茵陈汤下之，无不死者。"经过实践的检验，这种发表、攻里的治疗效果并不好，"无不死者"。

面对这种情况，李杲以君子的仁爱之心，观察到在正邪的矛盾中，"邪气盛"的外感并不是发病的主要因素，由于"大抵人在围城中，饮食不节及劳役所伤，不待言而知。由其朝饥暮饱，起居不时，寒温失所，动经三两月"，这些因素所造成的"胃气亏乏"，才是发病的主要因素，这时用发表和攻里的方法来治疗，正是犯了"虚虚之戒"，正确的治疗方法应是补益脾胃，恢复脾胃的功能，尤其是恢复脾胃"升发阳气"的功能。于是李杲结合自己的临床实践，写了两本书《内外伤辨惑论》和《脾胃论》。

在《内外伤辨惑论》里，李杲详尽地列举了内伤和外感的鉴别要点，旨在告诫医生临证之时要详细诊察，详辨内伤和外感，然后再制定具体的治疗方案。《脾胃论》是在《内外伤辨惑论》成书之后2年完成的，这时候李杲已经70岁了，他唯恐世人不能从《内外伤辨惑论》中完全理解他的良苦用心，所以才又著《脾胃论》，对脾胃的功能、病机、调养等进行详尽的论述。李杲的文采朴实，并没有明清医家那种纵横捭阖的气势，但数百年之后我们读起他的书籍，仍然能从字里行间体会到他的拳拳大医之心。

李杲在内伤和外感两大类疾病中，强调了内伤的因素，而对内伤疾病又强调了脾胃虚在发病中的地位，指出脾胃在功能上为元气之源，在运动方式上为气机升降的枢纽，如果脾胃虚弱，气机升降失常，清气不升、阴火上冲，就会出现种种火热的表现。

他创制了一张"甘温除热"的千古名方"补中益气汤"。

李杲之后，到了明朝，一个叫薛己的名医，深受李杲的影响，强调"人以脾胃为本"，但他在此基础上，又更深层次地看到了脾胃虚损并不是孤立的，在五脏之中，脾胃和肾具有非常密切的关系，两者的病理状态常常相互影响，提出"命门火衰，不能生土，土虚寒使之然也"。对于此类疾病常以八味肾气丸补火以生土。

不论李杲还是薛己，都是把脾胃看作一个整体来对待，但从五脏六腑的分属来看，脾属脏，胃属腑，两者还是有区别的。这种区别以及区别背后的临床意义，到清朝，才被叶天士提出。

叶天士不仅是温病大家，在内伤疾病方面亦有很深的造诣，当时的人们称赞他是"天医星"下凡。他以江浙人精细和缜密的心思，体会到脾和胃在功能、病机和治疗上是有区别的，不应当一概对待，提出了"胃为阳土，非阴柔不肯协和"，"脾喜刚燥，胃喜柔润"，突出强调对脾胃二者应当加以区别，脾胃的属性不同：脾属戊土，胃属己土，戊阳己阴；脾胃的功能也不一样，脏宜藏，腑宜通，纳食属胃，运化属脾，脾喜升发，胃喜润降；治疗法则上也应当有所区分，脾阳不足，胃有寒湿，一脏一腑皆宜温燥升运者，当遵东垣治法；而脾阳不亏，胃有燥火者，应当使用甘凉濡润的药物来滋养胃阴。

从李杲到叶天士，我们可以看到历代医家对脾胃的认识不断深化，在治疗方法上均有突破，但是每一位医家都没有否认其他医家的看法，也没有脱离《内经》的范畴。这是一种渐变式的创新模式，与西医学相比，它是缓慢的，缺乏革命性的。但是，我们换一种眼光和角度，却又不难发现这种创新模式的优势所在：它始终是紧密切合临床的，每一次创新都是对临床实际问题的解决；另外，当西医学的分化越来越精细，逐渐深入基因层面的时候，医学的研究范畴似乎也越来越脱离"人"本身，如同一根越劈越细的木柴，逐渐脱离了木柴的本相，而中医学在每一次创新的过程中，都没有忘记回望《内经》"人与天地相参"、"阴平阳秘"的原则，始终把握着中医治"病的人"的宏观思维，而这种宏观思维恰恰是中医学这门古老的学科至今还保持着生命力的命门所在。

三、临床思维技巧

1. 系统辨证　这是目前临床上较常用的辨证方法。它是在中医理论指导下，对四诊所收集的临床资料进行综合判断，辨别为某种证候的模式。其主要依据是现代中医院校教科书，在八纲、脏腑辨证的基础上，结合多种辨证方法。这样的辨证模式比较符合中医整体观念，也比较容易保持理、法、方、药的一致性，是一种整体性思维方式，对临床资料的完整性要求较高。其不足之处就是辨证方法较多，不同的辨证方法其结论不同。

2. 单症辨证　又可理解为主症辨证模式，是经方派的常用辨证方法，即所谓的"但见一症便是，不必悉俱"，或称方剂辨证或以方测证，是一种直觉性思维。单症辨证必须建立在丰富的实践经验基础上，要求医生对疾病的全过程和临床表现的主次要矛盾必须有全面的了解。不足之处是辨证准确性容易受患者表达能力和医生主观臆断的影响,犯以偏概全的错误。

3. 指标辨证　这是现代中西医结合临床常用的诊断方法,即在现代中医证候研究的基础上,确定每一证候的理化指标,在诊断过程中直接套用相关的指标为依据进行辨证。这种辨证方法看起来似乎比较客观,也符合现代量化要求,但实际上违背了中医整体观念,并不可取。

4. 主次症辨证　这是现代中医临床科研常用的辨证方法,即沿用西医诊断模式,首先辨病,然后在该病基础上把证候诊断依据分为主症和次症,诊断标准由几个主症和若干次症组成。这种辨证方法虽然比较简单,使临床科研的证候分型有标准可依,但存在的主要问题是许多临床资料并非特征性资料,同一证候在不同患者身上所表现的症状不同,而且有许多临床表现本身对患者来说实际是很难分清的,如脾气虚证和湿热蕴脾证中,在腹胀纳少与脘腹痞闷纳呆、大便溏薄与大便溏泻、肢体倦怠与肢体困重之间,患者难以描述清楚,这就使得看似简单的方法变得复杂起来。

5. 症状贡献度辨证　临床上的症状很多,不一定都是主症,也不一定都是主诉,但每一临床症状都具有辨病或辨证的意义。同时,每一症状对各病、证的诊断意义,并不是一对一的简单关系,即一个症状对多种病或证具有不同的诊断价值,每一个病或证的诊断则往往需要根据多种临床表现才能明确。为此,选择600种常见症状作为辨证依据,按每一症状对某一证辨证的贡献度以分值的方式进行界定。如脘腹痛对各证辨证的贡献度分值为胃49、阳虚20、气虚20、气滞29、血瘀20。各证的诊断确定,一般以100作为通用阈值,即各症状对各辨证要素贡献度之和达到或超过100时,则这些辨证要素的诊断成立。如当脾、湿、热的贡献度之和分别超过100时,即可诊断为湿热蕴脾。

第四节　处　理
——中医是怎样治病和养生的

一、治病方法

在了解中医的治病方法之前,我们先来理解一下中医对疾病的观点看法。人体的阴阳平衡与否是中医判断人体是否生病的重要理念。中医学认为,人在正常情况下,机体处于阴阳平衡的状态,一旦阴阳平衡的状态被破坏,人就会产生各种疾病。中医学把多种致病因素总称为"邪",把人体抵抗疾病的能力称为"正"。中医治疗疾病就是在祛邪护正中把我们人体的阴阳调理到平衡状态,从而达到治病的目的。而中医的治法正是围绕着"邪"、"正"纠正调整人体的阴阳平衡状态。因此中医的治病方法总体上可概括为:辨证论治,祛邪扶正,维持阴阳平衡。

（一）中医治病的特点

中医治病具有三大特点:

第一是整体观念 这是中医治病的最大特点。中医学认为人是统一的多系统、多层次综合而成的有机体。人体生病是与各种致病因素、人体的抗病能力、人体的局部与整体、内脏与体表、脏腑之间、气血津液之间等相互作用、相互影响的结果。中医治病既着眼于引起疾病的特定病因，更注重恢复人体正气，以及针对疾病发展过程中不同阶段出现的不同情况的调整，还考虑到改善病人的症状与体征、生活质量，或全面治疗，或分主次缓急，最终达到病、证、症全方位的痊愈或好转。

第二是个体化 中医在治病时注重人与人之间的个体差异。因为人是自然界最复杂的有机体，除自然属性之外，还具有更复杂的社会、心理属性。如个体的遗传、体质、心理、性格特征等。另外每个人所生存的环境也各不相同，这包括了自然环境如气候、地理、生物等，以及社会环境如社会地位、经济条件、生活方式等。而中医治病时除了审察病情外还从病人的个体差异出发制定出相应治法，可谓是"量身定治"。

第三是调节人体达到平衡 中医强调治疗的目的是"以平为期"，即将病人的体质调回至阴阳平衡、气血调和、脏腑功能协调的状态。与现代系统论中"有序"的含义相一致。可见中医早在数千年前就已经在其治则治法中体现了系统论中的"有序"之意，让发生病变的人体恢复到原来结构与功能的"有序"状态。

中医在辨证时不仅审察病情还要考虑到天时、地理、体质，犹如了解军情一般的全面，因此有些医家也将中医治病看成是用兵作战。清朝乾隆年间，有一位太医叫徐大椿，在他的专著《医学源流论》中有一篇《用药如用兵论》，全面、详尽、准确地阐述了"防病如防敌"、"治病如治寇"、"用药如用兵"等医理。近年来，人们重新重视《孙子兵法》在医学领域的运用问题，一些现代学者将孙子军事辩证法和传统的中医理论相结合，充分阐述了以《孙子兵法》指导治病的原理。如果说，方药是兵团，而治法治则就是决定战役胜负的战略战术，治法的运用是否得当决定了治病的疗效。

（二）中医治法的形成

中医的治法，随着中医学理论的发展不断完善，由简单到复杂，从单味药治疗到多味药物治疗，形成多种组方配伍，之后医家们对方剂的使用进一步归纳，总结出了多种中医的治病方法。

从中医学形成和发展的过程来看，治法是古代医家们对方剂的功用进行分类总结后提出的。但当治法由经验上升为理论之后，就成为遣药组方和运用成方的指导原则。以法对方剂进行分类最早见于唐代陈藏器的《本草拾遗·条例》，他提出"药有宣、通、补、泻、轻、重、涩、滑、燥、湿十种"。宋代赵佶《圣济方》于每种之后加一"剂"，到金代成无己在他的《伤寒明理论》中说："制方之体，宣、通、补、泻、轻、重、滑、涩、燥、湿十剂是也。"至此方书中才有"十剂"这个名称。明代张景岳在《景岳全书·新方八略引》中提出了"古方八阵法"："类为八阵，曰补、和、攻、散、寒、热、固、因。"这种运用治法对方剂进行分类的方法，后世医家们各有所论述。

历代医家鉴于具体治法的丰富内容，而又归属不同治法体系的特点，经过多次分类归纳逐渐形成体系。我们现在常提的"八法"，就是清代医家程钟龄从高层次治疗大法的角度，根据历代医家对治法的认识进而归类总结出来的。程氏在《医学心悟·医门八法》中说："论病之源，以内伤、外感四字括之。论病之情，则以寒、热、虚、实、表、里、阴、阳八字统之。而论治病之方，则又以汗、和、下、消、吐、清、温、补八法尽之。"

（三）中医常用治法

中医常用的治法就是以上所提到的八法。八法中总体上可以分为两类，一类是祛除病邪，另一类是调补人体正气。其中祛除病邪所用之法有汗、吐、下、和、温、清、消七法，而调补人体正气则用补法。下面我们来进一步认识八法。

1. 汗法　通过发汗的方法把感受的病邪通过皮肤这个通道祛除出去。但让病人出汗不是目的，而是以发汗之法，把病邪从汗孔排出以达到治病的目的。这种方法主要用于病情轻浅、病位在胸肺以上的治疗中，如感冒这一类外感疾病。外感病的病情多为轻浅，病位多在人体肌表，因此汗法应用得当能起到立竿见影的效果。

在"民国"时期，有个姓叶的人，在大暑之夜浏览上海的大世界屋顶花园，凉风徐徐，又吃了很多冷饮，当时特别惬意。可不一会儿，他就觉得怕冷、头痛，急忙回家想躺下睡觉，恰逢有朋友来访，他勉强起身坐在院中与朋友周旋。等到夜深朋友散去后，后背更觉得寒冷，头更痛了。于是他就自己服用了紫苏、生姜等发汗的药物，但只出了微汗，还是没什么效果。第二天早晨他请了曹颖甫来看病。病人刚被家人搀扶到楼下，就立刻急呼关窗户，有明显的怕风表现，而且病人吐出了很多绿色的浓痰，两手臂出汗，摸上去还有些潮湿。曹颖甫根据病人的头痛、怕风、汗出等症状诊断为感受风邪所致，用了最经典的祛风解表的方剂"桂枝汤"进行加减。之后病人没有再来复诊。后来有一天，曹颖甫在路上遇到了这个病人，他拱手相谢，称曹先生太神了，就诊一次就把他那次的重感冒治好了。从这个医案我们可以看到，汗法运用得当真可谓效果如神。

2. 吐法　指通过涌吐的方法，使停留在咽喉、胸膈、胃脘的痰涎、宿食或毒物从口中吐出的一类治法。口腔是人体进食、吸收营养的主要通道，也可以是用来祛除病邪。我们平时最常见的是食物中毒这种情况，尽量通过呕吐把有毒物质从口排出以减少人体对毒物的吸收。在中医治疗中还用来吐体内的痰饮等病邪之物以达到治病的目的。涌吐之法主要用于病位居上、病势急暴、内蓄实邪、体质壮实的急症，其方法使用简便，取效快捷，能适应急症之"急"。

3. 下法　指让宿食、燥屎、冷积、瘀血、结痰、停水等病理产物通过大便排出。如果出现病邪在肠胃而致大便不通之证，都可以使用这个方法。通常人们认为大便不通是因为胃肠有热所引起的，其实不能这样一概而论。造成大便不通的原因很多，中医治病的核心在于辨证论治，应该根据病情辨明原因再用适当的方法进行治疗。常用的下法有寒下、温下、润下、逐水、攻补兼施等。下法祛除病邪较其他治法峻猛，所以在临床应用时，医家们都是慎重辨证清楚后才用它，并且常结合临床实际，与其他方法一起应用，使其发挥治病的效果又不伤人体的正气。

在清代程杏轩所著的《杏轩医案》中就提到这样一个下法和补法结合运用的医案：有一个郑姓的老太太，年逾古稀，得了便秘之病，出现肚子疼痛和肛门肿胀的症状，这样已有 20 天了，请了多位医生治疗都没有效果，特请程杏轩去诊治。程杏轩把了这位老太太的脉后，感觉她的脉虚细而涩，说这是因为虚而引起的便秘，用补中益气汤给她补中气吧。吃了两天以后，老太太的大便仍然不通，且腹胀痛更加厉害，她觉得必须通大便，否则快要受不了了。程杏轩说，我并不是不知道要用下法，只是你年纪太大，正气又不足，如果用下法怕你的身体承受不了，会出现虚脱等危险病证。老太太说，与其现在这样还不如用下法，就是出现虚脱等证也比我现在肚子胀痛要好受些。程杏轩想起了在《医学心悟》中曾提到：出现不能用下法，但又不得不用下法的病情时，如果所用下法不当容易造成不良后果。因此，他考虑了很久，在补中益气汤的基础上加入制大黄三钱。大黄是中医用于通便攻下的常用药。这个药方是仿效古代医家攻补兼施，在补中气之中兼用下法。服用此方后当晚老太太就解出几枚结粪，腹胀痛症状有所缓解，能躺下休息不太难受了。但第二天肚子仍稍有点痛，这是因为胃肠中的大便还没有完全排出。程杏轩仍用补中益气加大黄，但是将大黄的量减了一半。这样老太太又吃了一剂药，解大便两次后，肚子完全不痛了，并能吃下饭，病也好了。从这个医案我们看到，下法祛邪虽然峻猛，使用不当易造成不良后果，可一旦运用得当疗效显著。

4. 和法　顾名思义，就是通过和解或调和的方法来治疗疾病。汗、吐、下三法都是通过直接排邪外出，达到治病的目的。和法与其他二法明显不同，是通过改变人体正气与病邪的对比关系或是调整人体各脏腑之间功能强弱的对比关系来治疗某些疾病。和法的特点就是"和"字，它不重在祛邪也不重在扶正，而是重在调和。《伤寒明理论》说："伤寒邪在表者，必渍形以为汗；邪在里者，必荡涤以为利；其于不内不外，半表半里，既非发汗之所宜，又非吐下之所对，是当和解则可矣。"可见，和法是一种既能祛除病邪，又能调整脏腑功能的治法，无明显寒热补泻之偏，性质平和，对一些寒热错杂、肝胆脾胃方面的疾病能起到其他治法无可比拟的疗效。

5. 温法　指利用温热药的温里祛寒作用治疗一些里寒证的一类治法。里寒证的形成，有外感和内伤的不同，或由寒邪直中于里，或因失治误治而损伤人体阳气，或因素体阳气虚弱，以致寒从中生。同时，里寒证又有部位浅深、程度轻重的差别，故温法又有温中祛寒、回阳救逆和温经散寒的区别。由于里寒证在形成和发展过程中，往往阳虚与寒邪并存，所以温法又常与补法配合运用。

6. 清法　指通过清热、泻火、解毒、凉血等作用，以清除里热之邪的一类治法。适用于里热证、火证、热毒证以及虚热证等里热病证。热证最易伤阴，大热又易耗气，所以清热药常和生津、益气药一起合用。

7. 消法　指通过消食导滞、行气活血、化痰利水、驱虫等方法，使气、血、痰、食、水、虫等所引起的病邪渐消缓散的一类治法。适用于饮食停滞、气滞血瘀、癥瘕积聚、水湿内停、痰饮不化、疳积虫积以及疮疡痈肿等病证。消法所治的疾病主要是在脏腑、经络、肌肉之间，邪坚病固而来势较缓，属渐积形成，而且病情多复杂缠绵，不可能快速消除，必须渐消缓散。因此消法也常与补法、下法、温法、清法等其他治法配合运用，但仍然是以消为主要目的。

8. 补法 大家最熟悉一种治法。在南方民间至今还流传着一些多以补法为主的药膳。这些药膳就是在炖煮食物过程中加入一些补药，做成调补人体的食物，寓补于饮食中，寓调理于生活中。它是通过补益人体气血阴阳，以主治各种虚弱证候的一类治法。其目的，在于通过药物的补益，使人体气血阴阳虚弱或脏腑之间的失调状态得到纠正，复归于平衡。此外，在正虚不能祛邪外出时，也可以补法扶助正气，并配合其他治法，达到助正祛邪的目的。

上述八种治法，适用于表里、寒热、虚实等不同的证候。对于多数疾病而言，病情往往是复杂的，不是单一治法能够符合治疗需要的，常需数种治法配合运用，才能治无遗邪，照顾全面，所以虽为八法，配合运用之后则变化多端。正如程钟龄《医学心悟》中说："一法之中，八法备焉，八法之中，百法备焉。"因此，临证处方，必须针对具体病证，灵活运用八法，使之切合病情，方能收到满意的疗效。

（四）中医一些特殊的治疗方法

中医除了常见的内服和外敷的药物治疗，还有一些特殊的疗法，如针灸、敷贴疗法等。针灸疗法包括了针刺穴位和用艾条等灸相关穴位，以达到治疗的目的，这是大家熟悉的中医疗法之一，如"三伏灸"是目前广为流行的灸法。中医学早在千百年前就提倡"不治已病治未病"的治病思路，而"冬病夏治"的"三伏灸"就是其中最具代表性的方法。三伏灸是天灸疗法中的一种。天灸则是中医传统灸法中非火热灸的一种，又名自灸、冷灸，也称"药物发泡"或"敷贴发泡"。该法选用某些对皮肤有刺激性作用的药物敷贴于人体的穴位，利用药物的刺激作用，引起穴位局部皮肤的充血，甚至起泡，通过经络的调节作用，达到治疗疾病的效果。天灸疗法源远流长，最早见于北宋年间，民间广泛应用于治疗内、外、妇、儿科各种疾病。目前最常用于治疗哮喘、过敏性鼻炎、慢性咳嗽、慢性支气管炎等呼吸系统疾病及变态反应性疾病。而三伏灸是通过利用全年中阳气最盛的三伏天，人们体内阳气也相对充沛的时机，应用具有温经散寒、补虚助阳作用的中药制成药饼，通过有经验的针灸医生辨证分析后，选择相应的穴位进行贴敷灸治疗。此时，人体腠理疏松，气血畅通，药性易于深达脏腑，三伏灸乘其势而治疗。因其选在每年的三伏天进行治疗，所以称为三伏灸。它充分体现了"天人合一"的特点，在治疗上常取得很好的效果。

除此之外，中医依据其理论还运用一些特殊的治疗方法，其中有一种与西医学中的心理疗法相似但又有区别的情志疗法。该疗法是根据中医藏象学说和五行生克的理论来治疗疾病的。人有七情，分属五脏，五脏及情志之间存在着五行相制的关系。不良的情志活动会导致人体阴阳偏盛偏衰，使心理活动失去平衡，从而引起疾病的发生。而正确运用情志之偏，补偏救弊，则可以纠正阴阳气血之偏，使机体恢复平衡协调而使病愈。也就是说当情志活动出现了阴阳的偏盛偏衰，只要采用与之相对的情志之偏，即可进行矫正，而并不一定拘泥于五行相制理论。如怒与恐、悲与喜、惊与思、乐与愁、喜与怒等，都是彼此相反的情感活动，它们可互为调节控制，使阴阳重新趋于平衡。中医这种情志疗法在几千年前就被运用。在《吕氏春秋·至忠》中就记载了战国时期文挚以怒治齐王的故事。金元四大家之一的张子和极为重视情志疗法，在其所著

《儒门事亲》中，对《内经》的"以情胜情"进行了深刻的研究，还形象生动地描述了一些医案故事。其有一则就是以"笑"治病的。

金元时期有一举人叫项关令，他的妻子不思饮食，还常常发怒，打骂下人。半年中，项关令找了很多医生来治疗都没有效果，后来找到张子和。张子和看了病人之后，并不像其他医生一样开药方，而是让两位涂成五颜六色花脸的妇人到项关令的妻子面前，叫她们故意装扮滑稽动作。项关令的妻子看到之后大笑不已。之后，张子和又继续让两位妇人在病人面前作滑稽杂耍，项关令的妻子看见之后又哈哈大笑。接着，张子和暗地里叫另外两个妇人在她面前狼吞虎咽地吃东西，一边吃还一边不断地说味道好极了。项关令的妻子看到这种情形，同时又闻到了美食的香味，立刻就索取这些食物来吃。这样经过多天，项关令的妻子怒气渐消，饮食趋于正常，病也就痊愈了。这就是应用了中医理论所说的喜则气缓，以耗消心气，使病人因发怒而上逆之气得已下消，又用美食诱惑，所以使病人怒平食增，因而达到不药而愈的效果。

中医是中国传统文化中的精华之一，它的理论与中国文化密不可分，中医还有一种特殊疗法就体现了这种关系，那就是音乐疗法。早在2000年前，《内经》中就提出了"五音疗疾"。中医学认为五行"木、火、土、金、水"，会生出"角、徵、宫、商、羽"五音。而我们人体的"肝、心、脾、肺、肾"五脏又会生出"怒、喜、思、忧、恐"五志。这五行和五音之间相互呼应，又与五脏、五志相连，所以五行音乐能调节五志，平秘阴阳，调理气血，保持体内气机动态平衡，改善人体的健康状况。

五种调式的音乐因主音、旋律和配器不同，所发出的声波和声波形成的场质不一样，对脏腑及情志的作用也各有所异。角调式乐曲是古箫、竹笛、木鱼等演奏的音乐，属木，通于肝，可以疏肝利胆、保肝养目、增强精神、安神、消除失眠。徵调式乐曲是古琴等丝弦音乐，属火，通于心，能调理神志、疏导血脉、疏通小肠、祛毒疗伤。宫调式乐曲是埙、笙、竽等乐器演奏的音乐，属土，通于脾，有养脾健胃、补肺利肾、泻心火的作用。商调式乐曲是用金石类材料制造的乐器演奏的音乐，属金，通于肺，能帮助扩充肺腑、养阴保肺、补肾利肝、泻脾胃虚火。羽调式乐曲是鼓、水声等音乐，属水，通于肾，能保肾藏精、疏导泄毒。

中医治疗疾病的方法多种多样，但始终以辨证论治为核心，因时因地因人不同而制定个性化的治疗方案达到治病的目的，这也正是中医几千年长盛不衰的主要原因之一。

二、养生

医学不仅用来治疗疾病，更重要的是预防疾病的发生，因此如何保持健康的体魄是目前全世界医学界所共同关注的问题。进入21世纪，我们国家把医学发展的战略优先从"以治愈疾病为目的的高技术追求"，转向"预防疾病的损伤，维持和促进健康"，大力倡导"治未病"理念，开展"治未病"健康工程。其实，早在《内经》时代，中医学就提出了"上工治未病"理念，而治未病最佳的方法就是养生。通过养生保持机体阴阳的平衡，就可以防御外邪的入侵，预防疾病的发生。

（一）养生之义

悠悠华夏五千年，中医养生文化在历史长河中，悄然占据着一席之地。早在旧石器时代，中国传说中的印康氏部落的先民由于生活在潮湿的环境之中，不少人得了关节病。为了对付这种疾病，印康氏部落的先民就发明了"甩筋骨、动支节"的养生方法——"大舞"。"大舞"的基本作用是宣达腠理、通利关节，达到消瘀散积、保持健康的目的。历代皇帝多骄奢淫逸，醉生梦死，向来寿命很短，而唯独乾隆皇帝寿至 89岁。他的长寿，得益于他数十年如一日地坚持齿常叩、津常咽、耳常弹、鼻常揉、眼常运、面常搓、足常摩、腹常旋、肢常伸、肛常提的"十常"养生术，至老不懈。2000 多年前，《内经》就指出："上古之人，其知道者，法于阴阳，和以术数，饮食有节，起居有常，不妄作劳，故能形与神俱，而尽终其天年，度百岁乃去。"在《内经》经典理论的指导下，经过历代医学家和养生学家对养生理论和实践的不断继承与创新，中医的养生学日臻成熟与完善，形成了丰富而系统的理论、博大而精深的内涵、独特而实用的经验，为中华民族的繁衍昌盛和人民的健康长寿，作出了不可磨灭的贡献，也对世界保健康复医学的形成及其发展产生了重大影响。

养生，又称摄生。生，是生命、生存、生长；养，即保养、补养、摄养。养生就是调摄生命、保持健康以达到长寿，是通过合理选用养精神、调饮食、练形体、慎房事、适寒热等保健方法，通过长期的锻炼和修习，达到保养身体、减少疾病、增进健康、延年益寿目的的技术和方法。简而言之，所有促进健康、延长寿命的活动都是养生活动。

世间万物，人是最宝贵的。正如《素问·宝命全形论》说："天覆地载，万物悉备，莫贵于人。"古往今来，长生不老是人们追求的神话，延年益寿则是人类长期追求的目标。为了健康，伟大的中华民族更是在 2000 多年前就提出"治未病"。《素问·四气调神大论》中指出："圣人不治已病治未病，不治已乱治未乱，此之谓也。夫病已成而后药之，乱已成而后治之，譬犹渴而穿井，斗而铸锥，不亦晚乎！""治未病"就是调养、调摄尚未患病的机体，防患于未然，防止疾病发生。这段话从正反两方面强调"治未病"的重要性，早已成为当今预防医学的座右铭。

（二）养生之诀

健康长寿与否，不仅在于是否懂得养生之道，更重要的是能否把养生之道贯彻应用到日常生活中去。现在到处流行养生风潮，如做经络推拿、放血排毒、瑜伽、SPA，或吃蛋白粉等等，那么这就是养生吗？不，养生不是简单地吃补品，或做瑜伽；养生是深入生活每个细节的调养。

按照中医理论："正气存内，邪不可干"，"邪之所凑，其气必虚"，就是说如果人们通过各种方法调养身体，使机体的各项功能正常，处于阴平阳秘的平衡状态，那么即使遇见大风大雨异常的气候变化，也不会得病。如果人们外受风、寒、暑、湿、燥、火等"六淫"，或内受喜、怒、忧、思、悲、恐、惊等"七情"而生病了，说明机体自身的正气不足，阴阳失去平衡，才使病邪有机可乘。中华民族是伟大的民族，聪慧的人们很早就揭示了养生的奥秘，在许多文献中都有记载。总结起来，养生的方法有：

1. 辟邪——顺四时 要想了解中医的养生，首先得了解中医养生重在顺四时。《灵枢》指出："春生、夏长、秋收、冬藏，是气之常也，人亦应之。"中医的理论许多是取象比类，非常形象，在中医看来，我们人就像外面的落叶树一样，具有四季不同的变化规律。《素问·四气调神大论》中指出："夫四时阴阳者，万物之根本也。所以圣人春夏养阳，秋冬养阴，以从其根，故与万物沉浮于生长之门。"所以顺四时为养生的第一条，顺四时则生，逆四时则亡。我们平常讲"冬吃萝卜夏吃姜"正是"春夏养阳，秋冬养阴"的典型例子。夏天，天气炎热，自然界万物生机勃勃，生长旺盛，人体的阳气在夏天也达到一年中最盛的时刻，养生就要顺应这种阳气升发之势，所以吃姜可以发散；而到了冬天，气温降低，万物凋零，人体的阳气要向里潜藏，所以吃萝卜可以滋阴收藏。

《素问·上古天真论》说："虚邪贼风，避之有时。"虚邪贼风指的是异常的气候和外来致病因素，即如炎热的夏天突然转凉，寒冷的冬天突然转热，自然界中异常气候的出现较少见，但空调的出现却从另一角度带来类似异常气候的温度。现在人们到了夏天唯恐空调开得不大，冬天唯恐暖气烧得不热，这其实是违背自然规律的。夏天本来机体要散热，腠理开，必须出汗才能将体内多余的热排除，如果过度使用空调、风扇这些器物来降温，反而使腠理闭；而冬天本来机体要潜藏，腠理闭，阳气内收，如果过度使用暖器设备，反而使腠理开。这些违反自然规律的做法，最终将导致人体内阴阳的失衡，最终易受"虚邪贼风"而得病。

顺四时而生，一方面要求我们调整自身的生活，让它顺应四时的规律；另一方面尤其是中老年人，可以适当用些药物来按照季节调养身体，这样就可以达到益寿延年的目的。

2. 养神——调情志 现代人的生活节奏日趋加快，无论是学生还是工作族，来自学习、工作和生活的压力压得大家喘不过气，常常以"郁闷"来抱怨。现代人追求的东西太多了，大学生满怀热情，希望得奖学金，当学生干部；工作族希望步步高升，买车买房，有了车、房，又希望换更好的，有上进心固然是好，可一旦成为包袱就会给心理造成巨大压力。人们总是以坚持就是胜利来鼓励自己，却忘了心理也有自己的承受力。

《内经》反复论述了不良的精神状态对人体脏器所造成的损伤，认为"怒伤肝"、"喜伤心"、"思伤脾"、"忧悲伤肺"、"恐伤肾"，若任其发展，甚至可能危及生命。中国广西巴马瑶族自治县，是著名的长寿之县，那里的长寿老人有一个共同的特点，就是乐观开朗。《内经》解释说："喜则气和志达，营卫通利"，说明精神乐观可使人体营卫之气运行正常，气血和畅生机旺盛，从而使身心健康。《素问·上古天真论》说："恬淡虚无，真气从之，精神内守，病安从来。"

所以，保持健康的心态，一要淡泊名利，有了一颗平常心，那么就不会对世事牢骚满腹，会使人始终处于平和状态；二要舒畅情绪，设法使人的消极情绪变为积极情绪；三要排遣郁闷，如和朋友交流、听音乐、逛街等等。若心神乐，则心思有序，精神不乱，意识清楚，思维敏捷，善于分析，遇事不慌，工作效率也会提高。

3. 养形——节饮食 我们的经济在迅速发展，生活水平在不断提高，与之俱来的，是饮食结构的突然改变，造成了代谢性疾病如高脂血症、高血压病、糖尿病等发病率升高。而这些病以前一般只有富贵人家才会得。《内经》说："膏粱之变，足生大疔。"现在我们每天吃的都和过去过节一般好，常言道"鱼生痰，肉生火"，鱼肉是可以一起吃，具有补益作用，但吃多了，就成了"膏粱之变"。以前我们是以纤维为主食，而现在麦当劳、肯德基随处可见，人们开始了吃面包鸡肉西餐的风潮，这是与东方的饮食结构不相符合的。

人和自然界是个统一的整体。现在有很多人早晨起得晚，不吃早饭，中午吃完就去休息，晚上便给自己开大餐。早上太阳出来了，天地的阳气都在升发中，那时候人体的脏腑功能也处在旺盛的状态，急需补充营养，所以早餐一定要吃好；中午吃完即卧，机体处于休息状态，容易导致消化不良；到晚上太阳下山了，外面一片阴寒之气，阳气没有了，吃进去的东西运化不了，自然就会导致发胖，所以晚上的饭清淡些有好处，老年人尤其如此。《太清道林摄生论·养性之道第一》说："养性之道，不欲饱食即卧。"《太上保真养生论》："不欲极饥而便食，食戒过饱，不欲极渴而便饮，饮戒过多。食苦过饱则癥块，饮酒过多则痰癖聚。"所以不可以过食、过饮，吃喝要适度。

从中医的理论来说，酸入肝，苦入心，辛入肺，咸入肾，甘入脾。但是现代人常常喜欢吃甜食，特别流行吃麻辣烫等酸辣小吃，殊不知多食五味有害身体。《太上保真养生论》说："多酸伤脾，多甘伤肾，多辛伤肝，多咸伤心，多苦伤肺。"即多食苦味，会使皮肤枯槁而毫毛脱落；多食辛味，会使人的筋脉劲急而爪甲枯干；多食酸味，会使人的肌肉粗厚皱缩而口唇掀揭；多食甘味，会使人的骨骼疼痛而头发脱落。用孙思邈的话来说，便是"味辛、甘、发散为阳；酸、苦、涌泻为阴。阴胜则阳病，阳胜则阴病，阴阳调和，人则平安"。

所以五味不可太过。《内经》中说："五谷为养，五果为助，五畜为益，五菜为充。"五谷是指稻米、小麦、老玉米、小米和黄米；五果包括桃、李、栗、杏、枣；五畜就是我们吃的肉，猪肉、狗肉、牛肉、羊肉、鸡肉；五菜就是我们吃的各种蔬菜。五谷是养命的，五果是帮助消化的，五畜起补益作用，五菜起补充作用。我们的祖先几千年来就是遵循这种生活规律，维持中华民族的繁衍和健康。

4. 养形——和术数 术数指养生的方法，如导引、按跷、吐纳等。现代人常常坐在电脑前工作，学生埋头苦读，很少出去锻炼，所以年纪轻轻普遍见有颈椎病。早在《三国志·华佗传》中华佗就提到了锻炼的重要性："人体需得劳动，但不当使极耳。动摇则谷气得消，血脉流通，病不生"；同时还介绍了五禽戏。除此，古人还发明了各种导引来强身健体。所以要利用闲暇多多运动。青少年经常运动，能够促进生长发育，强健体格；中年人经常运动，能够增强身体素质，使精力充沛；老年人经常运动，更能够延缓各器官的衰老进程，保持快乐的精神状态。

大象在野外可生活到200岁，若关在动物园则活不到80岁；野兔可活15年，而家兔只活4～5年。可见，野生动物常东奔西跑，体质锻炼得好，而活得久。如动物一样，常做适当运动的人，体健而病少，自然寿命长。《吕氏春秋》中说："流水不腐，户枢不蠹。"法国思想家伏尔泰说："生命在于运动。"《素问病机气宜保命集·原道论》："吹嘘呼吸，吐故纳新，熊经鸟伸，导引按跷，所以调其气也。"故运动是健康之本，是祛病延年、抗衰长寿的良方。

5. 养形——慎劳作 劳作指劳心、劳力和房事。作为医学生，学业负担是相当重的，而作为工作人员，他们常常加班，任务依然很重。但是工作和学习是永远没有尽头的，所以不要违背常规地劳作，要给自己适当的休息时间。《太清道林摄生论·黄帝杂忌法第三》说："久视伤血，久卧伤气，久立伤骨，久行伤筋，久坐伤肉。"而我们现在却常常过度用眼，看书，看电视，看电脑，什么都感兴趣，什么都想看看，到了凌晨，本该休息，却依旧强迫眼睛工作，看电脑，这样长久下去我们的眼睛就会发出抗议，变得干涩疼痛，于是出现干眼病。为了学习，我们常常很辛苦地坐着，为了休息，我们又常常睡一整天来补眠，其实这样子完全颠倒了我们的生物钟。肝藏血，肺藏气，肾主骨，肝主筋，脾主肉，所以劳作休息不当，就会间接地损伤五脏。历代寿星中，有劳作一生的农民，也有每日静坐的高僧，那么，养生到底是重在劳作还是静养呢？

正如上面的例子，过度的劳作往往会破坏人体内外的生理平衡，加速机体某些器官的"磨损"和一些生理功能的失调，导致人的生命进程缩短，出现早衰而早逝。自古以来，和尚、道士多健康长寿，这与他们常坐禅入静有关，由此可见，静养可以长寿。然静养不是不运动，静指养心。正如《内经》所云："志闲而少欲，心安而不惧，形劳而不倦。"所以养生保健"心神以静为宜，躯体以动为主"。不妄劳作即不要违背常规的劳作，劳逸适度。

总之，养生要注重5个方面的平衡，分别是人与自然的平衡、人与社会的平衡、人体阴阳的平衡、人体脏腑的平衡、气血经络的平衡。而在这其中，对于当今社会，人们尤其要注意人与社会的平衡，健康的生活习惯和心态是最为重要的。

三、中药

中药指在中医理论指导下使用的天然药材，主要包括植物药、动物药和矿物药。下面简单介绍一下中药的基本常识。

（一）道地药材

道地药材是指在具有特殊地域环境的特定产区中生长的品质优良、药效独特的中药材。历史上形成的道地药材概念，可看做是古代对优质中药材的认定标准。早在晋代，陶弘景就谈到药材有着地域性特征："诸药所生，皆的有境界……自江东以来，小小杂药，多出近道，气力性理，不及本邦。假令荆、益不通，则令用历阳当归，钱唐三建，岂得相似。所以治病不及往人者，亦当缘此故也。"

常见的道地药材有：吉林抚松的人参，甘肃岷山的当归，宁夏中宁的枸杞，四川的川黄连、川贝母，山西稷县的红枣，山东任平的乌枣，广东德庆的首乌，山西恒县的黄芪，湖北罗田的茯苓，山西平遥的山药，广西靖西的田七，江苏靖江的枳壳，河北历县的知母，山东平邑的金银花，江苏启东的蟾蜍，福建建瓯的泽泻，浙江岱山的蜈蚣，山西上党的党参，河南的"四怀"，湖北的"四蕲"，浙江的"浙八味"等。

（二）中药常见剂型

自伊尹发明汤液，药物开始有了剂型。根据药物的性质、用药目的和给药途径，将原料药加工制成适合于医疗或预防应用的不同形式，称为药物剂型。中药剂型种类繁多，目前常用的中药剂型约有 40 多种，除汤、饮、丸、散、膏、丹、酒、露、胶、茶、糕、锭、线、条、棒、钉、灸、熨、糊等传统剂型外，还有片剂、胶囊剂、颗粒剂、气雾剂、注射剂、膜剂等现代剂型。

春秋战国时期，丸、饼、曲、酒、油膏、药浆、汤、散等多种剂型已得到广泛应用。至秦汉时期，药物剂型已发展到 10 余种，《黄帝内经》以及张仲景的《伤寒论》中对各种药物剂型都有较明确的制法、用法、用量及适应证。这些药物剂型都是根据不同的疾病，为保证一定的治疗效果而创制的，如《神农本草经》所说："药性有宜丸者，宜散者，宜水煮；亦有不可入汤酒者，并随药性，不得违越。"后世医家也总结道："汤者荡也，去大病用之；散者散也，去急病用之；丸者缓也，以舒缓为治。"

在药物剂型与疗效的关系中，药物本身的活性无疑起主导作用，但剂型因素对药效的发挥多有积极影响，有时甚至起决定作用。因为剂型不同，药物在体内的起效时间、作用强度、持续时间均有很大差异。同一药物不同剂型即使其含量相同，给药途径不变，疗效和不良反应可能仍有差异。药物剂型的选择，在中药制剂的开发研究、工业生产以及临床应用中具有重要意义。在创制、改进剂型时，应根据疾病的防治需要、药物性质、应用及储运等要求，结合生产条件等综合因素进行选择。

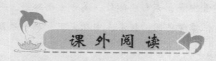

课外阅读

一、学学切脉方法

切脉是中医的四诊手段之一，根据脉象可以了解体内疾病的变化情况。现在常用的是寸口诊脉法，中医师用食指、中指和无名指在患者手腕横纹上的桡动脉处切脉。

切脉时环境要安静，让患者取坐姿或仰卧，手前臂与心脏尽量保持在同一水平位，前臂平放，手掌心向上。衣着宽松，呼吸均匀，保持血流通畅。不能在刚剧烈运动后切脉。

脉分寸、关、尺等三部，从腕横纹向肘部方向排列。左侧的寸、关、尺分别代表心、肝、肾，右侧的寸、关、尺分别代表肺、脾胃、命门。每部分别以轻、中、重度指力进行切脉。

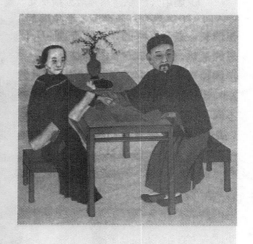

无论左右手，均用食指切寸部，中指切关部，无名指切尺部。为了便于定位，可以先用中指置于掌后高骨处，即为关部；关部与腕横纹之间的食指处为寸部；无名指即为尺部。

常见脉象包括浮、沉、迟、数、滑、涩、虚、实、长、短、洪、微、紧、缓、芤、弦、革、牢、濡、弱、细、散、伏、动、促、结、代、疾等28种。

二、找找常用穴位

1. 内关穴　位于腕横纹上2寸，掌长肌腱与桡侧腕屈肌腱之间，属手厥阴心包经，可用于心痛、心悸、胸闷、胃痛、偏瘫、失眠、眩晕。

2. 合谷穴　位于手背，第一、二掌骨之间，约平第二掌骨中点处，属手阳明大肠经，可用于头痛、目疾、齿痛、中风、腹痛。

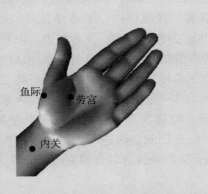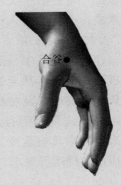

3. 鱼际穴　位于第一掌骨中点，赤白肉际处，属手太阴肺经，可用于咳嗽、咽喉肿痛。

4. 劳宫穴　位于第二、三掌骨之间，握拳，中指尖下，属手厥阴心包经，可用于心痛、呕吐、口臭。

5. 足三里穴　位于髌骨下缘髌韧带外侧凹陷下3寸，即胫骨前嵴外1横指处，属足阳明胃经，可用于胃痛、腹胀等消化道疾病。

6. 委中穴　位于膝部后方横纹处，属足太阳膀胱经，可用于腰痛、腹痛、小便不利。

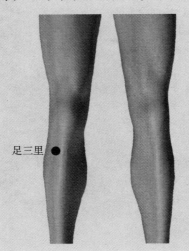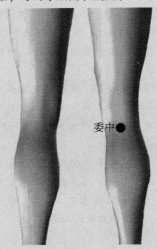

7. 肾俞穴 位于第二腰椎棘突下，旁开1.5寸处，属足太阳膀胱经，可用于腰痛、阳痿、遗精、月经不调、耳鸣。

8. 风池穴 位于胸锁乳突肌与斜方肌之间凹陷中，属足少阳胆经，可用于头痛、眩晕、目疾、耳鸣、中风。

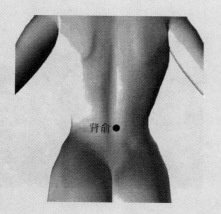
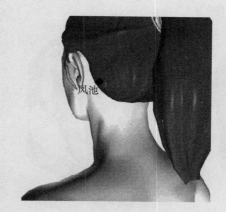

三、认识常用中药

人参 人参是驰名中外、老幼皆知的名贵药材，被人们称为"百草之王"，为多年生草本植物，喜阴凉、湿润的气候，多生长于昼夜温差小的海拔500～1100米山地缓坡或斜坡地的针阔混交林或杂木林中。由于根部肥大，形若纺锤，常有分叉，全貌颇似人的头、手、足和四肢，故而称为人参。人参已被列为国家珍稀濒危保护植物。

中国食用人参的历史悠久，对它的神奇功效也是推崇备至。据史书记载：人参对人体有"补五脏、安精神、定魂魄、止惊悸、明目开心益智"功效。人参性平、味甘、微苦，微温，归脾、肺经，具有大补元气、复脉固脱、补脾益肺、生津止渴、安神益智等功效。人参是一种补气药，如没有气虚的病证而随便服用，是不适宜的。服用人参后忌吃萝卜（含红萝卜、白萝卜和绿萝卜）和各种海味。

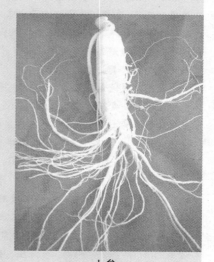

人参

冬虫夏草 冬虫夏草为名贵滋补强壮中药，常用肉类炖食，有补肺健体之效。适用于治疗肺气虚和肺肾两虚、肺结核等所致的咯血或痰中带血、咳嗽、气短、盗汗等，对肾虚阳痿、腰膝酸疼等有良好的疗效，也是老年体弱者的滋补佳品。

据考证，冬虫夏草始载于清代吴仪洛的《本草从新》，曰："四川嘉定府所产者最佳。云南、贵州所出者次之。冬在土中，身活如老蚕，有毛能动，至夏则毛出土上，连身俱化为草。若不取，至冬则复化为虫。"《本草纲目拾遗》对其记载尤详："夏草冬虫，出四川江油县化林坪，夏为草，冬为虫，长三寸许，下跌六足，屈以上绝类蚕，羌俗采为上药。"近代医学研究权威还发现：虫草确能提高机体免疫功能，增强抗病能力，是一种不可多得的珍贵中药材，其用途和价值必将为越来越多的人认识和应用。

牛黄 牛黄是一味名贵中药材，为牛科动物黄牛或水牛的胆囊、胆管或肝管中的结石，具有清心、开窍、豁痰、清热解毒、凉肝、息风等功效，主要用于治疗热病神昏，中风痰迷，惊痫抽搐，癫痫发狂，咽喉肿痛，口舌生疮，痈肿疔疮。我国药典中以牛黄为原料的中成药品种多达600多种。

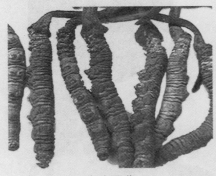
冬虫夏草

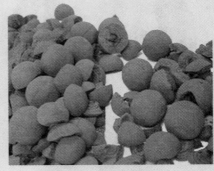
牛黄

牛黄在我国作为药物使用已有2000年以上的历史，最早记载于《神农本草经》，并被列为"上品"之药："牛黄乃百草之精华，为世之神物，诸药莫及。牛黄气味苦平，主惊痫，寒热，热盛狂痉。"牛黄的珍贵，在于它来之不易。由于我国天然牛黄产量低、资源匮乏，靠宰杀黄牛获取牛黄的概率只有1‰～2‰，故民间素有"千金易得，牛黄难求"之说。目前，国家推荐在急重症病治疗药品中使用体外培育牛黄，这是运用现代生物工程技术，在牛体外培育的一种生物优质牛黄，其技术参数、质量指标、功能及主治与天然牛黄一致。

灵芝 灵芝是多孔菌科植物赤芝或紫芝的全株，为中药中的珍品，素有"仙草"之誉。灵芝一般生长在湿度高且光线昏暗的山林中，主要生长在腐树或是其树木的根部。伞状、坚硬、木质，菌盖肾形或半圆形，紫褐色有漆状光泽。

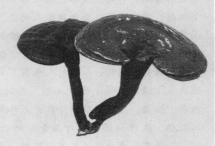
灵芝

灵芝甘、平、归心、肺、肝、肾经。有抗衰老作用，能增强机体的免疫功能；有镇静作用；有祛痰、止咳、平喘作用；有强心作用，能增加心肌血流量，增加冠脉血流量，降低心肌耗氧量，增强耐缺氧能力；能降低血脂，调节血压，保护肝脏，升高白细胞；有一定抗肿瘤作用。主要用于体虚乏力，饮食减少，头昏；心脾两虚，心悸怔忡，失眠健忘；肺气虚，喘咳短气；高血压病，高脂血症，冠心病；白细胞减少症；慢性病毒性肝炎；恶性肿瘤等。

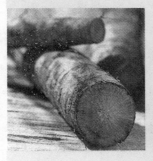
山药

山药 山药具有补脾益胃、益气养阴、补肾涩精的功效。据《湘中记》记载：永和初年，有一位采药人来到衡山，因迷路绕远道而粮尽，只好坐在一山崖下休息。忽然遇见一位白发老翁，看上去好像只有四五十岁那么年轻，对着石壁作书。采药人向老翁说明因断粮饥饿无力无法赶路的情况，老翁便把随身带的食物给采药人吃，还给采药人

指出出山的道路。采药人经六天才到家，还不知饥，这
种食物就是薯蓣（山药）。由此可知薯蓣健脾养胃，还
可代替粮食的神奇功效。

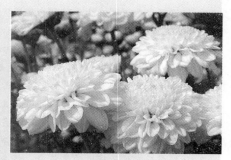

杭菊　菊花具有疏风清热、清肝明目的功效。菊花
入药始载于《神农本草经》，被列为上品，有"久服利气
血，轻身耐老延年"的记载。《荆州记》载："南阳郦县
北八里有菊水，其源旁悉芳菊，水极甘馨。谷中有三十
家，不复穿井，仰饮此水，上寿百二十三十，中寿百余，
七十尤以为早天。"清朝扬州八怪之一郑板桥也曾写诗赞
美菊花的功效："南阳菊水多蓄旧，此是延年一种花。八
十老人勤采啜，定叫霜鬓变成鸦。"

杭菊

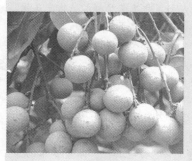

桂圆

桂圆　桂圆具有壮阳益气、补益心脾、养血安神、润肤
美容等多种功效；可治疗贫血，心悸，失眠，健忘，神经衰弱
及病后、产后身体虚弱等症。《红楼梦》第六回中贾宝玉梦中
初试云雨情，之后迷迷惑惑，若有所失。丫环忙端上桂圆汤
来，他吃了两口，才慢慢清醒过来。在第一百一十六回中，贾
宝玉失玉之后，神情恍惚。后来和尚送回了宝玉，麝月说了
句："亏得当初没有砸破。"话音刚落，宝玉突然神色一变，
身往后仰，复又死去，好不容易才弄苏醒过来。王夫人急忙叫
人端了桂圆汤叫他喝了几口，才渐渐地定了神恢复正常。从贾
宝玉两次喝桂圆汤而醒神定志的描写中看出，《红楼梦》的作
者曹雪芹深知桂圆有安神定志的功效。

蜂蜜　性平、味甘、无毒，归肺、脾、大肠、心、胃经。
具有养阴润燥，润肺补虚，和百药，解药毒，养脾气，悦颜色，
调和肠胃的功效。在临床应用中，现代中医学认为，蜂蜜主要
能防治胃肠道疾病，如便秘、十二指肠溃疡、结肠炎、儿童痢
疾等。对神经系统疾病也有一定功效，能治疗失眠、头痛。临
床上还可以治疗感染性创伤、烧伤、冻伤。还有美容的功效。
据前苏联科学院院士兹依律调查养蜂人的健康状况，发现80%

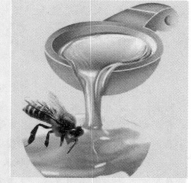

蜂蜜

以上的养蜂人活到百
岁以上，可能与养蜂
人每天食用蜂蜜有
关，因蜜蜂采百花
之精，其营养成分最易被人体充分吸收利用。

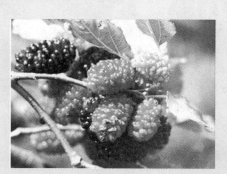

桑椹子

桑椹子　桑椹具有补肝益肾、养血滋阴、润肠通
便的功效。在历史上还有多次桑椹代粮救荒的史事。
如李时珍在《本草纲目》一书中记载："史言魏武帝
军乏食，得桑椹以济饥。金末大荒，民皆食椹，获活
者不可胜计。则椹之干湿皆可救荒，平时不可不收采

也。"这段记载说明在金元时期出现荒灾，老百姓没有粮食吃，就用桑椹代替粮食充饥，能补充营养，维持生命，救活了很多人。

黑芝麻　黑芝麻具有补血明目、祛风润肠、生津养发、补肝肾通乳的功效。古人有黑芝麻抗衰老之说：古籍《抱朴子》记述了黑芝麻能抗衰老，谓黑芝麻"服至百日，能除一切痼疾，一年身面光泽，二年白发反黑，三年齿落更生，四年水火不能害，五年行及奔马，久服长生"。唐人孙思邈享年101岁，原因之一就是40岁以后常吃蒸晒过的黑芝麻。据分析黑芝麻含有丰富的维生素E、卵磷脂等有助于抗衰延年的营养成分。

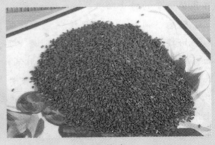
黑芝麻

枸杞子　枸杞子为茄科多年生落叶灌木植物宁夏枸杞或多年生小乔木枸杞的干燥成熟果实，为药食两用之品。相传，古时候有一位朝廷官人在路上看到一个十五六岁的姑娘追打一位八九十岁的白发老翁，而老翁甘愿挨打不还手。官人觉得很奇怪，就质问那个女孩为什么要打老人。"女孩"回答说："我打的是我的曾孙！"原来，"女孩"实际年龄已372岁，是吃了一种药后才长得像小姑娘一样，而那个白发老翁因为不吃这种药，以致年纪轻轻就变得老态龙钟，牙也掉了，路也走不动。官人听了大吃一惊，忙问"女孩"吃的是什么仙药。那"女孩"说不是仙药而是中药，这种中药有5个名字，春天叫"天精"，夏天叫"枸杞"，秋天叫"地骨"，冬天叫"仙人杖"，还有一个别名叫"西王母杖"。这种中药甘平无毒，久服可坚筋骨、轻身不老，它就是枸杞子。

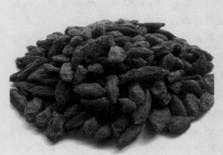
枸杞子

四、中药的使用

药物用法，有内服和外用之分。外用有灸敷、洗浴、吹喉、点眼、温熨、坐药等法。内服多制成汤、丸、散、膏、酒等剂型服用。用何种剂型，决定于病情和药性。如甘遂宜作丸散，因其有效成分难溶于水；麝香、冰片等芳香药不宜入煎剂，以免挥发失效；风湿痛、跌打损伤宜用酒剂，以加强活血通络之功；慢性疾病可用丸剂、膏剂调理等。

1. 中药的煎制方法　中医最常用的是汤剂，在使用汤剂时需注意煎煮方法。不同的药物在煎煮方法上有不同要求，主要有以下几种：

先煎　先煎10～30分钟后再下其他药物。适用于矿物、贝类及质地坚硬有效成分不易煎出的药物，如石膏、石决明、牡蛎、龟板等。此外如附子、乌头等有毒药物也宜先煎，以减低毒性。

后下　在其他药物煎好时再下。适用于气味芳香，久煎后有效成分易于破坏的药物，如薄荷、砂仁、沉香、大黄等。

包煎　某些药物入煎剂后，易使药液浑浊，或者对咽喉、消化道有刺激作用，可用纱布将药包好再入煎剂，如赤石脂、旋覆花、车前子等。

另煎　适用于贵重药材，以免与他药同煎使其有效成分被他药吸收，造成浪费。如人参、羚羊角、鹿茸等。

烊化 适用于胶类或黏性大而易溶的药物，以免与他药同煎而黏附他药或黏锅煮焦，故常置于煎好去渣的药液中，微煮同时搅拌，烊化后服用。或加适量酒、水，隔水蒸溶，再兑入其他药液中服。如阿胶、鸡血藤、饴糖等。

2. 服药的方法 服药的方法与疗效有着密不可分的联系。一般补益药宜在饭前服用；对胃肠道有刺激性的药物宜在饭后服用；杀虫药及泻下药宜在空腹时服用；治疟药宜在发作前服用；安神药宜在睡前服用。并可根据病情的缓急而改变服药时间，如急性病应立即服药，不拘时间；慢性病服丸、散、膏、酒者应有定时，如一日三次或每日早晚各一次，以使药物持续发挥治疗作用。此外，根据病情，有的也可煎汤代茶，频频饮服。

3. 服药禁忌 中医在用药过程中历经多年的摸索，总结出许多用药的禁忌规律，包括配伍禁忌、妊娠禁忌及服药禁忌等。

其中的服药禁忌即我们在服药期间通常要对某些食物忌口，也就是饮食禁忌，称为服药禁忌。包括在服药期间应忌食生冷、油腻、辛辣、不易消化以及有特殊刺激性的食物。如寒性病不宜食生冷食物；热性病应忌食辛辣及油腻食物；疮疡及皮肤病应忌食鱼虾蟹以及其他刺激性食物；经常头晕目眩、烦躁易怒的患者，应忌食辣椒、葱姜蒜等辛辣的食物。古文献中还规定在服用某种中药时不能进食某种食物，如服用茯苓时要忌醋；服用土茯苓时忌茶；服用人参时忌萝卜等。

4. 用药剂量 中药的用药剂量应遵从因时因地因人制宜的原则使用。例如在春夏季节或气候温热潮湿的地区，使用滋补及温热发汗的药物时用量就不宜过大；反之如在秋冬季节或寒冷干燥的地区，性寒凉的药品用量宜轻而发汗药的剂量则可适当增加。

五、中成药使用的注意事项

新中国成立以后，中药在医疗工作中被广泛应用，为了适应人民群众用药量大、用药方便的新形势，中成药开始在我国生产、普及。现在，很多人家里都准备一些常用的、安全的、使用方便的中成药，有的人甚至认为"中药无毒副作用"，"中药比较温和，加大点剂量也无所谓"……中药似乎告别了"按方抓药"的历史。服用中药真的可以百无禁忌了吗？事实上，中成药的使用中存在许多误区，需要我们初学者引起注意。下面谈谈中成药使用的几个注意事项：

1. 恰当掌握用药剂量 中药非处方药和处方药在用法与用量方面，基本没有差别，均按质量标准规定的剂量服用。儿童专用的药物有用量的规定，成人、儿童均能用的药物，小儿用量应适当减少。一般情况是：1岁以内用成人量的1/4，2~5岁用成人量的1/3，5~10岁用成人量的1/2，10岁以上用量与成人基本相同。

2. 严格遵守服药禁忌 服用中成药期间，一般忌食生冷、油腻等不易消化及有刺激性药物。如发热病人忌食辛辣、油腻食物；寒证忌食生冷、甜腻食物；水肿、高血压病人不宜吃盐；胃病泛酸不宜食醋；某些皮肤病及疮、疖患者要忌食鱼、虾、羊肉、螃蟹等。一般在说明书中都有介绍。

3. 中成药也不可随意服用 重症感冒或流行性感冒不能随意服用非处方中药，应去医院诊治。

体虚者患感冒时虽服感冒药能减轻症状，但因机体抵抗力弱，会出现反复感冒，或者引起其他疾病，必要时可向医生咨询。

在服感冒药、清热解毒药期间，一定不能同时服用滋补性中成药，以免加重病情。

4. 中成药也要恰当存放　中成药的非处方药应按说明书要求存放。一般应放在阴凉处，糖浆等中成药应放在冰箱内（4℃左右），但勿放在冷冻层，以免药物变质。所有药物均应放置于儿童不能触及的地方。

5. 中成药也要注意有效期限　注意定期检查家庭存放药品的出厂日期和标示的有效期限，近效期的药品可以早服用，那些过期药品一定要废弃。

6. 感冒发烧用药时一定要辨证　感冒是由很多不同类型的病毒（特别是鼻病毒，流行性感冒分为甲、乙、丙三型）引起的上呼吸道黏膜的急性感染。其主要症状为流鼻涕、打喷嚏，伴有鼻塞和干咳，还可有咽喉红肿、疼痛。全身症状有周身不适、发烧和肌肉酸痛等。遇到这种情况，只有辨明病情，有的放矢地选择药物才能收到满意的疗效。

治疗感冒的药物五花八门，首先一定要认真阅读药品说明书，根据症状分清自己是风寒感冒还是风热感冒，然后再选方用药。例如银翘解毒丸和羚翘解毒丸均是常用的感冒药，二者只差一个字，但前者用于风热感冒，后者用于风寒感冒，选药时应注意辨证选药，不能任意使用。包括小儿在感冒时也要这样辨证用药。

走向社会

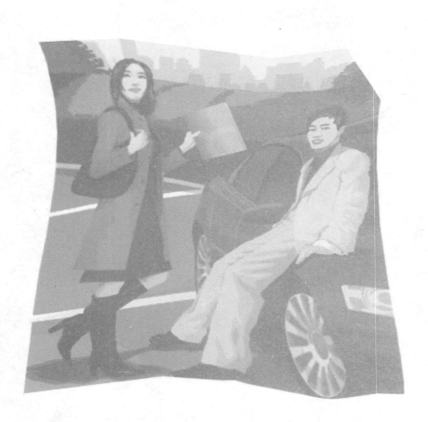

第八章 高科技时代为何还需要中医
——中医在现代的价值和优势

第一节 现代文明背景下的中医

情景与问题之一

在人类已经进入现代科技文明高度发达的 21 世纪，西医早已不用开刀解剖就能"一眼看穿"人体内的器官是啥样；只需一滴血就可以破解人体生理病理的诸多"密码"；可以轻而易举地切除体内的肿瘤；可以像更换机器零件一样更换人体内发生病变的器官；可以将药物准确无误地"送到"病变之处，对致病的"敌人"实施强有力的"打击"，或修复受损的机体组织……

面对如此发达的西医，我们为何还需要中医？

情景与问题之二

只要走进西医院的检查室、治疗室、手术室，谁都会被那些令人眼花缭乱的、无所不能的医疗设备所"震住"，被那些琳琅满目的具有高科技含量的化学新药所"惊奇"，确实太高科技了……

接着，我们再转眼来看看中医诊病，就是 1 个脉枕，3 根中医师的指头，1 堆干枯的植物，几根针刺穴位的金属针……这对已经习惯有了病就先请西医用现代医学仪器查个透、喜欢吃小小的西药片、喜欢打针输液的现代患者来说，确实显得"太简陋了"、"太落后了"。人们不禁要问：这中医还管用吗？我们有什么理由让受过现代科技文化教育的患者接受中医治疗呢？

情景与问题之三

西医对高血压、高血脂、冠心病、肺心病、脑血栓、肝炎、胃炎、慢性疲劳综合征等现代常见病的病理研究，早已深入细胞、分子水平，甚至更深的程度……

而中医仍然还是阴阳五行、五脏六腑、十二经脉。正因为如此，中医甚至还被有些人说成是"伪科学"、"反科学"。西医西药观念更现代、治疗方法更先进，我们为何还要研究和应用"老古董"中医呢？中医真的是"不科学"吗？我们应当怎样看待中医这样独具特色的中国式医药健康知识体系？

情景与问题之四

西医目前不仅在世界各国是主流医学，就是在中医的故乡中国也是占尽上风。除了大城市以外，所有县城和乡镇都遍布以西医为主导的医院、卫生院……

面对如此严峻的医疗市场格局，中医自身还有什么绝招可以继续生存下去呢？

情景与问题之五

随便翻翻西医的图书、期刊等文献资料，就可以发现现代医药科技发展真可谓日新月异，对人体的生理病理研究之精深让人难以想象，从大的器官、组织，再到小的细胞、分子、原子、离子，甚至对人体最神秘的基因图谱也进行了编绘和破解，真是无所不涉……

而中医的理论框架还停留在2000多年前的《黄帝内经》时代，临床上还是以汉代张仲景的《伤寒论》为指导核心……那些用艰涩的古文表述的医理和治疗方法，虽然让人能够感受到中国文化的博大精深，但却又是那样的神秘遥远，真有时空隔绝之感。同样都是治病，我们为何不去学习先进的西医，却非要去学习这个古老的中医？我们投身中医事业还有前途吗？

从以上所列举的一些中西医现状的对比来看，中医已经显得"太古老"、"太落后"了，似乎已经到了走投无路的境地，中医还能生存吗？中医生存的理由在哪儿呢？下面我们将透过这些表面现象，给同学们介绍一下中西医的现状。

第二节　现代科学的困境及医学潮流的回归

由于现代化工业社会过量消耗煤炭、石油和天然气，这些能源燃烧后放出大量的二氧化碳气体进入大气造成"温室效应"，将严重影响地球的生态环境；工业废气、汽车尾气的大量排放，使空气质量大大下降，呼吸道疾病的发病率上升；化肥、农药的广泛使用，使土壤受到污染，导致很多农作物发生变异，不仅使蔬菜、水果原来的天然口感丧失，而且使这些食品的食用安全性也降低，将直接导致人们生活质量的下降。

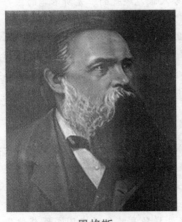

恩格斯

恩格斯早在19世纪就对现代科学的发展作出过较为客观的评价："把自然界分解为各个部分，把自然界的各种过程和事物分成一定的门类，对有机体的内部按其多种多样的解剖动态进行研究，这是最近400年来在认识自然界方面获得巨大进展的基本条件。"但同时，他又指出了现代文明在征服自然的过程中给人类带来的难以预料的问题："我们不要过分陶醉于我们对自然的胜利，对于每一次这样的胜利，自然界都报复了我们。每一次胜利，在第一步都确实取得了我们预期的效果，但是在第二步和第三步却有了完全不同的、出乎意料的影响，常常把第一个结果又取消了。"

从20世纪中期以来，医药生物技术的发展越来越快。1953年英国科学家沃森和克里克发现了DNA双螺旋结构，现代生物技术迅速地推动了分子生物学的进展。20世纪90年代以来，由美国率先提出并开始实施的"人类基因组计划"，被誉为是自阿波罗号登月以来最重要的科学事件。1997年世界上第一只用体细胞无性繁殖的绵羊"多利"诞生，"克隆"这个名词顷刻间风靡了全世界。

近数十年的医学发展，最直观的表现是医院的诊断治疗仪器和设备越来越复杂。

电镜、内镜、超声、CT、磁共振成像等诊断技术具有精确化、动态化的特点，透析机、起搏器、人工脏器等显示了新技术和新材料在临床治疗中的作用。外科手术不再仅仅是切除与缝合，而是向着越来越微创、精细的方向发展，器官移植的成熟在理论上已经可以"再造一个人"。

由于诊疗技术的发展，使医生花费更多时间在实验室，在诊断上更依赖仪器，而在床边检查及与患者交谈聆听患者倾诉的时间已越来越少。医疗技术的进步通常是解决躯体的问题，这使医生更加忽略患者的心理、情绪等因素。当技术变得越来越简便、也越来越有利可图时，它就越容易被滥用。据报道，国外可能有30%～40%的临床手术是不必要的，比如妇女的生育，剖宫产对挽救难产带来的危险意义重大，但许多妇女因为各种原因而放弃自然生产的努力，主动选择剖宫产。阑尾炎的保守疗法现在已经很少采用，因为切除变得非常简单。

科技也是一把双刃剑。有些疗法或药物被发明时，人们为它针对某种疾病的效果而兴奋，但却忽视了它对其他部位或功能的伤害，等到发现时往往已为时太晚。20世纪曾出现过多次严重的药物副作用事件。例如1953年由西德一家制药公司合成了一种治疗早孕期间孕吐反应的药物"反应停"，当时实验认为对孕妇无明显毒副作用，相继在51个国家获准销售。然而不久医学工作者就发现，很多服用此药的孕妇产下畸形胎儿。到此药副作用被证实而被停用为止，6年间全世界30多个国家和地区共报告了畸胎1万余例，各个国家畸形儿的发生率与同期反应停的销售量呈正相关。反应停事件是20世纪最大的药物灾难之一。现代医药公司出于商业利益不断推出新药，虽然会进行很严格的药理和毒理试验，但实验室的检测未必就能做到绝对的万无一失，也不可能据此预测到服药以后可能造成的一些危害。有专家分析："从1835年西药登陆中国以来，总共用过7000多种西药，但目前只有1000余种尚在临床上使用，其他6000多种被淘汰了，它们都曾经过西方科学的检验和双盲试验，但还是被淘汰了，今天这个过程还在继续。"以上事例给了我们一个启示，人类社会的发展需要创新，也必须创新，但所有创新的东西未必都是对人类有好处的，所以需要客观公正地评价创新，而不能过分夸大创新的价值。

西医学在飞速发展的同时，还有许多难题不得其解，如对恶性肿瘤、艾滋病、系统性红斑狼疮等疑难病症缺乏行之有效的治法；在传染性、细菌性疾病减少的同时，高血压、高脂血症、肥胖病、糖尿病等非传染性疾病增多，仍缺乏针对性强的治疗措施；化学合成药物的疗效显著，但却能产生出严重的毒副作用。在这种情况下，世界医学界也在重新思考传统医学观念的现代价值，并出现向传统回归的潮流。

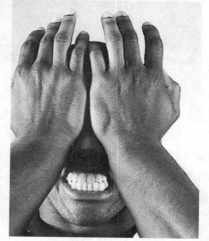

20世纪70年代西方国家出现了患者权利运动，催生了一种新的医学模式思想。美国罗彻斯

特大学医学院精神病学和内科教授恩格尔在 1977 年《科学》杂志上发表了题为"需要新的医学模式：对生物医学的挑战"的文章，批评了现代医学即生物医学模式的局限性，指出这个模式已经获得教条的地位，不能解释并解决所有的医学问题。为此，他提出了一个新的医学模式，即"生物－心理－社会医学模式"。该模式强调了心理、社会因素对健康和疾病的影响，给现代医学带来很大的触动。然而，很多人可能并不知道，其实这个模式的提出，是受到了各种传统医学理念的启发而提出来的，这也证明了传统医学理念在现代社会的价值。

在后工业时代西方社会的疾病谱有了很大的改变。随着传染病和其他急性病威胁的减少，人口寿命的延长，各种老龄化和慢性疾病明显增加，如关节炎、疼痛、糖尿病、高血压、心脏病和癌症等。在治疗手段上，细菌性传染性疾病可以被不断更新的抗生素克服，但研发新药的模式面对开始占据疾病谱前列的慢性病、肿瘤、心身疾病等，却迟迟不能有新的突破。许多国家不得不重新审视传统医学的临床价值，承认必须给予患者选择传统医学疗法的权利。1977 年世界卫生组织第三十届大会通过了一项历史性决议，敦促各国政府"充分重视利用它们的传统医学，以合适的章程满足全国的卫生需要"。

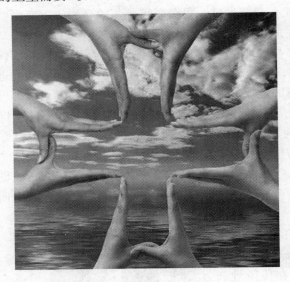

目前，西方国家通常把各类传统医学、民间疗法统称为补充医学或替代医学。美国国立卫生研究院在 1992 年设立了研究室，1998 年又升级为国家补充替代医学研究中心，并出版了《替代医学与补充医学》杂志。西方社会中越来越多的人选择一种或多种补充医学治疗疾病，医疗保险公司也开始将它们纳入保险范围。补充和替代医学也进入了西方医学教育课程和住院医生培训计划，美国的哈佛大学、哥伦比亚大学、加利福尼亚大学、斯坦福大学、马里兰大学等多所著名大学的医学院或附属医院都成立了补充替代医学中心。世界卫生组织第五十五届大会《2002～2005 年世界传统医学战略》指出：世界传统医学治疗市场每年达 600 亿美元，而且仍在不断增长。80% 的非洲人求助于传统医学，传统医学在中国、朝鲜、韩国和越南，都已完全进入医疗健康体系。70% 的加拿大人、49% 的法国人、48% 的澳大利亚人、42% 的美国人和 31% 的比利时人，至少接受过一次传统医学治疗。在德国，77% 的医疗单位建议患者用针灸治疗疼痛。世界卫生组织将帮助成员国制定实施传统医学政策，建立传统药物的性能、功效、质量和无害性资料库，监督传统医学为广大患者服务。

美国补充和替代医学的范围

范　围	内　容
替代卫生保健体系	阿育吠陀医学、按脊疗法、顺势疗法、自然医学、中医学（针刺疗法、中草药）
身心调节	沉思疗法、催眠、引导幻想、舞蹈疗法、音乐疗法、艺术疗法、祈祷和精神康复
以生物学为基础的疗法	草药疗法、特殊饮食、正分子医学、个体生物疗法
治疗性按摩、肢体疗法和身体运动疗法	按摩、鸡尾酒疗法
能量疗法	气功、灵气（Reiki）、接触疗法（Therapeutic Touch）
生物电磁	磁疗

当然，在国外，补充和替代医学被定义为目前尚未被考虑为主流医学的构成部分的医学实践，是对主流生物医学的补充。我国则在《宪法》上确立了传统医药与现代医药并重的地位，走在了世界的前列，成为医疗卫生体制最大的特色。

第三节　中医的现代价值

各国的传统医学和传统疗法，是不同民族自古以来应对疾病的智慧结晶，它们对现代医学在思维和方法上的影响比一般的疗法更大。目前世界上应用最广的传统医学包括阿拉伯尤纳尼医学、印度的阿育吠陀医学和中国的中医学。它们都有自己的历史与文化，但是也有着不同于现代医学的共性特征。例如，它们都有富含哲理的整体性理论，像中医的阴阳和五行，阿育吠陀的风、胆、痰三原质说，尤纳尼医学源自古希腊医学的四种体液理论等，这些理论都是在对人体宏观观察的基础上形成的。传统医学也都很讲究身体各要素的平衡，视平衡为健康的根本，此外重视疾病与环境的关系，注意疾病的心理和社会因素等。

相比之下，中医学在传统医学与传统疗法中又有着自己的特殊价值：

一是文化价值　在世界各文明古国中，中国文明发展的连续性是十分突出的。中国作为一个政治实体在其发展过程中未曾被外来因素所中断，中国文明在文化发展史上也未曾有断裂现象。中国历史上发生过民族的迁移和战争，建立过不少以少数民族为最高统治者的政权。朝代虽有分合或更替，传统的思想学术和道德价值观却依然得到延续。相比之下，公元前2000年，印度河流域文明和爱琴文明先后灭亡。公元前1000年，埃及和两河流域的文明开始失去政治上的独立，从属于波斯帝国的统治之下。古希腊与古罗马文明，也先后在历史上中断过。

延续性对文明的深入发展是十分重要的。随着古希腊文明的中断，古印度文化的断裂，虽然文明本身没有完全消失，但是来自其他文化的传承者对原有文明的敬仰与理解在一定程度上难免大打折扣，甚至产生各种偏移。而中国传统文化始终是传统医学的发展基础，在不同时期都成为医学理论创新的源泉。文明的稳定性也为医学经验的长期积累提供了基础。

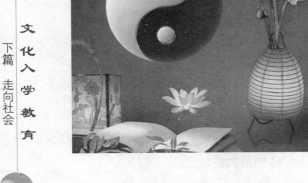

二是学术价值 在优秀的中华文明培育下，中国传统医学形成了完整的学术理论体系和深刻的医学思想。中医的阴阳五行学说与古代西方传统医学的四体液说、三原质说相比，理论的概括能力和辩证性都更为突出。而且，传统医学虽然都以天然药物和自然疗法为特征，但中医在具体操作方法方面更为成熟。中药从《神农本草经》的365种，发展到明代《本草纲目》已经有1892种；方剂从《伤寒论》的113方发展到明初《普济方》已有61739首之多，还形成了君臣佐使、七情和合这样独特的复方理论。在药物之外，中医还有最具特色的经络学说和针灸疗法等。

三是临床价值 人是生物体、心理道德体和社会角色的统一体。医学应当治人，而不仅仅是治病。近代以来，生物医学的进步将医学过于局限在机体方面。化学药品的毒副反应大，使药源性疾病增多，甚至很多情况下出现过度治疗。这些缺憾和问题已经越来越明显地反映出来。中医以"天人合一"的整体观为依据，将人的社会属性与自然属性、精神活动与生理活动视作不可分割的整体来对待，因而体现了人文与科学相融合的特征。在健康和疾病的问题上，中医学主张防重于治，注重养生。养生的方法以心理卫生和对心的调摄为首要，把人与自然、心理与生理、情操锻炼与治疗保健很好地统一起来。这些正是在科技高度发达的今天，中医学仍然受到广泛欢迎的原因之一。以预防为例，现代医学很重视预防，但中医所说的"治未病"内涵更为深刻，它实际上强调将预防疾病的选择权和主动权交到患者手上，而不是被动地完成医生的要求。进一步深化"治未病"思想，形成系统有效的方法体系，将会对社会整体带来更大的贡献。

正是由于中华文化和中医学的特殊生命力，在近代西方文化全球扩张的浪潮中，能够在积极应变中保持着自身的完整性，并且体现出重要的学术研究和应用价值。

第四节 中医的特色和优势

发扬中医的特色优势是发展中医事业的关键，也是中医行业内谈论最多的一个话题，但什么是中医特色，中医的优势又有哪些，却很少有人能够想清楚、说明白。即使有人能够说出一些，也往往都是仁者见仁，智者见智。何况，中医的某些特性既是特色又是优势，不便于区分，只能混在一起讨论。

下面根据我们的认识和理解，介绍一下中医的特色和优势。

一、中医的特色

特色指某一事物所独有的特征，或某一群体独特的认知思维和行为方式，这也是它与其他事物的最显著区别之处。中医特色就是中医所独有的医学观念、学术体系和临床技术等知识特征，我们认为中医具有以下三大特色：

1. 生命理念特色——天人合一 中医"天人合一"整体观思想是中国古代哲学思想在中医学中的具体体现。

中医学认为大自然是一个不可分割的有机整体，如果整体或其组成部分受到损害，必然会影响其他系统的正常运行。

中医认为大自然与人之间关系密切，人是一个"小自然"，大自然也可以说是一个"大的人"，它们在组成、结构、属性等很多方面都有相似之处，在信息交流上也是相通相应的，自然界的一切变化都将影响人的生理病理变化，因此，在具体的治疗方式上就要考虑地域、季节、气候等与生存环境、背景关系有关的因素。再则，人体内部又自成一体，构成人体的五脏、六腑、经络、气血等生理系统，在功能上相互协调和相互补充，在病理上则相互影响。

2. 认知思维特色——象思维 中医以象为核心的认知思维方式即象思维，是以物象、知觉形象、表象为基础，通过分析、概括、比喻、象征、联想和类推，创造出能够反映事物本质属性的形象或认识的一种思维方式。这种思维包括观物取象、取象比类、象数、直觉、灵感、顿悟、内视、模糊等形式。

通过象来间接认知物质实体的变化。中医认识人体生理现象、病理变化的方式，不是从物质角度直接认识具体的解剖实体部位的情况变化，而是以人体内部所表现出来的现象作为思维活动所必需的信息依据，最后得出具有属性意义的判断结果。

学术上 创造了一套极有特色的象学术系统，如阴阳学说、五行学说、藏象学说、经络学说等。

诊断上 中医的诊断结论就是辨证所认定的证型，即根据四诊所收集的临床信息，通过分析、比较和判断，确定疾病的病因、病性、病位以及邪正之间的关系，最后得出一个具有概括性的证候诊断，即确诊为某一证型。这实际上也是一种象的属性判断。

治疗上 施治就是根据辨证得出的证型诊断，进行相应的治疗。治疗的最终目的就是恢复机体阴阳失衡的状态，达到阴平阳秘。调和阴阳是中医养生和治病的重要原则，使阴阳双方保持相对的平衡和协调，也就是调整有所偏离的属性，消除机体病变后表现于外的病象。

3. 治疗调理特色——道法自然 中医在行为方式上追求"道法自然"，其治病和养生都主张调动人体内外的一切自然资源，强调一切顺势而为，尽量避免对抗。因此，它不以改变病灶局部状态和切除病灶为手段，而是主张对患者的整体病理属性进行调理，改善造成病理状态的内外环境。

中医治疗手段基本上都是利用自然能源，主要有 3 个层次。一是外在的非药物能源：在人体外施加的非对抗性、物理性、运动性的自然力量，如针刺、推拿等；二是从外入内的药物：口服或外用的植物、动物和矿物等天然药食能源；三是内在的心理能源：人体心理的、艺术的精神力量，这也属于非药物能源。

（1）**中药疗法**　中药指在中医理论指导下使用的植物、动物和矿物等治病的天然药用原料。中医按四气五味、升降沉浮、归经等理论认识中药的药效。临床所用中药的属性都是正好与病性相反的，即所谓的"寒者热之，热者寒之"。

中药复方指由两味或两味以上药味组成，并按照君、臣、佐、使的关系进行配伍，组合而成的中药处方。复方制剂的药效物质通过多成分、多环节、多通道、多靶点、多效应的整体调节，发挥整体协同作用。

（2）**药物疗法**　非药物疗法指采取不含药物成分的一切治疗方法，包括针灸、推拿、气功、运动、心理、物理等手段，以及调整生活方式和采取艺术、休闲等形式。

二、中医的优势

优势指具有明显优先的形势，也可以说是某一方拥有对方没有的技术或东西。或即使对方有，但比对方更好更强。优势是要在比较中才能证明的。我们认为中医主要具有以下五大优势：

1. 理论优势——将复杂问题简单化　中医学术理论博大精深，它以中国古代的宇宙观、生命观和象思维为核心，强调人与大自然的关系，形成了整体观、辨证论治、阴阳学说、五行学说、藏象学说、经络学说、五运六气等一套系统的学术理论体系。

中医主要通过人体所表现出来的现象，去认识复杂多变的人体生理和病理情况，从宏观的属性和关系等层面上去把握人体的本质和规律。这种认知思维方式的最大好处在哪儿呢？就在于能够将复杂的问题简单化，不必看清楚病变部位即可进行治疗，同样可以认识到疾病的本质，实现治疗的目的。

用还原论思维方式来认识问题，就必须尽量搞清楚物质实体的构成、结构和变化，才能提出有效的解决方案。在这种思路影响下的研究方式，就是无穷尽地去剖析物质空间，不断深入物质的微观世界，寻找构成世界的最基本元素，即所谓的本质。这种方式在最近几百年中，虽然也取得了很大的成功，但现在科学家们也发现了这种方式的很多局限，因为整体并不等同于微观的简单相加，找到微小的物质元素后，并不能据此来解释宏观整体现象，而且还有很多情况下，越到微观，信息量越少，甚至得到的是几乎不能说明任何问题的信息。因此，要更准确地认识问题，最后还是要回到宏观整体上来。

中医认识人体和疾病时，放弃了从解剖角度入手，并不拘泥于微观的物质实体的变化，也不被微观局部所左右。比如中医对癌症患者的治疗，即使不依据CT、活检等检查来看清楚微观局部的病变情况，也可以通过症状去认识病性，分清其寒热虚实，就可以进行辨证施治，同样也可收到不同程度的疗效。

2. 思维优势——以不变应万变　西医治病首先从物质实体的角度去寻找病因，是什么致病源引发的疾病，病变部位发生了怎样的理化改变。只有将这一切弄清楚了，才能对症下药。比如 2003 年非典型肺炎流行时，首先去查清楚是什么细菌、病毒引发的疾病，找出致病的冠状病毒后，就开始研制针对该病毒的疫苗。在疫苗研制成功之前，只能采取非针对性的激素等治疗。

而中医则不同，即使搞不清楚是什么细菌或病毒，也可以通过辨证施治，遣方用药，对患者进行有效的治疗。也可以说是，随便什么致病因素，只要有症状或不适的临床表现，中医就可以对其辨证，然后进行治疗。这是因为无论多么复杂的病变，它总具有或寒或热或虚或实等属性之分，这就足以构成中医诊治的依据。

3. 治疗优势——以人为中心　西医对现代多病因所致疾病、病毒性疾病以及身心疾病都缺乏有效的治疗方法。西医所用的化学药品，有较强的毒副作用，不良反应多，常常在治疗某一疾病的同时，又导致或诱发另一疾病的产生，所以现在的医源性、药源性疾病很多。

中医在治疗上是以"人"为中心，而不是以"病"为中心，因此既要扶正祛邪，又更主张对人体正气进行扶持，以正压邪。而且中医针对每一患者的年龄、性别、临床表现、病程等情况，采取的是针对性强的个性化治疗，而不像西医那样千人一法。

在具体的临床优势病种上，中医治疗病毒感染性病变、功能失调性病变、原因不明或病因病理复杂的病变以及身心疾病等常见病和疑难疾病，都有较为明显的临床优势（详细内容请见本章第六节）。此外，对一些经现代医疗设备检查，查不出病理异常，但却有诸多不适者，如亚健康、慢性疲劳综合征等，采取中医治疗或调理，可望收到极好的效果。中药的不良反应比化学药品小而轻，药效也更持久。

4. 养生优势——防患于未然　"上医治未病，中医治已病，下医治大病"。大家都知道扁鹊是一位名医，传说中扁鹊有一次曾对朋友说："我比我两个哥哥差远了。"朋友诧异道："你还有两个医术高明的哥哥，我们怎么都没听说过呢？"扁鹊说："我大哥擅长在日常生活中教你养生，让你在没有体会到病痛的时候，就将潜在的疾病消灭在萌芽之中，因此，别人不会把我大哥当做救星来感激，所以他就没名气；我二哥在别人稍有不适或小病初起时，就予以及时调理，不让疾病进一步发展而影响身体，也就感受不到大的病痛，因此觉得用不着太多的感激，也记不住我二哥；我是在疾病发生后才能发现和对其治疗，也就是在他最痛苦最难受的时候，我帮他消除了病痛，因此，他会把我当救星，我也就成了名医。"

以上虽然只是一个传说，但实际上涉及了中医药很重要的特色问题，这就是中医药的养生。"治未病"养生以防患于未然，这是中医最大的一个特色优势，不仅能够减少疾病的痛苦，而且还可以给个人和国家节约一大笔医疗费开支。比如，现代社会竞争激烈，很多人都处于亚健康状态，也极易发生不同程度的疲劳，疲劳日久就会逐渐转变为慢性疲劳综合征，再进一步累积就会引发心血管疾病、呼吸疾病、精神疾病、肌肉骨关节疾病、生殖疾病、癌症等多种现代疑难病，甚至出现过劳死。可见，慢性病、疑难病很多时候都是由不适当的生活方式累积而引发的，如果我们能将中国传统文化宝库中的静养、茶道、药膳、经络按摩、太极拳、养生书法、养生音乐等具有促进人们身心健康作用的系列养生活动推广开来，就能大大地减少很多因不良生活方式导致的疾病的发生。

吴仪副总理在 2007 年全国中医工作会议上专门提到要充分发挥中医"治未病"养生作用的问题，这就要求中医医疗机构不仅要提供日常的医疗服务，还应积极开展养生预防疾病的宣教活动。

5. 医疗经济优势——减少医疗支出 在 20 世纪 60 年代的"文化大革命"中，赤脚医生在农村医疗保健服务中的作用曾经得到大力宣扬，手持"一根银针、一把草药"的赤脚医生成为了中医药的化身，"简、便、效、廉"成为了中医的特色优势之一。然而，在现代商品经济社会中，如果太廉价了，盈利必然少。但从社会效益来讲，无论对国家还是对广大患者来说都是一大好事，这样可以大大减少医疗费用的开支。

虽然我国这些年来经济腾飞，但人均创收还不高，至少在目前还不具备学习美国等西方国家那种医疗高消费的条件，即使将每年 GDP 的三分之一拿来用于医疗保障仍然不够，而且这也是根本不可能的。所以，发展中医事业，构建具有中国特色的医疗卫生事业，具有很重要的现实意义。从医疗经济的角度来看，中医所具备的优势，不仅为国家 GDP 的增加作出了贡献，而且为社会节约了大量的支出。

第五节　有疗效就是硬道理

在西方现代科学文化和市场经济的推动下，西医在 20 世纪全面实现了现代化、全球化，一跃而成为世界上的主流医疗体系。不可否认的是，百年来西医在疾病的预防、诊断、治疗等方面取得了惊人的成就，明显地提高了人类的生存质量，挽救了无数人的生命，为人类健康事业的发展作出了巨大贡献。

值得注意的是，在全球一体化发展的今天，疾病的发生和流行也出现了"全球化"的趋势。这是因为现代的城市生活，无论是西方国家还是亚洲国家、非洲国家，也无论是白人、黑人还是黄种人，都同样在高节奏、高压力下生活和工作，精神心理性因素引发疾病的情况越来越多，因而必然出现相同的慢性疲劳，进而诱发出相同的心血管疾病、呼吸疾病、精神疾病、肌肉骨关节疾病、生殖疾病、癌症等现代疑难病。甚至传染性疾病也借助了轮船、飞机等人类的快速交通工具，可以短时间内在全球范围传染，到处引发同样的疾病……

然而，西医虽然已经十分发达和非常先进，仍然不能解决所有的医学问题，不能治疗所有的疾病，甚至在治疗的同时还会给患者带来新的麻烦和痛苦。西医主张的对抗治疗破坏了人体内环境的平衡和谐，大量使用化学药品必然会带来一系列可怕的不良反应和毒副作用。可见，仅依靠单一的治疗方式难以解决由复杂的社会、环境、心理、饮食、生活习惯等综合因素所致的身心疾病，这就为中医在现代科技文明背景下的存在和发展提供了机会和可能。

疗效是评价中西医的一项重要指标，但除了疗效以外还必须进行有无不良反应等方面的综合评价。西药针对人体的一些单靶点、单因素采用单个化学成分进行对抗性治疗，具有见效快、效果明显的特点，但很多西药的副作用也很明显，而且还易产生赖药性，导致药源性疾病。20世纪90年代我国药物不良反应监测结果表明，每年因用药不当而住院治疗者约50万人，死亡达19.2万人。而中药复方则是通过中药中复杂的多样化学成分，针对多靶点、多因素和多环节进行综合性的调节，所以它的疗效不一定像西药那样专一明确，但却可以更持久、更稳定。

此外，据有关资料统计显示，西医仍有高达20%～40%的误诊率。就是经世界上最权威的美国FDA批准的、被认为绝对安全有效的、并且经过"双盲试验"的西药，在使用一段时间后仍然有不少药被发现在疗效、不良反应上存在着很多问题。大家所熟知的"伟哥"在上市仅1年左右，全世界就有数百人因服用该药致死。在美国，医源性和药源性疾病已成为第三大疾病致死原因。

"实践是检验真理的唯一标准"。广大患者看重中医是因为有疗效，即使你从学术方面将某种治疗方式表述得非常科学，甚至运用了最先进的科技成果，或者说这是有几千年辉煌历史的秘方，但如果没有好的疗效，或者虽有疗效但同时可能带来不良反应，患者也不会"买账"。我们从最现实的角度出发，只要能有效地解除患者的病痛，即使现在还解释不清楚它的治疗机理，仍然会受到患者的欢迎。所以，我们说"有疗效就是硬道理"。

从2007年新浪网和搜狐网等网站对社会上有人提出取消中医这一事件进行的调查即可看出，大部分人是坚信中医的，在患病后愿意寻求中医诊治。中医赖以生存、延续至今的唯一理由就是"有疗效"，而且对不少常见病、疑难病的治疗还有很好的疗效。正因为如此，中国政府才将发展中医确定为国家卫生工作的主要方针之一，中医才成为我国医药卫生领域中不可分割的重要组成部分，而且，还被世界卫生组织（WHO）郑重地向全世界推荐。从世界卫生组织（WHO）近几十年来对中医的"态度"，就可以看出中医在世界上的影响：

1975年成立国际针灸培训中心。

1976年将传统医学事业列为世界卫生组织主要工作之一。

1977年世界卫生组织第三十届大会通过"促进和发展各国传统医学的训练和研究工作"的决议并设置传统医学专家委员会。

1977年11月在日内瓦召开的"促进和发展传统医学"会议上肯定了"传统医学"。

1978年成立传统医学规划署。

1981年成立国际传统医学合作中心。

1979年世界卫生组织刊物《世界卫生》发表针灸专刊，宣传介绍针灸，并建议针灸可用来治疗43种疾病。

1986年《世界卫生组织纪事》发表"针灸在现代保健中的应用"的社论，建议各国积极发展针灸工作。世界卫生组织西太平洋区特别制订国际所接受的标准针灸穴名方案。

1996年在意大利米兰提出63种针灸治疗适应病症。

2001年世界卫生组织西太平洋地区办事处制订了一个地区性的传统医药发展战略。

2003年在日内瓦世界卫生组织总部召开的年会上，制订了传统医学战略。

西医在临床上的一些不足，正好就是中医的优势。有位著名老中医曾经分析道，西医治疗有些疾病必须做手术才行，但中医对这些疾病不用做手术就可以治好，这说明中医在临床上具有自己的长处。因此，我们只要注意发挥中医的优势，就能最大限度地提高临床疗效，更好地为患者的健康服务。

第六节　中医到底能治哪些病

经常有人会问："中医到底能治哪些病?"

很显然，大家问的这个"病"指的是西医的疾病概念。由于这个提问的指向是"跨领域"的，要回答好这个看似简单的问题却并不容易。如果有人提问"西医能治（中医的）哪些证"、"天主教教皇会念哪些佛经"，可能很多人立即就会说，你这是什么问题呀，一点不着边际。但这种方式的提问，却"逼着"中医必须回答，因为中医现在的生存环境，包括社会观念、医疗与科研管理以及患者对信息的需求方式，都已不允许只固守于用中医对"病"和"证"的说法来回答。

中医对西医所诊断出来的"病"进行治疗，也仅有百余年的历史。中医在上千年临床实践中所采取的治疗方式，都是以"证"为中心展开的，即所谓的"辨证施治"。因而，在西学东传之前的中医历史上，根本就没有专门针对西医所诊断出的"病"进行针对性治疗的学术理论和临床经验，有的都是一些针对中医意义上的"病"和"证"的临床解决方案。

一、中医治疗疾病从何入手

中医临床上是以"证"为核心的，明显不同于西医的"病"。虽然疾病的主体只有一个，但中医与西医从不同的角度去认识同一个人体的疾病状态，也就完全可能得出对病变不同的"说法"和"结论"。在此情况下，中医的某些"病或证"与西医的某些"病或征"在认识上和术语表述上有一致性，另外一些则有相似性，但还有不少根本就难以"衔接"：

中医的一种"证"可以存在于西医多种"病"之中，也就是说西医多种不同的"病"，可以出现中医相同的"证"；

而西医的一种"病"在不同人的临床表现中，则可以分别表现出中医的多种"证"。

不少人对中医与西医的这个特性并不了解，往往将中医的"证"与西医的"病"混淆，仅仅从西医的"病"的角度来认识和评价问题，就会质疑中医怎么一种病会有这么多种"说法"和治疗方法？进而还会指责中医治病怎么没个谱？甚至还以此得出中医不科学的结论。

其实，西医对某一种疾病的治疗也并非只有唯一的选择，但却没有人对此提出质疑，似乎西医怎么做都有理（此处无意贬损西医，只是为了通过比较来解释现状）。何况，中医的"证"与西医的"病"还不是一回事，西医的一种"病"可以表现出不同的中医证型，当然就要用不同的治法了，这是再简单不过的道理。

中医核心理论虽然产生的年代已古老，但中医在防治现代疑难疾病方面仍具有鲜活的生命力，不断创造新的医学奇迹。"有疗效就是硬道理"，当然仅有疗效还不够，还必须评估这个疗效的"性价比"，在产生疗效后会不会有不良反应。

从近几十年的中西医比较研究已经充分地说明，中医与西医各有所长，也各有优势。如对癌症的治疗，西医以缩小癌瘤、杀灭癌细胞为目的，而中医则通过整体的综合调节，重点在于提高患者的生存质量、改善患者对症状的不适感受、减少放化疗副作用对患者的影响、延长患者的生存期。再如西医口腔科的补牙，中医谈不上任何优势，完全就是空白，这是最明显的一个例子。但在治疗一些病毒性疾病方面，中医却独具特色。因此，我们在评价这两种医学时，切忌用一方之长去评另一方之短，更不能走极端而简单随意地否定对方。只有充分发挥各自的优势，才能更好地为大众提供医疗保健服务。

中医接触西医"病"的历史虽然很短，但并不是就不能治疗，只是切入点必须从辨证入手。而且，在近几十年的临床实践中，也已探索出了一些针对西医"病"的有效解决方案。比如：20 世纪 50 年代北京流行乙型脑炎，中医古代并没有乙脑的概念，而只有温病学方面的临床知识。中医临床大师蒲辅周就是根据温病学理论，结合五运六气学说来研究北京的气候环境因素对疾病的影响，并进行辨证施治，采取宣解湿热和芳香透窍的治法，从而取得了让西医也感到惊奇的疗效。周恩来总理也称赞蒲辅周是"高明的中医"。

二、中医临床治疗的优势

近几十年来，中医师和中西医结合医师在对西医的"病"进行"辨证"方面做了很多探讨，也创造出了一些临床科研成果。根据专家们近年来的研究和比较，认为中医在病毒感染性病变、功能失调性病变、原因不明或病因病理复杂的病变以及心因性疾病等方面有较为明显的治疗优势。具体来说有以下 12 大类：

1. 病毒感染性疾病　如流行性感冒、慢性病毒性肝炎等。

2. 功能性疾病　如心脏神经官能症、胃神经官能症、肠道激惹综合征、习惯性便秘、慢性消化不良、头晕目眩、疲倦无力、心悸、失眠、健忘、无名发热等病症。

3. 慢性病和老年疾病　如慢性呼吸道疾病、肺气肿、肺心病、慢性胃炎、慢性结肠炎、慢性肾炎、慢性泌尿系感染、中风后遗症、冠心病、高脂血症、糖尿病、贫血、耳目失聪等病症。

4. 原因不明或病因复杂的疾病　如艾滋病、癌症、戒毒的防止复吸、更年期综合征、低血压等。

5. 神经精神科疾病　如头晕、头痛、失眠健忘、狂躁、忧郁、神经官能症、面瘫等病症。

6. 结缔组织疾病　如风湿与类风湿性关节炎、系统性红斑狼疮等。

7. 骨科疾病　如骨折、骨病、骨肿瘤、骨关节畸形、股骨头坏死等。

8. 皮肤科疾病　如湿疹、神经性皮炎、脱发、银屑病、白癜风等。

9. 妇科疾病　如月经不调及经前期综合征、更年期综合征、痛经、月经失调、功能性子宫出血、女性不育、阴冷、妊娠及产后疾患（如严重的妊娠反应、产后无乳、回乳）、乳腺小叶增生等。

10. 男科疾病　阳痿、遗精、少精、死精、前列腺炎、男性不育等。

11. 儿童疾患　各种病毒感染性疾病（如上感、腮腺炎、病毒性肺炎等）、小儿反复发作的上呼吸道感染、婴幼儿腹泻、小儿厌食及营养不良等。

12. 大病初愈和亚健康　对大病初愈后的康复期中出现全身疲乏、头晕、失眠、没有食欲、消化不良、盗汗、低热等不适以及亚健康状态的调理。

需要说明的是，即使被认定为中医临床治疗优势的病种，亦并非都能达到百分之百的治愈率（西医也是如此），有的能够获得令人满意的效果，有的就不一定，尤其是艾滋病和部分恶性肿瘤等疑难疾病无论中医还是西医现在都不能完全治愈，能够在一定程度上改善临床症状就不错了。因此，这里所说的优势，是与其他非中医方式比较相对而言的。

还有专家指出，以上虽为中医优势病种，但对有些病种却只是在疾病的某些治疗阶段或对疾病某些方面的治疗具有优势。如中医对糖尿病的治疗，其降糖作用并不占优势，但对并发症能很好地控制。中医对中风的治疗主要体现在对中风后遗症的治疗，能够收到较好的疗效，但在中风早期的降血压和快速清除出血等方面则是弱项。此外，中医对肺结核、脑出血等疾病尚处于相对劣势。

以上综合了近年来多位专家提出的中医临床治疗可取得较好疗效的优势病种，由于不同的专家所站角度不同，或他们所处的医疗机构的专长有所不同，因此他们提出的以上优势病种，也不一定就十分全面和权威。不过，大致也能反映中医在临床治疗上主要的优势所在。此外，也有专家反对根据西医病种提出中医治疗的所谓优势病种，而强调要以中医的"证"为核心来讨论临床疗效。

中国中医科学院从 2007 年 12 月开始了第三批中医优势病种临床研究项目的研究。最近该院还修订了中长期发展规划并通过充分论证，拟从全院各医疗部门中遴选出 30 个临床疗效好、有中医特色优势的病种，如心血管疾病、肿瘤、肛肠疾病、血液病、糖尿病、骨伤科疾病、眼科疾病等，将重点对中医的治疗方法与方案进行规范研究。

为了彻底"摸清家底"，更好地发挥中医的特色优势，国家中医药管理局已于 2007 年 11 月 16 日发文要求国家"'十一五'重点专科（专病）建设项目"梳理总结本项目重点病种的临床诊疗方案。因此，我们期待着国家中医药管理局通过组织对重点病种的调研，能够科学客观地回答"中医到底能治哪些病"这个并不简单的问题。这不仅有助于中医认清自我，"有所为有所不为"，集中优势兵力，不断提高临床疗效，并

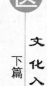

逐渐扩大临床擅长的范围，努力增强在医疗市场上的竞争力，同时也能帮助广大患者在临床就医时做出正确的选择。

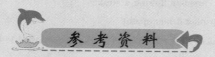

世界卫生组织推荐的针灸适应病症

1979 年 6 月，联合国世界卫生组织（WHO）提出了 43 种推荐针灸治疗的适应病症，并在其主办的《世界卫生》杂志上向全世界推广。具体如下：

1. 急性鼻窦炎 Acute sinusitis
2. 急性鼻炎 Acute rhinitis
3. 感冒 Common cold
4. 急性扁桃体炎 Acute tonsillitis
5. 急性气管炎 Acute bronchitis
6. 支气管气喘 Bronchial asthma
7. 急性结膜炎 Acute conjunctivitis
8. 中心性视网膜炎 Central retinitis
9. 近视（儿童）Myopia（in children）
10. 单纯性白内障 Cataract（without complications）
11. 牙痛 Toothache
12. 拔牙后疼痛 Post extraction pain
13. 牙龈炎 Gingivitis
14. 急慢性咽炎 Acute and chronic laryngitis
15. 食道、贲门痉挛 Spasms of esophagus and cardia
16. 呃逆 Hiccough
17. 胃下垂 Gastroptosis
18. 急、慢性胃炎 Acute and chronic gastritis
19. 胃酸增多症 Gastric hyperacidity
20. 急慢性十二指肠溃疡（疼缓解）Acute and chronic duodenal ulcer
21. 单纯性急性十二指肠溃疡 Acute and chronic duodenal ulcer
22. 急慢性结肠炎 Acute and chronic colitis
23. 急性菌痢 Acute bacillary dysentery
24. 便秘 Constipation
25. 腹泻 Diarrhea
26. 肠麻痹 Paralytic ileus
27. 头痛 Headache

28. 偏头痛 Migraine
29. 三叉神经痛 Trigeminal neuralgia
30. 面神经麻痹（早期如 3~6 个月内）Facial palsy（within 3 to 6 months）
31. 中风后的轻度瘫痪 Paresis following a stroke
32. 周围性神经疾患 Peripheral neuropathy
33. 小儿脊髓灰质炎后遗症（早期如在 6 个月内）Sequelae of poliomyelitis（within 6 months）
34. 美尼尔综合征 Meniere's disease
35. 神经性膀胱功能失调 Neurogenic bladder dyslocation
36. 遗尿 Nocturnal enuresis
37. 肋间神经痛 Intercostal neuralgia
38. 颈臂综合征 Cervicobrachial syndrome
39. 肩凝症 Frozen shoulder
40. 网球肘 Tennis elbow
41. 坐骨神经痛 Sciatica
42. 腰痛 Low back pain
43. 关节炎 Osteoarthritis

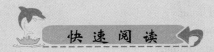

快 速 阅 读

中医诊疗的典型案例

1. 美国记者无意中点燃了针灸在美国的"星星之火" 1971 年中美关系已开始有改善的迹象。1971 年 7 月，时任《纽约时报》的资深记者詹姆斯·罗斯顿（James Reston）被派往中国采访，中方原本想让他与秘密访华的基辛格在北京"不期而遇"，但是基辛格却要求中方推迟罗斯顿到京时间。结果，罗斯顿夫妇被安排在广州参观了两天后才进京。

罗斯顿到京 3 天后，中方在与他谈话时顺便告诉了他一条"小新闻"：基辛格刚刚访问了北京，中美双方将同时宣布尼克松总统于翌年 5 月前访华。罗斯顿马上意识到自己像是被蒙在鼓里，极有可能失去发布独家新闻的机会。忽然他感到腹部一阵刺痛，当晚体温高达 39℃。

中方对罗斯顿的病十分重视，安排他住进了北京协和医院（当时更名为反帝医院），被诊断为"急性阑尾炎"。术后第二天，罗斯顿出现腹部胀痛，据他回忆说："该院针灸科的李医生在征得我的同意后，用一种细长的针在我的右外肘和双膝下扎了 3 针，同时用手捻针来刺激我的胃肠蠕动以减少腹压和胃胀气。针刺使我的肢体产生阵阵疼痛，但至少分散了我腹部不适的感觉。同时李医生又把两支燃烧着的像廉价雪茄烟式的草药艾卷放在我的腹部上方熏烤，并不时地捻动一下我身上的针。这一切大概用了 20 分钟，当时我还在想用这种方法治疗腹部胀气是否有点太复杂了，但是不到 1 小时，我的腹胀感觉明显减轻而且以后再也没有复发。"他在病床上写下了自己的手术和针灸治疗的详细经历，并电传回报社总部。1971 年 7 月 26 日《纽约时报》发表了他的纪实报道："现在让我告诉你们我在北京的阑尾切除手术。"

18世纪华工移民美洲后美国就有使用针灸疗法的记载，但只局限于华人社区，美国主流社会对针灸几乎一无所知。由于罗斯顿擅长政治时事报道，采访过从罗斯福到布什等数届美国总统和周恩来及赫鲁晓夫等各国领袖人物，还获过多项新闻大奖，在一般美国人心目中，这样的记者写出的文章，其可信度是极高的，因此，他的这篇纪实报道发表后，在美国引发了一场至今仍然热势不减的"针灸热"，这也是他始料不及的一件事。尤其是1972年尼克松访华期间，总统的随行私人医生塔卡在华参观了针麻手术，塔卡回国后介绍他的见闻："我看到的东西很少，但已足够使我相信其中有重要的东西存在，这是我们应当重视的，并可在临床上应用它。"此后美国一些著名医学刊物和其他报刊上经常登有介绍中医、针灸的文章和报道。由此针灸更是轰动了西方，美国患者对针灸治病抱有了更大的希望。

2. 岳美中给印尼总统治难疾　岳美中（1900～1982年），原名岳中秀，号锄云，出生在河北省滦南县，著名中医药专家。他在一生中曾9次受命为前苏联、印度尼西亚、朝鲜、越南、柬埔寨、老挝、日本等国家的领导人和外国友人治病，医疗成绩卓著，为我国医疗外交作出了突出贡献。

1962年初，印度尼西亚总统苏加诺患左肾结石。苏加诺到了欧洲某国治疗，当时西医除了手术摘除结石、肾切除或器械排石疗法之外，缺少药物排石疗法，西方医学家就建议将丧失功能的肾脏切除。他不同意，提出想请中国的中医治疗。中国政府应邀决定派以吴阶平为组长，方圻、岳美中等专家组成的医疗组赴印尼为苏加诺总统治疗。据陈可冀、李春生撰文介绍："岳美中依据舌苔脉象，参合其生活习惯，认为证系高年命火偏亢，损耗真阴，并蕴有湿热，致使下焦熬炼成石，肾功能衰退。治疗宜先清化湿热，以扫除砂石积滞。采用专方六一散配合专药金钱草、海金沙、冬葵子为主体的方剂，间或辅以补肾之大生地、川杜仲、川牛膝等。专药金钱草最大剂量达210克。治疗91天，服药91剂后，复查结果显示左肾结石影消失，肾功能基本恢复。"苏加诺曾赞誉道："这是社会主义中国中医学的奇迹……这说明，先进的医学不一定在西方。"

3. 唐由之给中外国家领导人治眼疾　唐由之，1926年出生，浙江杭州人，著名中医眼科专家，教授，博士生导师，中国中医科学院眼科医院名誉院长。唐由之教授医术精湛，擅长中西医结合治疗眼病。1958年起他在继承古代中医眼科的基础上加以创新，对中西医结合白内障针拨套出术进行研究，创造了一套中西医结合白内障手术治疗方法和手术器械。他曾为毛泽东主席、朝鲜金日成主席、印尼总统瓦希德、柬埔寨宾努亲王等六位国内外元首级领导人成功地进行过眼科手术及医疗保健。

1975年11月，朝鲜请中国医生赴平壤为金日成主席做保健工作，周恩来总理派唐由之等8人前去。唐由之和同仁医院的眼科主任不负重托，出色地完成了保健任务。以后唐由之几乎每年去一次朝鲜做保健工作，直到金日成主席逝世。2000年10月，他还受到金正日的接见与宴请，成为两国人民的友谊使者。

2000年1月，印尼请唐由之赴雅加达为瓦西德总统诊治眼病。他3次来到雅加达，用中医方法给瓦西德总统治疗，使他的角膜感觉恢复，视力有所提高。

4. 中医勇敢挑战"艾滋病"　艾滋病即人类免疫缺陷病毒（HIV）感染人体所引起的获得性免疫缺陷综合征（AIDS）。目前，全世界共有4000多万艾滋病病毒感染者，其中90%在发展中国家，非洲（特别是撒哈拉以南地区）病毒感染者高达2900万人，现已有2300多万患者死亡。亚洲是全球艾滋病病毒感染人数最多的第二大洲，中国艾滋病疫情位于亚洲第四位，我国公布的 HIV 感染者为近百万人，正处于快速增长期。

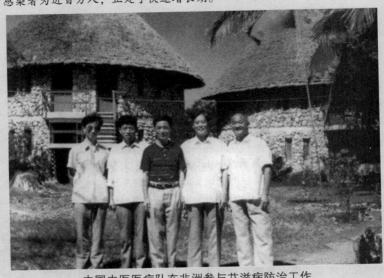
中国中医医疗队在非洲参与艾滋病防治工作

中国中医科学院艾滋病中医药防治中心常务副主任危剑安介绍："1987 年坦桑尼亚总统来华访问时提出希望中国政府派中医药专家援坦治疗艾滋病。在邓小平同志的亲自关怀下，国家中医药管理局和坦桑尼亚卫生部签署了协议，由中国中医科学院与坦桑尼亚国立莫西比利医院合作开展中医药治疗艾滋病项目。中国中医科学院先后派出了 50 余名专家赴坦桑尼亚首都达累斯萨拉姆，与坦桑尼亚国立莫西比利医院合作，运用中医药为艾滋病患者和 HIV 感染者进行治疗，在国内外产生了很大的影响。中国中医科学院广安门医院的中医药专家至今仍然在非洲中医药治疗艾滋病的研究基地辛勤工作着。"

与西医相比，中医药治疗有许多优势：药源丰富，可不断挖掘；价格低廉，适合绝大多数患者；不易产生耐药性，不良反应少。

5. 中医拯救了 SARS 患者也拯救了自己 2003 年初，一场史无前例的瘟疫 SARS 突然袭卷我国，从广州开始北上，一直蔓延至全国多个省市。中医药参与了抗 SARS 的这场"难忘的战斗"，这不仅是对中医药的一次挑战，也是中医药在现代生存发展环境中"争夺话语权"的一次绝好机会。事实胜于雄辩，中医药没有辜负中国人的期望，再一次用铁的事实证明了中医药的伟大性和科学性，也改变了很多人认为中医药只能治疗慢性病、不能治疗急重症和不能参与重大疫情控制的看法。

2003 年 1 月 7 日，广东省中医院急诊室收治了第一例非典型肺炎。该院按照常规采用了中医药治疗。到 4 月份时，该院收治的 112 例患者已大部分痊愈出院。邓铁涛、焦树德、路志正、任继学、颜德馨、周仲瑛、晁恩祥等全国著名的中医药专家对广东的中医药治疗非典方案进行了咨询、指导。

世界卫生组织专家詹姆斯博士于 4 月 7 日上午对广东省中医院一分院进行考察，详细了解该院在防治非典型肺炎方面所做的工作，对该院所取得的成绩表示首肯与赞扬，并认为中医治疗非典的经验很重要。

2003 年 5 月 8 日，中共中央政治局委员、国务院副总理兼卫生部部长、全国防治非典型肺炎指挥部总指挥吴仪与在京的 16 位知名中医药专家进行座谈。吴仪强调，中医是抗击非典型肺炎的一支重要力量，要充分认识中医药的科学价值，积极利用中医药资源，发挥广大中医药医务人员的作用，中西医结合，共同完成防治非典型肺炎的使命。

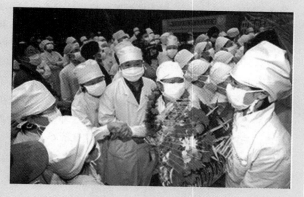

2003 年 5 月 15 日，来自北京中医药大学东方医院的两名中医专家唐启盛和郝瑞福正式进驻中国人民解放军小汤山医院，他们是进入隔离区内的首批地方医务人员。自此，该院非典患者开始接受中医药治疗。为了使小汤山医院患者得到比较系统完善的中医药治疗，缩短疗程，提高治愈率，经国家中医药管理局和总后卫生部批准，北京中医药大学东方医院成为小汤山医院开展中医药治疗工作的定点支援医院。东方医院免费提供治疗 SARS 所需的中药制剂和中成药，负责制订中医药治疗 SARS 临床方案，选派专家进入一线参与对 SARS 患者的中医药诊疗工作，并培训指导小汤山医院医务人员进行中医药治疗 SARS 临床观察，负责对临床治疗资料进行分析和总结。

2003 年 6 月初，有关方面披露，自中医专家进驻中国人民解放军小汤山医院以来，中西医结合治疗方案在该院顺利实施并推广。全院有 8 个病区的患者全部服用中药汤剂，有 384 名患者接受中西医结合治疗，超过全院患者的 60%，接受中西医结合治疗的患者已覆盖全院 18 个病区。中日友好医院仝小林教授主持的课题组对该院收治的 16 例新发病的 SARS 患者进行了单纯中医中药治疗观察，结果显示：中药在 SARS 治疗中不仅有退热快、不反复、有效缓解症状的特点，而且中医药早期干预在这一疾病的发展中对减轻肺损害程度有一定作用。单纯中医中药治疗期间，无一例病情发生恶化。

2003 年 7 月 2 日，国家中医药管理局局长佘靖指出，SARS 疫情不但考验了中医药，而且为推进中医药现代化发展提供了良好机遇。科学的中医理论指导，前瞻的临床观察设计，系统的现代中药筛选，提高了防治 SARS 的临床疗效，缩短了 SARS 的病程，降低了 SARS 临床病死率，同时让世界进一步了解、认识了中医药，为中医药现代化、中医药走向世界奠定了基础。

2003 年 10 月 8 日，在世界卫生组织（WHO）和国家中医药管理局联合主办的"中医、中西医结合治疗 SARS 国际研讨会"上，世界卫生组织基本药物和药物政策司传统医学负责人张小瑞、传染病监测反应部全球预警反应"SARS"临床医学官员西蒙·马代尔、国家中医药管理局副局长李振吉等出席了新闻发布会。WHO 驻华代表 Henk Bekedam 博士说，传统医学作为在全球医疗体系中非常有价值的研究领域一直为 WHO 所认可，中国将传统医学整合融入到中国医疗体系的做法，可以作为其他国家效仿的模板。与会专家一致认为中西医结合治疗 SARS 是安全的，其潜在效益主要体现在：减轻 SARS 患者的乏力、气短、呼吸急促等临床症状；促进肺部炎症吸收；减低血氧饱和度（SaO_2）低下的风险，使异常波动的 SaO_2 趋于稳定；促进外周血淋巴细胞的恢复，提高 T 细胞亚群的水平；减少糖皮质激素和抗病毒药的用量及其不良反应；减少谷丙转氨酶（ALT）、乳酸脱氢酶（LDH）和尿素氮（BUN）异常发生率，显示中西医结合治疗 SARS 是安全的；单纯的中医治疗组治疗费用较单纯西医治疗组低。

6. 针灸提高试管婴儿的成功率　国医大师、广州中医药大学终身教授邓铁涛近年来多次讲起他的在美学生梁丽芳的事情：2004 年 4 月 5 日，我的学生梁丽芳从美国回来看望我，送给我她写的一本书《Acupuncture & IVF》（中译名《针灸与试管婴儿》），并说是美国的一本畅销书，现已发行到欧洲。这个礼物使我兴奋了一夜！试管婴儿，可以说是 20 世纪西医学的一个尖端技术成果。不过，这个成果的成功率只有 20%。梁丽芳在美国三藩市，运用针灸与中药，把试管婴儿的成功率提高到 40% ~ 60%。由此，邓老感叹地说："21 世纪治疗不育不孕创纪录的是中医药，而不是技术高超、费用昂贵的'试管婴儿'。"

第 九 章　如何才能学好中医学
——优秀中医师的 7 个基本功

要想成为一名优秀的中医师，就必须具备良好的心理素质、深厚的中国传统文化功底、精湛的医疗技术和高尚的道德修养。古代名医很多都是知识渊博的大家，不仅具有深厚的中国文化根基，精通医理，而且通晓天文、地理、人事，如《素问·著至教论》中所要求的那样："上知天文，下知地理，中知人事，可以长久。以教众庶，亦不疑殆。"

在当今信息时代，要学好中医药不仅需要具有古代名医那样的学识基础，还必须了解世界上最新的科技知识，能够灵活地处理好人际关系，为此，我们提出要立志当一名现代中医师，就必须打好七大基本功。

第一个基本功：学好古文

一、为何要学好医古文

中医学产生于中国古代，其学术发展的鼎盛时期也在古代，如汉代、唐代、明代、清代等时期都有大医家产生。我国古代医药学文献浩如烟海，它们大都是用较深的文言文写成的，没有掌握一定的医古文知识的人是不易看懂的。我们要学好祖国医药学，掌握其精微深奥的理论和对临床技能运用自如，达到承前启后、发掘创新的目的，就必须首先具备阅读古代医药文献的能力，而要具备这种基本能力，就必须掌握好医古文知识。

由于中医最主要的学术著作和临床经验总结都是用古文写作的，如《黄帝内经》、《伤寒论》、《金匮要略》、《神农本草经》等医著，这些医著中的用词造句所表达的意思，在当时虽然是"通俗的"，大家都能够明白，但在千百年后的今天，语言已经发生了巨大的变化，习惯于用白话文进行阅读和写作的现代人，对精简古朴的古文必然就会有严重的语言障碍，不用说能够彻底领悟其意，就是能够读懂都不是一件容易的事情，况且中医古籍中还经常使用比喻、暗示来形容各种人体的生理和病理现象，采用委婉的语句表达医师在临床上的体会和感悟。

因此，要学好中医，首先必须具备能够直接阅读古代医学文献原文的能力，也就是要熟练地掌握有助于学习中医的语言工具，这就是中国的古文字学，在中医领域称其为医古文。为此，希望同学们要像对待学外语那样来努力学好医古文。学好医古文，就像掌握了一把打开中医宝库的钥匙，可以更加方便地跨进中医大门，更容易理解中医古代文献中深奥的含义，起到事半功倍的作用。

如果没有坚实的医古文功底，不能直接读懂古代医学著作原文，而仅仅依靠白话文来学习古代医学著作，是很难深刻领悟其中的"深层含义"和"意境"的，也很难真正进入中医所特有的思维"情景"之中去。全国著名中医临床家、成都中医药大学王渭川教授特别强调医古文的重要性："学习中医的初步，首推四大经典，如《内经》、《难经》、《伤寒》、《金匮》等。然这些书籍都属于'秦汉文字'，无古汉语知识，而欲阅读之，实为难事，故医古文与中医学具有相互通达的重要关系。有言古之医师，必通于三世之书。所谓三世者：一曰针灸，二曰神农本草，三曰素女脉诀。故医非三者，不可以言医……郑孝昌教授曾说：'学好中医，必先学好古文，舍此莫由入也。'"

以前很多同学在进入中医药大学后，对医古文并不重视，基本上就是应付考试，直到上高年级需要进一步提高理论水平时，才突然发现自己的医古文根底不深，不能很好地理解古文的原意，很后悔当初将精力全部花在学外语上了，没有在医古文学习上多下工夫。当然，这也并不是让同学们不重视学习外语，而是希望大家要将医古文和外语放在同等重要的地位来学习。

在学习医古文时，将涉及中国古文字工具书的使用、汉字学、古书的句读、古文语法、训诂学、古音学、目录学、版本与校勘等知识的学习，其中的训诂学就是从语言的角度研究中国古文中的词义，以帮助现在的人阅读古文献。这些内容将在医古文课中详细讲解，希望同学们一定重视。

二、怎样学好医古文

学好医古文是打开古代中医宝藏的前提和基础。古语说："文以载道。"载道者，载医道也。纵观历代的中医大家，他们不仅具有扎实的文字功底，而且精勤不倦、博览群书。因此，学好医古文、用好医古文是提升中医文化素养和专业素质的重要条件。那么，怎样才能学好医古文呢？

1. 明确目标，循序渐进 我们学习医古文的主要目的是：能看懂古代中医药学文献，能明白古代典籍中的典故，能正确理解古代的中医名词术语。一般来说，时间的跨度越大，文字理解起来就越困难。最难读懂的是甲骨文、金文，其次是先秦文献、汉魏六朝文献、唐宋文献，再次是明清文献。

因此，在学习医古文之初，可以多看一些明清的小说，如四大文学名著、三言两拍；多学习汉魏六朝的歌赋诗文；多看些唐宋八大家的散文，多背些唐诗宋词；认真研读先秦诸子百家的著作，穿插学习儒家、道家和佛家的相关文献。多读一些明清医家的著作，如清代名医陈修园编写的系列图书和四库全书中收录的明清医籍。在此基础上，再读唐宋时期的医药学文献，这样对中医四大经典著作就更容易读懂了。总之，要由浅入深、循序渐进，一步一个脚印地往前走，逐步实现预期的目标。

2. 深入浅出，博览精学 俗话说："兴趣是最好的老师。"要学好医古文，必须精学博览经史百家文献，要把古文当做小说来读，不断借鉴和吸收古代的优秀文明成果。如果没有博览，就不可能实现精学。我们所学的东西越多，能够聚集的知识能量也就越大。博览群书、高谈阔论，只能说是一名文化人；只有博而返约、勤而善用，才能成为一位优秀的专家学者。秦代李斯在《谏逐客书》中写道："泰山不让土壤，故能成其大；河海不择细流，故能就其深；王者不却众庶，故能明其德。"

3. 掌握技巧，多读多背 要学好医古文，就必须掌握正确的学习方法，如必须了解文章的历史背景、正确归纳字词的含义、认真把握文章的层次和段落、正确分析文章前后的逻辑关系、掌握正确的语法和修辞。如《外台秘要》的序言中有这样一段话："美则美矣，而未尽善。何者？各擅风流，递相矛盾。"要正确理解全文的意思，就必须解释清楚"擅"和"风流"二词。"擅"谓随意挥洒。"风流"本谓有才而不拘礼法的气派、风度，此指个人不拘一格的才华。其言下之意可以有两种理解：一是不守基本法度而肆行妄为，二是没有兼收众家之长而囿于自家之经验心得。考虑到作者对诸家方书的评价是"未尽善"，这句话又是为《外台秘要》博收众家、取长舍短的编撰方法做铺垫，故当取后一种理解。相传孔子作《春秋》，以巧妙的措辞暗寓褒贬。古人行文，言下之意也会从片言只字中透露。细品这些关键语句，才能有助于读出作者言下之意，这就是著名的"春秋笔法"。如果没有把握其要领，则很难深入理解其中的丰富内涵。

多读多背十分重要。古人云："熟读唐诗三百首，不会写诗也会吟。"背诵大量重要的文学名篇和中医经典，对提高自身的文化修养、专业素质无疑会有很大的帮助。如一句"葡萄美酒夜光杯"的唐诗，使中法葡萄酒的谈判取得了突破性的进展；一首"海内存知己，天涯若比邻"的诗句，在对外交往中拉近了彼此间的距离；而"海上生明月，天涯共此时"，又让多少游子的思乡之情油然而生。中医的《医学三字经》、《药性赋》、《汤头歌诀》都是很好的诗歌作品，细细品读，余味无穷。如果一个人能够随时引经据典、出口成章，那必定会大大提升自己的学识修养，使自己受益终身。

4. 消化吸收，灵活运用 古文再好，那是前人的成果。历代医籍再丰富，那是书本上的东西。因此，学习医古文的目的就是要把前人的东西变成自己知识体系中的一部分。

学习上的消化吸收，就是要将所学过的医古文知识变成自己认识问题和解决问题的思想方法，做到明白精髓、触类旁通。灵活运用就是要掌握要领，将其灵活运用到教学科研、临床文献整理等各个方面。比如，在学习孙思邈的"大医精诚"时，他向医者提出了两个问题，一是"精"，即技术精湛，二是"诚"，即品德高尚。并从"心"、"体"和"法"三个方面进行了详尽描述，读起来朗朗上口，耐人寻味。如能边读边思，一个"大医"的美好形象就会在脑海中形成，随时勉励自己注意遵守行医规范，用一颗仁爱之心对待每一位患者。

5. 总结经验，不断提高 每个人由于知识结构、思想方法、学习习惯、先天禀赋的差异，其学习方法、经验体会都会有较大的差异。因此，我们不仅要善于学习，还必须善于总结经验，才能不断取得进步、不断提高自己的理论涵养和专业素质。比如：

有人善于运用"层次分析法"，在辨析字词的基础上进一步逐层分析课文，推敲其中大意。它包括对句中词组的结构、句子的类型、句子的形成、每句话的意思以及上下文之间的关系，都要仔细研究和准确理解。

有人善于运用"提纲挈领法"，即通过层次分析，将课文分为若干大的段落，总结出其中的中心意思，然后即可提炼出全文中心思想，并将此作为学习每篇课文的关键所在。

有人善于运用"问题启发法"，在学习每篇课文时，积极开拓思路，善于发现问题，解决问题。从"言在此，意在彼"中启发思路。

有人善于运用"联系实际法"，在学习课文中，注意联系当前中医理论与临床，以加深认识，提高解决实际问题的能力。

总之，文无常法，关键在于勤学苦练。只有平时多看、多读、多记、多背，才能做到博采百家之长，不断丰富和完善自己。只有这样，才能成就一代名医，才能担负起振兴中医的重任。

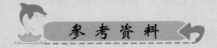

参 考 资 料

一、熟练使用中国古文字工具书

我国古代的文字工具书主要有《说文解字》、《玉篇》、《尔雅》、《释名》、《广雅》《方言》、《切韵》、《唐韵》、《广韵》、《经典释文》和《一切经音义》等。至于宋以后乃至清代成书的还有《康熙字典》、《经籍纂诂》、《经传释词》等。在众多的古文字工具用书中，医学史料价值最高者当数《尔雅》、《说文解字》、《释名》、《方言》这四部。现简述如下：

1.《说文解字》 是我国最早的一部字典，为东汉许慎所编，全书共 140 篇，收字 9353 个。《说文解字》中的涉医内容，归纳起来主要有以下两个方面。

第一，收释了大量可以入药的动植物名称。据统计，全书共有草类植物 273 种，木类植物 303 种，谷类 24 种，菜类 13 种，兽类动物 81 种，鸟类动物 110 种，虫豸类生物 34 种，鳞介类生物 85 种，矿类物质 5 种，共计 928 种。在今天看来，百分之九十以上均可入药。

第二，收载了大量生理、解剖和病名的单字。据统计，全书记载人体骨骼名称 23 种，脏腑与组织器官名称 39 种，病理表现名称 20 种，疾病名称 78 种。这些病证是：瘣、疛、痛、瘴、瘵、瘨、瘛、痫、疵、瘏、疢、瘏、疕、疡、瘠、瘿、瘘、疝、疗、痟、瘕、痓、痱、瘤、痤、疽、痈、瘜、癣、疥、痂、瘕、疠、疟、痁、瘥、麻、痔、瘘、痹、疝、痏、痉、瘀、废（同瘦）、痰、痹、疸、瘩、疡、疲、痒、疧、癫、疫、瘦、胗、肌等。

2.《方言》 全称《輶轩使者绝代语释别国方言》，为东汉扬雄所编撰。此书收集了两汉时期黄河流域以及当时东北部分地区的方言，并逐条加以比较和解释。全书共 13 卷，计有 675 条，是我国最早的方言专著。由于是书保存了不少古代不同地区的口头语汇和用字习惯，因此，为研究先秦两汉以来的文献典籍提供了丰富的语言和文字资料。在中医文献的研究方面，此书不仅可以作为一本工具书使用，而且其中所收载的论医内容也颇有探讨的必要，既能够丰富医学内容，又可填补典籍之不足，对于发掘先秦两汉时期的医学史料具有较大的参考价值。

首先，《方言》论述了40多个古国和地区的涉医条目58则，共有主要方言字词211个。从所论的内容来看，大都是中医的症状、病名和基础名词，对跟医药有关的其他字（词）条也间有载录。尽管书中阐释的篇幅并不算多，总计还不及全书的十分之一，但涉猎范围之广、引述区域之博却超越了"国界"、民族、古今、雅俗等因素的局限，于异中求同，在同里探异，从而促使人们摆脱了各个局部地区语言文字的边缘和界限，对医学理论的传播是有一定作用的。

其次，再谈谈此书的学术价值。《方言》不仅是一部较为重要的语言文字工具书，而且对中医文献的研究也有一定的指导意义，特别是对于古书的校订、注释、考证、辨伪和鉴定等方面弥足参考。由此可看出，《方言》在中医文献研究领域里，不失为一部有用的工具书。就《方言》本身来说，也载录了不少涉医内容。据统计，《方言》共有涉医条目59则，计约6000字，其中基础理论23则，症状与病名22则，医理杂论14则。整部《方言》共训释了涉医的区域性使用字词211个。

3. 《尔雅》 是一部比较特殊的典籍，它虽为儒家十三经之一，但其体例与诸经明显不同。它实际上是一部训诂文献，或者说是一部以释为主的词典。

现存的《尔雅》共有19篇，将各种故训按义分类。除语词之外，实则亦按物分类，这19篇分别是：释诂、释言、释训、释亲、释宫、释器、释乐、释天、释地、释丘、释山、释水、释草、释木、释虫、释鱼、释鸟、释兽、释畜。这里要着重介绍的是最后7篇。

《尔雅》收载了821种动植物的不同种属，同一生物的不同部位、不同生长时期及其形色雌雄的名称715种，其中包括同名不同物12种，同物不同名7种。《尔雅》中所论及的动植物多数可以入药，其间不仅囊括了《神农本草经》所载录的绝大部分药物，而且各种本草与生物的名称为其2倍。由于《尔雅》的成书年代比《神农本草经》大约要早300多年，这不能不说是一件了不起的事。《尔雅》所论及的内容上溯西周、下止战国，非一时一人之作。从《尔雅》中可以看出，我国药物学早在先秦时期就已发展到相当可观的水平，从而在根本上否定了东汉之前无本草或本草未成专论的说法。

4. 《释名》 是一部训诂要籍，为东汉刘熙所著。此书以声相谐，从音求义，参校方俗，考合古今，析名物之殊，辨典礼之异，堪与《尔雅》、《说文》鼎足而立。全书共8卷27篇。清代毕沅、王先谦二儒在校理、撰集之时，复从唐宋类书与道释二藏辑出若干条，按正文顺序编次于后，即《续释名》、《释名补遗》、《释名补附》3篇。

《释名》对阴阳、五行、干支、八卦、六气等多有论及。乾健坤顺，阴阳推衍，五行均有所施，干支各主其时，此天地之大道也。《释天》、《释地》、《释山》、《释水》、《释州国》诸篇，各有述及天地万物生化之理，释要而不繁，论述弥精干。但较而论之，尤以《释天》为详辟。

六气之论，《释天》亦颇具新意。六气者，刘氏认为"阴阳风寒暑热是也"。五行之义，早在《尚书·洪范》和《内经》中已有定论，《释天》尽管笔墨无多，但颇有见解，"五行者，五气也，于其方各施行也"。五气乃五行之气，是以结构而言，与上述天地六气迥然有别。

再则是干支之论，刘氏所释的天干、地支从实质而论，以此揭示物质变化之理。自然之妙，万物之繁，终不离乎八卦之序，而理在甲子之中。至于雷雾雨电、霜雪虹云之气象变化，日月盈亏、星相推移之天体运行，《释天》亦详述始末，虽有不合理之嫌，然亦有可取之处，如慧、孛、笔、流等星状、星象之释，至今仍有沿用；气象、天文之用语，亦有存要者云。值得一提的是，刘氏将流行病列入《释天》之中，并认识到具有传染性质："厉，疾气也，中人如磨砺伤物也。疫，役也。"

《释名》对人体身形的训释较为详尽，凡五体内外、毛窍之间，大都罗列无遗。辨体形部位之名，释脏腑血脉之义，解析百骸，阐明生理，以实解虚，以难引易，虽论理未尽合医门原意，然释词实有辞书之妙。就以《释形体》而论，全篇共载形体名词101条，凡上下内外、四肢百骸，俱加缕列训释，既发凡古义，又启迪后者。

《释名》论病之要，唯《释疾病》一篇，共训解病证59种，笼括内、外、妇、儿、五官诸科。书中简析病因，辨列主症，指明病症之定义，类比病机之斡旋。

《释名》虽属训诂专籍，但对医理的论述亦颇为精辟。书中逐条诠释，以简赅全，释病症之原委，训部位之名实，辨气候之异，析环境之殊。《释名》属于非医书论医之列，未能囊括两汉医学之全貌，但该书中的论医内容却可从侧面反映出当时的医学水平，对于医古文、医学史的研究均具较大参考价值。

二、中国古代图书分类与中医工具书

中国古代工具书包括的范围十分广泛，用处也非常之多。一般来说，工具书大致有以下几种用处：一是提供研究的线索；二是指引读书的门径；三是解决某种有关的疑难问题；四是汇集某些同类的专题材料，供研究者使用、参考。在我国古代，特别是先秦、两汉，医学与哲学、文学、历史的关系非常密切。因此，研究古代中医学，必须立足中国文化的大背景，立足于经、史、子、集各种文化典籍。

"经"、"史"、"子"、"集"是我国古代图书分类方法，从隋代至今一直沿用。经、史、子、集四大部类也称为"四部"或"四库"，中国古代各个方面的文献都可以归属于这四大部类之中。如《四库全书》、《四部丛刊》、《四部备要》等都是我国古代各类典籍集大成的大型系列丛书。

（一）经

所谓"经"，是指被封建统治者推崇为典范，认为应该经常通读的书籍。我们现在所说的"经"，一般指"十三经"，即《周易》、《尚书》、《诗经》、《周礼》、《仪礼》、《礼记》、《春秋左传》、《春秋公羊传》、《春秋谷梁传》、《论语》、《孝经》、《尔雅》和《孟子》这13部儒家经典。它们在我国长达2000多年的封建社会里，一直被视为珍宝、奉若圭臬，成为统治者安抚天下的思想武器和读书人进科举功名殿堂的敲门砖。因此，十三经在中国文化史上占有特别重要的地位。我国自西汉到鸦片战争这漫长的岁月里，儒学在意识形态领域一直占据正统地位，对医学在内的各门自然科学产生了深远的影响。

"十三经"之名始于宋代。战国时期，称《诗》、《书》、《礼》、《易》、《乐》、《春秋》为六经；汉后《乐经》失传，故习"五经"。到了唐代，将《论语》、《孝经》、《仪礼》、《礼记》与"五经"合称为"九经"，后又加《尔雅》和《春秋》三传（经传合刊），称"十二经"。至宋代朱熹再加上《孟子》，十三经这个体系便形成了。从这里可以看出，十三经涉论十分庞杂和丰富，既有哲学、史学和文学方面的著作，也有礼制、儒理、训诂方面的文献。内容博及政治、经济、文化、军事、天文、地理、生物、医学等许多领域，对研究上古时代的人文科学和自然科学具有重要的参考价值。

我国古代的经类图书，包括了"十三经"和注疏、解释、汇集、研究和探讨这十三部经典的各种文献。主要类目有：易类、书类、诗类、礼类、春秋类、孝经类、五经总义类、四书类、乐类、小学类。主要的工具用书有《十三经注疏》、《十三经索引》等。

（二）史

自古以来，我们中华民族就有编史修志的优良传统。现存的史类图书共有1万多部，将我国波澜壮阔的文明历史展示在世人的面前。史类图书凝聚着先人智慧的结晶，对探寻历代科技文化的发展史迹具有其他典籍文献不可替代的作用。史学文献的题材十分广泛，《四库全书总目》将史部图书分为15类，即正史类、编年类、纪事本末类、别史类、杂志类、诏令奏议类、传记类、史钞类、载记类、时令类、地理类、职官类、政书类、目录类、史评类。正史指二十四史、二十五史或二十六史。二十四史指记载我国自黄帝至明朝历代史实的图书，共3240卷，包括：《史记》、《汉书》、《后汉书》、《三国志》、《晋书》、《宋书》、《南齐书》、《梁书》、《陈书》、《魏书》、《北齐书》、《周书》、《南史》、《北史》、《隋书》、《旧唐书》、《新唐书》、《旧五代史》、《新五代史》、《宋史》、《辽史》、《金史》、《元史》和《明史》。加上《清史稿》，称二十五史；再加上《新元史》，称为二十六史。

（三）子

我国古代将哲学、科技、军事以及三教九流等方面的图书归为子部。子部的类目主要有儒家类、兵家类、法家类、农家类、医家类、天文算法类、术数类、艺术类、谱录类、杂家类、类书类、小说家类、释家类、道家类等14种。主要工具用书有：佛家的《大藏经》，道家的《道藏》，类书的《太平御览》、《永乐大典》、《古今图书集成》，以及《诸子集成》、《百子全书》、《本草纲目》、《普济方》等。

（四）集

"集"部指的是古代作家诗文词曲的结集与汇编，以及研究诗文词曲的著作。集部图书的主要类目有：楚辞类、别集类、总集类、诗文评类和词曲类。主要工具用书有《文选》、《太平广记》、《文苑英华》、《全上古三代六朝文》、《汉魏六朝百三名家集》、《全唐文》、《全汉三国晋南北朝诗》、《全唐诗》、《全宋词》、《全宋诗》、《全元散曲》以及各种形式历代的诗词散文汇编等。

我们在学习中医的过程中，要善于应用各种工具书。如在学习和研究中医文字时，可参考《说文解字》、《康熙字典》和《汉语大字典》；在学习和研究中医词汇时，可参考《辞源》、《辞海》、《汉语大词典》；在学习和研究中医文献时，可参考《中国医籍考》、《中医文献辞典》、《四库全书总目提要》、《全国中医图书联合目录》；在学习和研究中医各个学科时，可参考《普济方》、《本草纲目》、《中医大辞典》、《中药大辞典》、《中医方剂大辞典》、《中医辞海》、《中药辞海》、《简明中医辞典》等工具用书。

第二个基本功：熟背经典

背诵课文这是同学们在读中小学时常用的一种学习方法，也许大家有所不解的是为何上大学了还要背课文？同时，大家还会问，现在都 21 世纪了，中医经典这些老古董有什么必要背诵？而且，有很多中医经典已经有白话文的图书了，能够阅读理解还不行吗？

在此，我们先谈谈什么是中医的经典著作。中医的经典著作指的是在中医学术发展史上具有重大影响、对临床具有重要指导作用和研究价值的代表性医籍，这是几百年甚至上千年的历史检验出来的，所以，有人称中医经典是"字字珠玑"，可见其重要性。由于中医经典讲的是规律性的道理，只要学好了经典，就能把握一切事物变化的规律，即所谓的"万变不离其经"。

目前一般将《黄帝内经》、《伤寒论》、《金匮要略》、《温病条辨》列为四大中医经典，也有的专家将《黄帝内经》、《难经》、《伤寒杂病论》、《神农本草经》列为四大中医经典。其实，这些都是中医重要的经典著作，因此，选择哪 4 种古医籍为经典并不重要，重要的是如何来学懂、用活这些经典著作中的中医理论。

俗话说："读书百篇，其义自见。"近年来，中医学术界特别强调学经典的重要性，很多专家也提出要"读经典"，各地中医界也组织了不同形式的读中医经典的活动。但我们认为仅仅"读"经典仍然是不够的，因为"读"完了似乎"理解"了，但一到临床上就可能"全忘记了"，所以必须"熟背"经典。要求同学们不仅能够将中医经典的文字背下来，还要能够熟练地随口朗诵出来。有句大家熟悉的话："熟读唐诗三百首，不会作诗也会吟。"一个"熟"字，实际上包含了比简单地读上几句更好的学习效果，因此必须能够脱口而出，否则也达不到"吟"的效果。

在上一部分已谈了学好医古文的重要性，想必同学们已经知道了读原文肯定比看白话文在理解上要深刻一些，也更容易进入作者的"语境"。在此，向同学们强调的是，如果对一些重要经典著作的重要篇章、段落和句子，能够背得滚瓜烂熟，脱口而出，不仅能够加深理解，而且还有助于中医思维的形成，更能够在临床上将医理及临床实际结合起来，融会贯通，灵活运用，可望更好地解决临床上的复杂问题。

中医思维的养成，没有任何捷径可走，"熟背"是一个必须要下的苦功夫，那种想寄托于找白话文来进行所谓的"理解即可"的学习方法是不可行的。因此，要尽量背诵重要的古文名篇，特别是一些经典篇章、段落和句子能够脱口而出，久而久之，也就自然而然地进入中国传统文化的思维和意境之中了。因此，同学们一定要下大决心，认真打下坚实的中医以及相关的中国传统文化基础，要具有广博的知识，达到以前对医生的要求："上知天文，下知地理，中知人事。"

唐代孙思邈对习医者提出了非常具体而又十分严格的要求："凡欲为大医，必须谙《素问》、《甲乙》、《黄帝针经》、明堂流注、十二经脉、三部九候、五脏六腑、表里孔穴、本草药对、张仲景、王叔和、阮河南、范东阳、张苗、靳邵等诸部经方。又须妙解阴阳禄命，诸家相法，及灼龟五兆，《周易》六壬，并须精熟，如此乃得为大医。若不尔者，如无目夜游，动致颠殒。次须熟读此方，寻思妙理，留意钻研，始可与言于医道者矣。又须涉猎群书，何者？若不读五经，不知有仁义之道；不读三史，不知有古今之事；不读诸子，睹事则不能默而识之；不读《内经》，则不知有慈悲喜舍之德；不读《庄》、《老》，不能任真体运，则吉凶拘忌，触涂而生。至于五行休王、七耀天文，并须探赜，若能具而学之，则于医道无所滞碍，尽善尽美矣。"

除了经典以外，还可以选择阅读金元时代的《药性赋》、明代李中梓的《诊家正眼》、清代汪昂的《汤头歌诀》及《医方集解》、明代李时珍的《濒湖脉学》、清代李延昰的《脉诀汇辨》、清代黄宫绣的《脉理求真》、清代林之翰的《四诊抉微》等著作作为入门读物。十四经循行歌诀、穴位分寸歌、十二经子母补泻、流注八法、流注指微赋、标幽赋、金针赋、通会指要赋等歌诀，最好也能熟背。

第三个基本功：精通医理

一、基础理论

中医学理论不是从动物实验中来的，更不是凭空而造的，而是来源于千百年的临床实践。中医学在其形成过程中，受到中国古代哲学和儒释道等思想的影响，并得到中国古代的天文、地理、气候、农学、冶炼等自然科学知识的支撑。中医学来源于临床实践，通过总结提高形成理论后，又回到临床中去检验，然后再指导临床应用，这样经过反反复复的长期检验和提炼，从而逐渐完善了学术理论体系。

中医学是以中国古代的唯物观、整体观和辩证法思想为核心，形成了阴阳、五行、五运六气、子午流注、脏腑、经络、气血津液、病因病机、养生、康复等理论和学说，以及辨证论治诊疗体系。中医学的这些理论、学说、术语和表述方式，虽然不同于同学们以前熟悉的现代自然科学知识，但中医学的根在临床实际，而且是因为有确切的疗效而生存延续了上千年，因此，中医学具有很强的实践性和可靠性。同时大量的临床实践也证明它是可信、可学和可用的。

很多对中医不了解的人总认为中医"知其然而不知其所以然"，其实这种认识是还原论思维的结论。如果站在以物质结构为认知思维核心的角度来评判，这个认识似乎也没有什么错，但是站在整体论的角度来看问题，就会认为能够"知其然"就行了，没必要什么事都打开黑箱、看个明白透彻，非要"知其所以然"才行。事实上，很多情况下并不需要还原论那种"必须看清楚、弄明白"的办法，仍然能够很好地解决很多实际问题。中医放弃了通过解剖认知人体的方式，这是由其所采用的认知思维方式的特点所决定的，而不能因为它放弃了还原论方式就认为这是不科学的。

中医与西医所采取的认知思维方式没有对错和高低之分，只有特色优势之别。所以，同学们在开始学习中医理论时，应注意以下两点：

1. 坚信 首先要坚信中医学的正确性和对临床的指导性作用，这是能否学好中医的重要保证。如果从一开始就去怀疑它、不相信它，肯定会影响学习效果。

2. 吃透 必须下大工夫弄懂中医的基本术语的含义，熟悉中医的主要理论和学说，这是进行中医临床思维必须具备的知识基础。

二、各家学说

中医各家学说指我国历代的一些中医学家就中医学术和临床上的问题，提出的不同于传统学术而自成一派的主张和观点。但需要指出的是，各家学说并非各说各的，更不是对一个问题进行五花八门的解说。

中医名家学说的形成，并非凭空而造，而是与医家所处的时代、地理环境、社会经济水平、学术背景、师承关系等因素有关，可以说每一家学说都是为了更好地解决临床实际问题而产生的，在当时都是属于学术创新，引领着学术前沿的发展。各家学说促进了中医学术的百家争鸣和繁荣发展，创立这些学说的中医学家也成为学术新领域的开创者。如金代医学家、河间学派创始人刘完素在深入研究《黄帝内经》的基础上，提出了"六气皆能化火"等极具价值的学术新观点，在临床上将火热分为三类，一是火热在表，用辛凉、甘寒之法以汗解；二是火热在里，用承气诸方以下解；三是表里俱热，则用防风通圣散、凉膈散以内外双解。火热派不仅在理法方药等理论方面形成了一个完整的体系，而且还形成了一个庞大的学术梯队，即从其亲传的弟子穆大黄、马宗素、荆山浮屠开始，不断下传有罗知悌、朱丹溪、赵道震、赵以德、虞诚斋、戴元礼、王履、刘叔渊等人，这些都成为了当时的大医家。

中医各家学说虽然五彩缤纷，灿烂辉煌，但却有一条重要的主线，即基本上都是在《黄帝内经》、《伤寒杂病论》等经典医著的基础上发扬而来的。《黄帝内经》、《伤寒杂病论》等经典是根本，各家学说是发挥，所以说有了经典作为坚实的基础，再学各家学说就更容易理解。

同学们对中医的伤寒学说、温病学说、火热学说、肾命学说、脾胃学说、痰饮学说、瘀血学说、郁证学说、攻邪学说、形神学说、体质学说等各学术流派的主要学术思想、学术特点、学术著作和临床经验，都要做到十分熟悉，如数家珍。对其代表人物的学术成就、传承情况以及各学派产生的历史背景也要有所了解。

第四个基本功：活用医术

同学们在具备了一定的中医基础理论后，就要进入临床实践。不少人在学习时可能会感觉很好，所有医理都懂了，可是在临床上面对患者时就一下懵了，别说正常的辨证施治，就是一般的四诊都可能想不起来该怎样综合运用，这就像唐代中医家孙思邈批评有些愚者那样："读书三年，便谓天下无病不治；治病三年，便谓天下无方可用。"晋代王叔和在《脉经》序言中谈到学习脉诊的不易时说："脉理精微，其体难辨……在心易了，指下难明。"

怎样才能取得好的临床治疗效果呢？医术怎样才能用活？为什么老中医专家的诊

疗水平高，特别是在面对疑难重病危症时，往往能出高招，甚至还能妙手回春？这些问题可以用一个答案来解答，就是要具备坚实的中医学理论基础和丰富的临床经验，更重要的是能够用中医的思维方式诊治疾病，如此则可以灵活地应付复杂多变的临床问题，不断产生神奇的思维活动和正确的判断，恰到好处地进行辨证施治，必然收到令人满意的疗效。

一、何为中医医术

首先，我们要谈什么是中医的医术？中医的医术就是中医诊治疾病的方法和技术。一般将四诊、辨证分型、治疗原则、处方用药、识药辨药、中药饮片炮制等非常具体的操作方面的知识和技能，都归为中医医术范畴。

二、医术怎样才能用活

一般情况下，大家都比较注重学习各种诊治疾病方面的具体操作方法，但却未注意怎样才能更好地灵活应用各种医术。中医临床上的任何治疗技术的运用，都要受到中医理论的指导和中医理念的影响。只要科学合理地将医术用活了，这个医术就是一个好医术，也就能收到令患者满意的治疗效果。如果没有坚实的理论指导和正确的思维方式，再先进的诊疗手段都是死的技术，不可能正常发挥作用，甚至还会给患者带来新的麻烦和危害。要在临床上将医术用活，应当注意以下3点：

1. 技术娴熟　中医的诊疗技术包括的内容很多，下面仅就最常用的技术提出一些要求：

（1）四诊　必须熟练使用望、闻、问、切等四诊手段。

（2）证型　必须熟悉脏腑辨证、经络辨证、六经辨证、气血津液辨证、卫气营血辨证等辨证方法。

（3）处方　必须熟记经典名方和常用方，不仅熟悉处方的组成和功效，一说到某方，就能够立刻写出处方的药物，而且还必须清楚处方的君、臣、佐、使的组方结构，熟练应用最经典的处方加减。最好能够做到在四诊之后就立即想到该用哪个方，而一想到某方就能快速说出或写出该方的中药组成。同时，看了某药方后，也能说出这是某方或某方的加减。

（4）中药　必须熟悉常用中药的性味、归经、功效、常用剂量。最好能够辨识一些药材，了解道地药材产地以及规格品级等。

（5）经络穴位　必须熟悉经络循行线路，熟记常用穴位。最好能够掌握子午流注的运用。

（6）五运六气　必须熟悉五运六气的基本知识，最好能够根据运气变化来分析病情。

2. 信息准确　任何医术应用的前提，要有准确的病情信息和对病情的正确判断。通过望、闻、问、切等四诊手段，尽可能多地准确地收集患者表现出来的各种病情，即"病象"。如果获取的信息不准确，就会误导对其证型的判断，甚至做出错误的治疗方案。对收集来的病情，要进行仔细的分析，去伪存真，鉴别和排除假象，准确地分析和辨识疾病的寒热虚实本质。

3. 分析合理　中医的右脑式认知思维方式，决定了它在临床诊断上既有瞬间的直觉式、顿悟式的判断，但在辨证施治中对病理的解读、治法的确定、处方的选择、药物的调配，又极具系统性、严谨性和条理性，可以形容为丝丝入扣。当然，这个诊治思路必须运用中医阴阳五行思维进行说理。

4. 随机应变　中医学以整体观思想认识人体的健康和疾病，强调人体内部以及人与其生存的外部环境存在着有机的联系，反对用割裂整体的方式来研究人体。在整体观思想的指导下，只能通过对"象"信息的收集、分析和处理，对人体的生理病理变化进行动态的观察和调控，这种认知思维方式决定了中医更多的是对人体进行属性和关系意义上的认识和理解。

中医认为人体的健康和疾病都是在不断变化着的，背景和关系发生变化后，我们认识问题、解决问题的方式方法都应随之而变。因此，同学们在学习和研究中要特别注意，在面对每个患者以及同一患者的不同病变阶段时，都应注意分析他的生存环境、生活状态、治疗经过等背景情况的变化，只有在当时的情境下进行客观分析和灵活的处理，才能保证我们的判断和处理方法的正确。除非病情一直不变，否则，不能一种方法用到底。如果用了某种治法，病情仍没有好转，那么，就需考虑这种治法的运用是否恰当。

通过以上阐述，同学们可以了解到中医的医术不仅包括各种诊疗手段，还应包括指导这些医术运用的思维方法和操作中的技巧。活用医术的一个重要前提，就是必须要有正确的思维方式。在此，我们对中医的医术做一个更准确的概括，就是"三能"：思维能力＋应变能力＋诊疗能力。

这就要求同学们不仅要熟练地掌握中医的多种诊疗手段，更要有正确的思维方法、灵活的应变能力和合适的技巧运用，只有这样才能将医术用活，用得恰到好处。

第五个基本功：融会贯通

学习理论的目的是为了更好地实践，实践的结果又来丰富和创新理论。这就要求同学们要具有融会贯通的能力，在打下坚实的理论基础后，还要能够灵活地运用于实践。通过实践再进行反思，这样就能够对理论有更深的理解和领悟。

从理论知识向临床过渡时，最重要的就是要不断培养自己运用中医思维方式来认识问题和解决问题的能力。用中医思维来想问题，并非口头上说想就能想，特别是同学们在具备了一些西医知识后，这两种不同知识体系的思维活动往往很容易在大脑中"打架"，甚至还可能立刻唤醒中小学时奠定的逻辑思维"程序"，将初步学会运用的"象思维"赶走。有什么办法来尽量避免西医诊断思维的干扰和依赖呢？

要解决这个问题的唯一办法就是对经典的强化学习，大脑中随时要保持经典条文运行的"热度"，也就是说必须熟背经典。在学习中医理论特别是经典著作时，同学们不能仅仅满足于对书本知识的表面理解，必须对一些经典篇章、段落和句子进行熟背，特别是诸如《伤寒论》等经典中关于方证的条文，更要背得滚瓜烂熟，必须做到脱口而出，见到一组临床症状就能条件反射式地立刻判断出这是某证某方。

在进入临床之前，必须先要有充足的知识储备和坚实的理论基础，这是能否进行中医思维的关键。而要做到这一点，除了背诵还是背诵，没有任何捷径可走。

从教室到走近患者进行临床实习时，同学们需要做到和做好"四多"：

1. 多观察 面对同一位患者，首先自己要琢磨这是一个什么病、什么证型、该用什么方，然后再看老师是怎样诊治的。

2. 多借鉴 多看前辈和当今中医学家的医话和医案，不仅要从这些实战案例中获得启发，对刚接触临床的同学们来说，更重要的是获得一种虚拟的临场感。有所疑问时不仅要及时求教于老师，而且还要有不耻下问的学习态度，拜能者为师。在当今信息时代，要充分利用互联网上的最新信息，以保持自己思维的知识结构不仅是最新的，而且是最高水平的。

3. 多实践 有些同学在刚进入临床实习时，常常是老师指一下才动一下。希望同学们要主动寻找临床实践的机会，在老师的指导下将自己提出的诊治方案用于临床。

4. 多领悟 对理论学习和临床实践中的问题，不仅要多思考，而且更重要的是要在苦苦的修炼中，用心地体会和领悟，才可能获得更大的收获。如清代陈修园所说："心悟乎古人之言，能畅达古人言中之意，心契乎古人之心，能曲绘古人意中之言。"清代周学庭也认为："医理无穷，脉学难晓，会心人一旦豁然，全凭禅悟。"只有这样才能使自己的认知思维上升到一个更高的境界。

经过多次反复的观察、借鉴、实践、思考、领悟后，可望使抽象枯燥的理论与临床诊疗技能娴熟地接合起来，从而使自己的辨证施治水平有一个大的飞跃，由此临床上所使用的医术也才能够真正地活起来。

此外，需要特别提醒同学们的是，人的精力是有限的，我们需要广博的知识，多学一些现代科学知识固然没有错，但大家要知道，学习中医主要依靠的是中国传统的知识单元、知识结构和思维方式，因此，中医药大学生首先应当围绕中医学这条主线，随时注意吸取和积累与中医有关的中国古代的哲学、天文、地理、书法、绘画、诗词歌赋、小说等国学方面的知识。

在此，建议同学们，要在打下坚实的中国传统文化知识的基础上，再进一步根据自己的工作方向，选择性地学习一些现代知识，这样才更有利于博古通今，既有深厚的传统根基，又能结合现代智识，进行真正有价值的知识创造和知识创新。

守规矩的学习方式是按照教材章节的前后顺序，从头至尾地阅读学习。如果从中国传统文化强调的整体观的认知思维角度看，建议同学们在学习中，可以先阅读教材目录，再对每个章节进行粗略的了解，也就是先把握住该教材知识群的整体框架，以及各部分内容的关系和层次结构，这样就构成了一个宏观的知识群的印象。以后再按照教学进度学习各部分知识的细节，就能够自然地将各知识点填充进整体的知识框架中，这样更容易理解和记忆。

第六个基本功：学会交际

交际就是与人打交道，交际能力就是与人打交道的能力。医生的工作虽然是诊疗患者的疾病，但为了准确地了解病情，就必须与患者进行有效的沟通，所以这也是一种人际交流活动。

俗话说："良言一句三冬暖，恶语伤人六月寒。"中医师在与患者的交际中，首先要表现出一种善意，要以和蔼可亲的表情面对患者，让患者感到医生对他的真诚关心，从而产生对医生的信任。

1. 练好口才 要以简洁明了的语句和通俗易懂的语言表达，向患者解释深奥的医学理论，使患者能够理解医生的治疗方案，并积极地配合治疗。同时，说话要有分寸，不要用含糊其辞的语言，要尽量避免让患者产生疑虑。更不能用威吓的话，给患者吓住了，实际上是不利于治疗的。

2. 学会辩论 要经常参与同学间的辩论活动，通过辩论不仅可以锻炼自己的口才，而且更重要的是可以检验自己对知识的掌握程度。如果不能自然流畅地进行叙述，说明对这部分知识还没有掌握好。如果不能用已学过的知识进行辩论，这更提示大家要及时复习已学过的知识。

3. 勤练写作 现在很多同学都是在考试和写论文时才想起去写作，平时并不注意提高自己的写作能力。练习写作并非要求同学们每天都写一个长篇大论，而是希望同学们在平时的学习和临床实习中，将自己的读书心得和临床体会都及时地记录下来，比如，自己的辨证施治结果与老师的有什么相同或不同的地方，分析一下其中的原因是什么。要像写日记一样，只要有一思一得就记录下来，这样有助于以后进一步思考和研究。

第七个基本功：修身养性

修身养性包括自身人格的提升、温和儒雅气质的养成、大慈恻隐之心的无私奉献，这对于刚刚步入中医殿堂的中医新人来说尤为重要。《礼记·大学》中说："古之欲明德于天下者，先治其国；欲治其国者，先齐其家；欲齐其家者，先修其身；欲修其身者，先正其心；欲正其心者，先诚其意；欲诚其意者，先致其知，致知在格物。物格而后知至，知至而后意诚，意诚而后心正，心正而后身修，身修而后家齐，家齐而后国治，国治而后天下平。"正心、修身、齐家、治国、平天下，这是历代贤人志士所追求的目标。试想，如果自身都管不好、自家都管不好，怎么去治国、平天下呢？因此，自我修养、自我塑造、自我完善十分重要。欧阳修在《左氏辨》中云："君子之修身也，内正其心，外正其容。"对于一位道德修养高尚的医生来说，对待客人、对待朋友、对待家人、对待身份比自己低的人，都必须讲仁爱、懂礼节、求和谐，以真诚之心待之，真正做到表里如一、肝胆相照。

关于修身养性的内容和方法，在《论语》和《孟子》等儒家经典中有着详细的记载。《论语》中说："夫子之道，忠恕而已矣。"忠，忠诚，指以国家利益为最高宗旨、以民族大义为己之责任，胸怀报国之志，心系社稷安危；恕，宽容，指对待同门、同道、同事皆如至亲之想，真正做到大器、大量、大方。《孟子》也说："穷则独善其身，达则兼济天下。"这是教我们怎样做人，做一个怎样的人。无论是贫穷还是富有、无论是低贱还是高贵、无论是落泊还是得志，都必须管好自己，要以普济天下苍生为己任。切不可存有"同美相妒，同智相谋，同贵相害，同利相忌"（《素书》）的不良心态。

孟子认为，做人要有气质，要有气度，要善于"养浩然之气"。正所谓"故天将降大任于斯人也，必先苦其心志，劳其筋骨，饿其体肤，空乏其身，行拂乱其所为；所以动心忍性，增益其所不能"。

一、养生从我做起

以前人们一说到养生，一般都认为这是老年人的事。其实，这是一个误区，养生应该从青年时代就开始。随着现代生活水平的不断提高，人们越来越关心自身的健康，而且还特别愿意接受中医的养生健康方式，现在很多年轻人也加入了养生活动之中。

中医高等教育中虽然讲授养生知识，但没有将其作为大学生必须具备的基本功来要求。我们认为很有必要要求中医药大学生，不仅要学好养生知识，而且还要从自己做起，让自己先过上养生生活，这样对今后指导患者才更具有说服力。

什么是"养生"？养生就是根据人体的生命发生发展规律，有意识地自我采取一系列保养、调养、养护身体的方法，主要通过养精神、调饮食、练形体、适寒暑等方法，以达到减少疾病、增进健康、延年益寿的目的。这不同于一般所说的"健身"，健身仅指强健身体，而养生则比健身的内涵更宽更大也更深刻，它包括了健身，还涉及精神心理。简言之，养生就是要努力提高生命的质量，延长生命的时间，使身心都健康快乐。《黄帝内经·素问·上古天真论》为我们描绘了养生的最高境界："上古之人，其知道者，法于阴阳，和于术数，食饮有节，起居有常，不妄作劳，故能形与神俱，而尽终其天年，度百岁乃去。"

养生并不是强迫大家去干一件不舒服的事，而是一种符合生命活动规律、让身心愉悦的生活方式。不像健身那样需要刻意到健身房去训练，养生活动完全可以自然地融入日常生活中，成为人们每天生活和工作的一部分，也就是寓养生健身于休闲娱乐活动之中，从整体上发挥综合的协同作用，不仅能促进人们身心的全面健康，而且还能丰富人们的生活，提高人们的文化素质。

建议同学们对静养、茶道、药膳、药物洗浴、自我按摩、导引、书法、中国古乐、武术、气功等养生活动，不仅要有所了解，而且最好能学会几样，每天或经常进行练习和体验。有位著名科学家在练功后感慨地说，学习中医不练功，很难体会到中医医理的精深和玄奥。建议有兴趣的同学，可以练习八段锦、易筋经、五禽戏、真气运行法等，也可在具有较高水平的老师指导下，修炼道家的坐忘，或佛教的禅定。

二、静心悟道

静心悟道主要是指掌握和修习一些养心入静的方法，如道家的坐忘与导引、佛家的静修与禅定等。道家提倡"恬淡无为"，以老庄的哲学思想为代表。佛家提倡修习禅法，使自己的身心进入一种感悟真理、启迪智慧的境界。然后，在入静状态中进行用心领悟或心灵的反省。

《老子》主张"道法自然"，明确提出了"道"是万物之本源，养生之哲理。"道"是万物之源，它决定着万物生长壮老已这个全过程。他指出："载营魄抱一（精神与身体合一）"，"专气致柔（专精守气，致力柔和）"。强调恬淡虚无、顺应自然是老子养生的重要特点。老子在《道德经·十六章》中说："致虚极，守静笃"，又强调"涤除玄览"（《十章》），这样清心寡欲，"我独泊兮，其未兆，如婴儿之未孩"（《二十章》）。如赤子一样单纯天真，就是养生正道。这与《素问·上古天真论》的主旨是极为一致的。退居柔雌，就是顺应自然之道。

1. 坐忘 "坐忘"一词源于《庄子》，本意为从自我的内心深处自觉地解脱与自然本性无关的诸多精神上的烦恼，从而进入"离形去知"的无我境界。后来，"坐忘"逐渐成为道教独特的养生保健方法，指的是人有意识地忘记外界一切事物，甚至忘记自身形体的存在，达到与"大道"相合为一的得道境界，也指人在修炼中控制意志、排除杂念的内修方法。《玄宗直指万法同归》载："坐者，止动也。忘者，息念也。非坐则不能止其役，非忘则不能息其思。役不止，则神不静。思不息，则心不宁。非止形息役、静虑忘思，不可得而有此道也。"宋代曾慥在《道枢·坐忘篇》中谓："坐忘者，长生之基也。故招真以炼形，形清则合于气；含道以炼气，气清则合于神。体与道冥，斯谓之得道矣。"

顾名思义，"坐忘"指坐的姿态、忘的状态。道家和道教通过"坐忘"，以实现心灵之清净，以超越自我、回归生命为寄托，冀以实践身心的超越境界、本性的完美境界。此外，儒家和佛家也有"坐忘"之说，但儒家指的是废寝忘食、公而忘私的境界，佛家讲的是修习禅法、四大皆空的状态。儒释道三者的含义既有区别、又有联系。

但"坐忘"并不仅仅指静坐的姿态，也不仅仅指所谓"忘"的状态，它应该是一种用身心求证到的实有的生命状态。《天隐子·坐忘》说："坐忘者，因存想而得、因存想而忘也。行道而不见其行，非'坐'之义乎？有见而不行其见，非'忘'之义乎？何谓'不行'？曰：'心不动故。'何谓'不见'？曰：'形都泯故。'"

"坐忘"理念发展到现在，具有养生方法、思维方式和哲学思想3个层面的含义。在养生方法方面，"坐忘"是一种修炼的方法；在思维方式方面，"坐忘"是一种直觉体验感悟；在哲学思想方面，"坐忘"是一种生命哲学。

2. 禅定 禅是禅那的简称，汉译为静虑，即静中思虑的意思。所谓禅定，就是依靠思想意志的高度集中、返观内心、消除杂念，以臻明镜般的宁静状态，并在身心上产生异乎常人的功能，以泯除主与客、现实与未来、可能与实在的对峙。

调身是指在修禅的时候调整身体姿势。即安坐处，正脚，解宽衣带，安手，正身，正头颈、眼、舌等。

调息是指练功时调整呼吸，做到不声不结不粗不涩不滑，出入绵绵，若存若亡。《大安般守意经》云："息有四事：一为风、二为气、三为息、四为端，有声有风、无声为气、出入为息、气出入不尽为喘也。"

调心指调伏乱想，做到不沉不浮，不宽不急。具体方法有 3 个步骤：一入、二住、三出。入定有两个内容：一者调伏乱想，不令越逸；二者当令沉浮宽急所得。

其中，调心与调息通常是结合起来修炼的。通过修持，使身、息、心相互调融，进而"因定生慧"，达到寂静涅槃的境界。

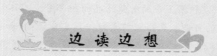
边读边想

贾海忠博士的中医入门经历与体会

我从学习中医到工作已将近 30 年，中医不仅使我体验到了中国传统文化的博大精深，也使我拥有了丰富而精彩的人生经历。同时，也深感中医值得我为之终生奋斗。以前有一本书叫《医学实在易》，告诉你学会中医、了解中医不是很难，但是要学好中医就确实不容易了。学好跟学会是两回事，上大学 5 年基本上能学会中医，但离学好中医还很远。学好中医不容易，要发展中医可想而知也是比较难的。发展中医需要的是高超的智慧，必须有高超的智慧才能去发展中医。

怎样使一个在西方科学思维模式下成长起来的学生顺利转换适应东方科学思维模式，我的经历和一些体会可能对于新同学有所帮助和启发。现在先谈两个我感触很深的体会：

第一，我觉得如果没有学习和掌握中医是一个中国医生最大的遗憾！国外那么多人来中国留学，语言不通，还想学习中医，而他们由于语言、思维、观念上的局限或障碍，很多都只能学习一些皮毛，我们作为中国人来学习中医可以说是得天独厚，在这么好的环境下如果不把中医学好你说这不是一个遗憾吗？

第二，"良医"对社会的影响力是非常大的。古人讲："不为良相，便为良医。"这个良相，就是古代的好宰相、现在的好总理，是辅佐国君管理国家的，这是很有德才的人才能胜任的一个显要职位。良医怎么就和良相相提并论了呢？以前我的理解是你当不了官就当个好大夫，现在才明白良医也是管理国家的优秀人才，为什么呢？良医管理的是人的健康，而国家是由人来管理的，所以良医通过影响他人来管理国家。正因为良相和良医在管理国家方面都具有很大的影响力，所以才有了上面那句关于人生理想的名言。

学医之初，我也不懂什么是中医，现在就从我学习中医开始来谈我是如何改变对中医的认识的。

一、我们知道的真理有多少

为什么要讲这个问题，因为不少人在学习新知识的时候，往往不愿意主动地去接受，甚至觉得自己知道的已经很多了。特别是在与自己所知不一致时，总会认为那些都是胡说八道。明白我们到底知道多少，尤其是对新入学的同学们来说是至关重要的。

我们所学的教材从初中到高中共有几十本，涉及数学、物理、化学、生物、自然、语文、外语、政治、历史、地理等等，书本的知识量对初中生和高中生来讲已经很多了，但是与我们要认识的客观世界真理比较起来还是非常少的一部分。你想想，如果说你学的这些东西已经把自然界的这些客观真理学完了你还上什么大学，你就没必要上了。所以说你知道的十几门或几十门功课和人类已经积累下来的知识量相比还是非常少的。很多知识你可能现在连听都没听说过，更不要说知道了。上大学前学过的知识量和人类祖先已经留下来的知识量相比，可以说是微不足道的！想一想，人类认识到的真理量和整个客观世界的真理量比较起来也是微不足道的，而每个人知道的真理可以说就更少了。当每个人知道这一事实以后，你还有理由不谦虚下来，虚心地去学习各种知识吗？

中医学是中国人的老祖宗积累下来的智慧结晶的一部分，应不应该去了解呢？只要有了谦虚的心态，就有了学好中医的可能。记得以前看过一篇文章说："如果你感觉到你无所不知的时候，授予你学士学位。"同学们刚入学，连学士学位还没有呢。等你学了5年，你知道非常多了，这才授予你学士学位。当你再读研究生时，你会感觉到你还有好多不知道的东西，也就是说"当你知道有所不知的时候，授予你硕士学位"。等你再进一步读博士，越读就觉得你知道的越少，"当你感觉到你知之甚少的时候，才授予你博士学位"。如果考上大学后竟然不知道自己知道的那些东西少得可怜，那么离那个博士学位还远着呢！所以说，如果不能够把自己所知道的和实际需要知道的这两者之间的关系搞清楚的话，自己就不能调整自己的心态，就不能踏踏实实地学习。所以说要想学好中医，我们首先要有这样一个谦虚的心态。

二、实践改变观念

刚上大学的时候，我只知道中医系和医学系都是治病的，中药系、卫生系不是治病的，口腔系就是治口腔的。当时我报志愿的时候只有这么几个专业，我就报了一个中医系、一个医学系。其实我当时根本就不知道什么是中医、什么是西医，只要是治病的我就愿意学。当我拿到中医系的录取通知书的时候，我觉得挺好，因为我家有一个邻居就是当地有名的老中医，我从小就看到很多人去找他看病。我只是有这么一个感性的认识，实际上还是什么都不懂，相当于在门外看热闹的人。

当我入学以后，上第一节课时我就发现怎么学的是阴阳五行这些东西呢？跟我们高中之前所学的可以说是格格不入，这些东西这么陈旧、这么难学、就像迷信一样，所以接受起来非常困难。这是因为我们在高中以前所学的那个知识体系全部是西方的自然科学体系，我们的老师就是那样来培养我们的。所以当我们接触一个新东西的时候，确实感觉太陌生了。这就是自己犯的一个错误，用自己已经知道的知识来判断所遇到的新东西，这样的话就不容易判断正确。因为任何理论在评判一个新事物的时候它都往往显得力所不能及，也就是评价客观实际的能力是不够的。一个理论总结出来都是基于已有的实践过程，对于新事物你要用它去评价一定会有它不合适的地方，所以说用已有的理论来评判新事物是容易犯错误的。那么中医到底好不好，怎么来评定呢？这个问题以前总是用科学不科学来评价。北京中医药大学毛嘉陵老师以前就这个问题思考得比较多，提出了"中医学是东方科学"这样一个概念，我觉得这很恰当。因为我们都是在认识世界，都是用我们的观点、我们的视角来认识，把它们上升到一个理论的高度，然后用这些理论来指导我们的实践。它本身也是科学的，只不过科学研究的立场不一样，看到的东西不一样，表述的方式不一样。所以我觉得"东方科学"这一概念非常适合学术界和现代的年轻人来理解中医。因为现在你要一说不是科学，大家就不愿意学了，但是我们脑子里面原来有的那个科学概念，就是只承认西方的学术叫科学，其他的就都不叫科学，这个讲法是不客观的。

既然不能完全用西方的理论或者自己已经知道的理论来评判中医的对错，那应该用什么来评判呢？20世纪80年代我国在改革开放的初期提出"实践是检验真理的唯一标准"，之后在"实事求是"的指导思想下，我们才有了今天这样翻天覆地的变化。那么怎么来评价一种医学的价值呢，很显然，仍然要靠实践。中医的实践是什么呢？就是临床看病，只是讲得好没用，关键是能解决实际问题，解除患者的病痛。临床疗效才是对医学这个知识体系的一个终极评判，不管你是什么新理论新方法，最终都要能治好病才行。我常这样比喻，临床是最高法院，患者是最大法官，只有疗效才能改变观念。现在很多医术讲起来都很好，如果解决不了实际问题，甚至在解决了一个问题后，还给患者带来新的问题，我觉得这些医学理论和技术再先进也不会长久。

三、我的几点认识和体会

下面谈谈我对中医认识的一个过程，希望对了解中医、学习中医有所帮助。

1. 对阴阳五行态度的转变　大家一听阴阳五行好像就是算卦、搞预测之类的东西，这些怎么能成为医学的东西呢？起初我也是这样认为的，一直到我工作以后我才认识到阴阳五行的重要性，也才逐渐认识到它非常科学、非常好。那么它好在哪儿呢？有一个偶然的事件让我反思，发现了五行学说确实是很好。在六七年以前，我们医院药房进了一批袋装中药饮片，每一个药有几种剂量规格，比如说3克、5克、10克的，分开单独包装。然后医院就召开专家座谈会告诉医生怎么来开中药，你要是想开9克的，因为没有9克的包装，他就给你抓一个10克的，你要是想开12克或者11克他也给你抓一个10克的。听了这个之后我就提出，到底是谁应该服从谁？是医生服从包装呢还是包装服从医生？医生看病用药开几克是要细心琢磨的，这到药房就给变了，那肯定不合理。

当时我脑子里突然就有一种想法，我说为什么不按照人民币的形式来包装呢？1元、2元、5元，用这几种币值单元可以组成任意的金额。药也可以包装成1克、2克、5克，这样的话，任意一种克数都能很方便地组成。讲完这个以后我立即回想到我们中医里面讲的这些东西太科学了，因为中医讲太极、阴阳、五行。你看太极是1，阴阳是2，五行是5，这样1、2、5就构成了整个中医理论的框架，所以说它能够解释所有的问题。这也正是我当时学中医比较反感的一点——中医怎么什么都能解释？但那时不知道其中的道理。没见过的病它同样都能分析，其内在的科学机制是什么？理论的优势是什么？

这件事使我返回来认识到整个中医理论体系的构架太巧妙了，正好是1、2、5这样一种模式。通过这件事情就转变了我对阴阳五行的认识。阴阳的东西我们比较容易接受，因为它和矛盾论的思想是一致的。我们再看五行，五行的相生相克关系可能对于高中毕业的同学就很难理解了，它将自然界概括成5个方面以后，这5个方面的变化就被抽象概括成了五行。它们之间通过生克乘侮四种关系把每一件事情和其他事情之间的关系全部概括进来了，无一遗漏，可见这个理论体系非常严密，而且已经简化到了不能再简化的程度。

2. 对气功和经络的态度转变　我以前总觉得气功这东西太玄，经络也只能讲出它的循行路线，但谁也不能把经络拿出来给我们看一看。以前我同很多人一样，认为看不到、听不到、感触不到的东西就不存在，就不能相信。因此，对老祖宗留下的、能够画出来但在解剖刀下看不见的经络，怀疑它存不存在就是非常自然的事情了。

在学完经络学说后，我对经络的存在仍然表示怀疑。在学完针灸以后知道针灸是按照经络学说来指导的，那我就要看看按照经络学说指导的针灸是不是灵验？是不是能有"气至病所"这样一个感觉？气是不是沿着经络来循行的？这些都必须在临床中去体验它。有一年放假回家，弟弟肚子疼痛，我给他扎针，他那时候七八岁，不懂什么中医之类的东西，我就给他针刺足三里。按照书上讲的控制经气传导的方法，把针尖稍微向上然后进行提插捻转，让他在有感觉的时候告诉我。在针刺过程中没有任何暗示，没告诉他这个气感会往哪边走。当给他扎上左侧的足三里以后，他自己就说，像一条蛇一样从针刺部位往上爬，他竟然比划出了胃经在大腿上的路线，气感到腹部时他说就像蛇的头一下钻到肚子里去了，而且钻进去后疼痛立即就止住了，这就是我们中医讲的"气至病所"和"气至而有效"。小孩子不懂经络，也不会骗人，所以经络现象就这样活灵活现地展现在我的面前。

后来我在西医病房实习的时候，遇到一个病人哮喘发作，主治医生把平喘的西药注射剂开好让护士去药房拿。在护士去拿药的空当，我在征得上级大夫同意的情况下，为患者进行了针刺治疗。四总穴歌讲"心胸内关谋"，因为我随身带着针灸针，就立即给他针内关穴。针上后，使针尖向上控制针感向上传导，同样也不暗示患者，让他自己讲感觉，针刺过程中他说有一股气感觉走到肘窝这个地方了，一会儿又说到腋窝这个地方了，最后到胸部时进入胸内就散开了。我一边行着针，他就一边跟我这样描述着，等他说这个气感到胸部散开以后，这个哮喘竟然立即就缓解了。当西药拿来时，喘已经止住了，所以这会儿根本就不需要西药了。

通过这些事情使我认识到经络是客观存在的，但这仅仅是病人的描述，不是自己的切身体会。

我对气功和经络的体会经历了这样一个过程。上大学二年级的时候，经常腹泻，校医室每次给开一些药片，一吃就不拉了，但一停药就又拉肚子。偶然一次，我在翻阅《上海中医杂志》时，里面有一篇文章谈到如何辨证施功，就是讲在什么情况下练什么气功。腹泻是脾胃疾病，应该练"内养功"。那时气功还没有流行起来，关于气功的书还很少，于是我就到图书馆借了一本刘贵珍编写的《内养功》，然后照着练，当练到第十九天的时候，真的就不拉肚子了，而且从此以后竟彻底痊愈了。经过这次实践后我觉得气功这东西实在是太神奇了，确确实实帮我解决了众多药解决不了的问题。从此以后我就开始对气功感兴趣了。

后来，我在图书馆里发现了另外一本书，叫《真气运行法》，是甘肃中医学院的李少波先生发明的，他现在已经101岁了，前不久我见了他以后感觉他的气色非常好，他一辈子都在练习和推广这个真气运行法。为了验证经络存在不存在，我决定开始练习这个功法。当时书上写到练习100天才能打通小周天，于是我就照着练，加上前面有内养功的基础，我50多天就练成了。小周天练成后，我确确实实感受到了督脉清晰的循行路线，气感非常明显。有一天我突然感觉到腿上足太阳膀胱经通了，然后紧接着胳膊上手阳明大肠经也通了，再往后就是随着一呼一吸整个气流的运行，大周天也通了，到这时我真的体会到经络是客观存在的。别人能够验证，同样我自己也能验证了。这个功法谁练谁都能够验证。

以上这些经历是我学习中医、热爱中医非常重要的一关。如果当时我没有通过针灸、通过气功来体验到经络、气功的真实性的话，到现在也许我都会对气功和经络持有怀疑态度。

3. 对"气"认识的升华 中医里讲阴气、阳气、邪气、肺气、心气、肝气、水谷之气等，都是气，那么这个气是什么东西？怎么到处应用呢？甚至发现了电以后我们把电叫做电气，这是因为这些东西我们看不见摸不着，所以就用"气"来代替了。我想古人可能也是基于这个原

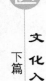

因，用"气"来统称这些看不见摸不着的东西，用这么一个概念来表达这样一个客观实际。可是我们看不见摸不着的东西有很多，并且表现的功能又都不一样，那么在不同的脏腑就叫不同的脏腑之气，所以就有了这么多的称呼。这样解释也许还算合理，可这些气到底存在不存在呢？我们老祖宗把有形的东西叫"器"，无形的东西就称为"气"。这是对客观世界笼统的一个划分，当人们把这个东西运用到医学里面来的时候，比如说生理病理，"气"它就有了特定的含义。咱们的教材，包括很多以前的书在讲"气"的时候说"气是功能"，我认为这不太正确，它是受了西方科学对物质结构与功能学说的影响，把气误当成了功能，其实它是有其特定实质的，这是我对气的一个认识。当你建立了这样一种观念的时候，你就能够读懂中医的书了，就不觉得它那么玄妙了。我们知道它存在，只是没法展示这确实存在的东西，所以暂且给它起了这样一个名字来方便说明问题而已。

4. 对中医诊断手段的体悟　以前我们讲，中医望闻问切，一个脉枕、三根指头就能够看病了，总觉得中医实在太简陋了，一点都不高科技，哪有西医的抽血化验、X光透视、CT、磁共振、血管造影高级啊！但是别忘了，这些所谓的高级诊断手段也都是人操作的，是人感官的一个延伸。尽管它在大多数人眼里是最高级的诊断手段，但其实真正最高级的设备应该是我们的感官。

目前还没有任何一个厂家能够造出来像我们眼睛这样敏锐的仪器，比如说一个人的脸色白里透红，红里还泛着一点亮，现在任何设备都没办法给我们检查出这样一个结果。那你说到底是我们的眼睛高级呢还是X光、CT高级？再说摸脉，三个指头往脉上这么一放，我们就能体会到很多很多的信息，可是到现在为止还没有一个人能造出一个脉象仪来，使测出的结果比手的感觉还准确，最高级的脉象仪能够达到的最高水平也就是人的水平，但是现在确实是还造不出来。对于一些特殊的病人，我们的鼻子一闻就知道这个人有某种病，现在也还没有设备说你查一查我出的这个气是什么味儿、有什么病。所以说，最高级的设备都在我们随身携带的"人体"上，而不是那些现代的医疗仪器设备。

再想想，我们还有一个更高级的设备——大脑。中医讲望闻问切，问诊是用嘴，问诊的时候需要用眼看，需要用耳听，需要用鼻闻，需要摸脉，然后还要用脑子去思考。现在的仪器设备只不过用了一下电脑程序，但是，要知道我们的感官在收集疾病信息的时候用的是人脑，人脑是电脑没法比的，所以我们中医四诊用的全都是"最天然的高级设备"。

在特殊情况下，更能体现出它的高级来。比如说，我们到一个条件非常简陋的地方，没有现代化的检查手段，西医到那儿肯定不会看病，但中医就能够给你看好病，因为他们随身带着"人体检测设备"，通过四诊就可以给病人诊断治疗，是不需要那些所谓高级检查设备的。从这里就可以体现出来中医使用的手段不是最简陋而是最高级的。越是先进高级的设备调试起来就越麻烦，就像电脑一样，电脑越复杂，学起来就越麻烦。还有就是所有复杂的设备几天也都能将它调试好，但是我们的手去摸脉可不是摸上几天几个月就能把脉象搞清楚的，手指的灵敏度是需要反复调试无数次以后才会变灵敏的，所以说高级设备调试需要的时间都比较长。因此，要想学好中医就要有足够时间和机会去临床实践，随着经验的积累，你的设备就调试好了，那你看起病来就非常顺手了。

再举一个例子。前不久，有个70多岁的女性患者，医院CT检查结果认定是肺癌，一般情况下不敢这么肯定地报告癌症，但这个病人偏偏就被"确诊"为肺癌。当时我看他脸色发红发亮，从中医讲望诊应该称之为"有神"，"有神"则不会有重病。因此我怀疑他得的不是肺癌，于是就拿着片子去找胸外科主任。等胸外科主任看完后他也觉得这个报告不准确，不应该是肺癌，说抗感染治疗一段时间看看情况变化。结果患者输了点抗生素并配合中药治疗，2周后肺部阴影消失，没事了，根本就不是肺癌。当初判断他不是肺癌就是通过我们中医的望诊，可见还是我们"自身携带的设备"还是可用的。

四诊是可行的检测方法，这是我对中医诊断手段的一个体会，即我们诊断疾病不是用最简陋的设备而是最高级的，只是调试的时间比较长。

5. 对中医治疗技术的认识过程　中医治疗技术很多，而在日常生活中多被简单地认识为喝汤药，其实针灸、按摩、外洗、气功、推拿、导引、拔罐，包括现在发展的足疗都是中医的治疗方法。中医的技术是怎样给了我一个非常深刻的印象，从而让我愿意学中医的呢？下面就自己的体会举例谈谈。

汤药　以前因为学医的比较少，那时全国也没有招多少人，我是家乡第一个出来学中医的大学本科生。当我学了2年的时候，别人就开始找我看病了。有一年寒假，邻村我姑姑的一个邻居患病，50多岁，她当时有病卧床已20多天，基本上吃不进去任何食物，只能靠输液维持生命。那时是腊月二十九，让我去诊治，是因为怕死到过年的时候，意思是让我看看能不能多活两天。那时我还没学西医，发现这个病人的语声非常低微，要把耳朵放到她嘴边才能听到，脉基本摸不着，并且已经好久不能吃饭了。当时我看了之后，认为应该用中医的四逆汤加参附汤，我就给她开了药吃。我担心这药能否见效，大年初二我拜年再路过她家，就特意看看她家门口贴白纸（注：死了人才贴白纸）了没有，结果没贴，我又怀疑是否因为过年忌讳没有贴白纸。等到我姑姑家时，姑姑说那个病人现在已经能吃饭了，想让我再去看看。我就又到了那位病人的家，看见她确实能吃东西了，说话声音也响亮了，但脉还是很弱。患者自己说腿很疼伸不开，肚子也疼，因此一直蜷着个腿在炕上躺着。此时我想到了《伤寒论》里的"与芍药甘草汤其脚即伸"，于是我就将原方加入芍药、甘草，吃了3天，腿就伸开了。这个事件让我看到了中医的神奇，对中医的感情自然也就不同一般了。

大学毕业后不久，我遇到一位患者，患有肺心病心衰，出现胸水、腹水、颜面浮肿、四肢水肿，不能平躺只能坐着。西药强心、利尿、抗感染，用了1周，病情无好转。于是我就给他开了葶苈大枣泻肺汤，只有葶苈子与大枣两味药，大枣还是食品。当时开了20克葶苈子、15克大枣，水煎服，一天两剂。由于患者家人是做小买卖的，白天没有时间，到晚上才给他送来熬好的汤药，结果病人一下就把分开两次的药全喝进去了。第二天我查房的时候一看水肿全消掉了，连腹水都没了，完全可以平躺下睡觉。我感到非常惊奇，问他昨天的汤药是否喝了，怎么喝的，这时我才知道他把两剂药一次全喝了。根据中药学的剂量规定，可不敢开40克葶苈子还要一口气喝下去，这完全属于严重超标，但是疗效出奇的好。当时我就想，中医这么小的一个方子，就能解决西医这么长时间都解决不了的问题，中医实在是太奇妙了。当你有了这样的经历后，还会认为中医治不了疑难重症吗？

在这之后又经历了一件事。一个19岁女性病人，在县里的一个西医院治病，步行走了2公里而且上了一个300米长的大坡去住院，结果在那里住了4天，病情一天比一天重，到后来连在平路上走都憋气。经亲戚介绍转来我所在的中医院，来了以后，我看她走十几步就得扶着墙在那里歇一歇。一看这种情况我不敢让她上下楼做任何检查了，马上让她躺在床上，检查后诊断为重症心包积液，就给她开了中药，看着患者晚上6点钟喝下去后我才下班。没想到，第二天她自己上下楼很轻松，好像没事似的。我自己都不敢想象怎么好得这么快，但还是有些许的遗憾，因为没让她做检查，如果当时拍下片子，那是多么宝贵的记录啊！于是，我把她4天前在西医院拍的片子借了过来，片子上显示当时已经是重症心包积液，想必4天以后应该比这4天之前还严重，可居然在一夜之间不超过 12 个小时，竟然就能轻松上下楼了。我让她赶紧做一个超声检查，结果显示是少量心包积液。

以上案例对我这样一个刚走出校门的年轻中医师来说，确实是终生难忘，也给予了我很大的鼓舞，我对中医的信心就是建立在这一个个病例基础上的。如果一毕业就到大医院，看病全是西药或中西药一起使用，就没有这种经历了，也很难讲是否还有这样的信心。在我水平不高的时候，仅仅靠应用古人的这些智慧，就能收到这些让我激动的效果，使我对中医的敬意油然而生。

针灸 也是中医治疗的一项常用技术。刚学完针灸后的寒假期间，我们邻居有个老太太咳嗽好几天了，她过来找我看病。我刚学完针灸，想试一试针灸的效果，于是就给她针刺治疗。经过仔细辨证后，选了内关、丰隆、风门、肺俞、足三里等穴位。结果针上去以后她就不咳嗽了，起初我以为她是怕一咳嗽会引起疼痛才不敢咳嗽，后来起过针在那里坐了半天也没咳嗽，我想她回去以后肯定还要咳嗽，怎么可能一次针刺治疗就不咳嗽了呢？等到第二天一大早她过来敲门，说她已经不咳嗽了，希望再针刺一次巩固疗效。当时我刚学针灸，咳嗽一般都是上呼吸道感染所致的，自己都怀疑这几针下去能扎死几个细菌几个病毒？但是她确实是好了，这让我万分惊奇，印象极其深刻。

还有件事，我在读硕士研究生的时候，聆听了北京中医药大学王洪图老师的一次《黄帝内经》课。王老师说《灵枢经》里面有一个治疗哮喘的方法，效果很好。我通过翻书，学会了这个方法。寒假回家，我的一个邻居在吃完羊肉后发作哮喘，一喘就是 20 多天，各种平喘药都用了，还是不行。我说我有个针刺治疗方法，结果老头怕针，不让扎。我就给开了汤药吃，吃了药后效果不大，我终于劝动患者接受针灸治疗。针刺上大概十几分钟，哮喘竟然就逐渐平息了。等半个小时后该起针时，他死活不让起针。后来我给他起完针，又给他在穴位上注射药物，从此以后哮喘就被控制住了，慢慢地恢复了健康。后来我每次回家，老人家都身怀感激远道迎接。这件事让我看到了针灸的神奇效果。

再举个例子，有个病人鼻子出血 2 个小时止不住，当时我正好带学生实习，想让学生看看针灸能不能解决这个问题。于是在患者头上的上星穴及其两侧 1.5 厘米处分别针刺并捻针，5 分钟后血就不流了，之后又开了汤药，让他吃了病也就好了。

在后来的临床上，我发现已有的老经验也不是什么问题都能解决。有个病人心绞痛，疼了 2 个小时左右，西药、中成药吃遍了也没解决。但是病人有个很明显的症状——胸口憋闷，我当时按传统取穴方法针完后没有起效。我想他的胸部憋闷，腹部没有不适，从解剖学上说，胸腹的界限是膈肌，我就想能不能像开闸放水一样从膈肌这里下手，扎一针。于是我试着针其鸠尾穴，结果针刺后不到 1 分钟，疼痛就止住了。这时我想到底是先前针刺穴位起的作用还是鸠尾这个穴位的作用呢，我开始留心这个问题。等病人再次发作心绞痛时，我只给他扎鸠尾一个穴位，同样不到一分钟就止痛了，再在别人身上验证，还是有很好的效果。这件事让我体会到，传统中医的思维方式有时可以帮我们找到解决疑难问题的突破口。

像这些神奇的疗效都是依照老祖先遗留下来的经验取得的，经得起我们临床验证，幸亏有了这样的经历，才让我深刻地体会到中医药文化的博大精深，也正是这些案例奠定了我对中医的信心，自然也就能够安下心来好好地学习和应用中医。

推拿按摩 这些技术的疗效也是很神奇的。比如肚子疼，用大拇指顶住背部的至阳穴，一直压到浑身发热，腹痛马上就缓解了。这是工农红军长征行军时用过的办法，后来通过亲自验证，的确很有效。再比如牙痛，揉按合谷穴，牙痛可以很快缓解。再比如预防感冒，起床穿衣前揉按人中、风府、风池三穴，再出去就不容易感冒了。

气功 我国气功的功法非常丰富，但调整呼吸是基本的方法，同样也能以此治病。当心情烦躁时，把呼吸放慢，只注意呼气，一会儿就安静下来了，这比安定药更快捷有效。最近在门诊遇到一例频发房性早搏的患者，极度焦虑紧张持续数小时，连做心电图检查都走不过去，让患者照上法操作5分钟后，症状就完全缓解了。

牵引 牵引方法常常用来治疗腰痛、腰椎间盘突出，现在很多医院都有这个技术。在古代，我们的老祖宗发明的牵引疗法根本不需要使用任何身外重物，全靠自然的力量，疗效神奇。

食疗 有一天晚上，我牙龈肿痛，检索到海带煮水服用能治疗，我将信将疑地试了试，用半斤海带煮汤喝了并且吃了一部分海带，第二天早上起来真就痊愈了。平时如果觉得恶心想吐，切几片生姜含嘴里一会儿就缓解了。如果受凉胃痛，用生姜花椒煮水喝，立竿见影。这些通过普通食品取得治疗明显效果的方法，中医书里有很多。

以上讲的这些实例只不过是各种实用、有效、方便的中医治疗技术中的一点点，中医学可谓是一个伟大的宝库，在我潜心下来好好研究和应用中医时，觉得中医太博大精深了，现在仍然有很多好东西没有学到。比如前一段时间有个病人，肾病直肠息肉便血，我自认为自己的治疗技术还是不错的，但是治疗1个月还是没效。后来用我研制的"慈方数字名医会诊系统"会诊开了个方子，吃完1剂药后，便血就好了。便血止住后，用这个会诊系统又调了处方，结果便血又复发了。我前后一对比，发现少了两种药，其中有一味是荷叶。我很诧异，难道荷叶还有止血的作用？经过查书发现荷叶的确有止血的作用。

6. 中医对疾病预后的判断 在临床经验不足时，自己没有能力预测疾病的发展方向是转好还是转坏，但是当大夫久了以后就逐渐有把握了。西医给你诊断出癌症，意味着死亡宣判，而中医在这方面似乎欠缺很多，其实不然。中医对生死预后的判断有自己的视角和见解，它和西医是相互补充的。前几年，有个冠心病病人，听他说话，思路清晰，思维敏捷，但是形体瘦黑，面无光泽，就判断其预后不会好。劝他住院，他因为事务繁忙不能住院，后来闲下来才住进医院，在医院期间就犯急性心肌梗死、心律失常突然去世了。

7. 中医预防疾病有高招 疾病的预防其实比治疗更重要。但是人们往往不见棺材不落泪，不生病不找大夫，因此忽略了疾病预防。中医有个很好的理念："未病先防，既病防变。"没有病的时候我们要防止患病，有了病以后我们要防止它进一步恶化。在这种思想的指导下，中医衍生了多种养生保健预防方法，例如"淡泊明志、宁静致远"的调心法，"入静、调息、意守"等心身并调法，"导引"、"推拿按摩"等调身法，其他还有药物保健、饮食保健。所有中医的治疗措施几乎都是可以用来做保健的。相对于治疗，保健只是在药剂的强度上有所差异。中医在养生保健方面具有独到之处和优势。西医学重点关注疾病的治疗，在养生保健上中医独领风骚。这几年兴起的养生保健热潮，无论图书还是电视节目也都是中医的内容。

8. 中医解决未知问题具有巨大潜力 西医在发现了一种未知疾病后，需要研究一段时间后才会有治疗方法，而中医在数千年与疾病作斗争的过程中，已经积累了丰富的临床经验，创造了一套独特的诊治疾病的理论和方法，只要有病情表现，就有相应的治疗方法。听起来这似乎是不可理解的，但学过中医之后就知道确实如此。在中医理论指导下，被西医认为未知的疾病，在中医看来那不叫未知。这说明中医的理论指导价值是很大的，在解决未知疾病方面的潜力也是很大的。比如2003年的SARS，在中医干预SARS疾病之前，其死亡率是很高的。在香港、台湾和国外的死亡率要远远高于我国内地，为什么呢？因为我们有中医的治疗。近年来"甲流"又在世界范围内流行，国外死亡率仍然比国内高。国内大多数人都知道一得病就去买中药，因为吃中药可以预防患病，得了病后用中药好得快。以上事例表明中医在解决未知问题上具有巨大潜力。

再举一个案例，有个病人肚子疼痛近30年，在北京各大医院住院治疗，检查出来的结果都不能说明腹部剧痛的原因。我接手后，看他的疼痛部位固定，疼痛剧烈遇冷加重，面色苍白，每天靠大量止痛片度日。经辨证后认为其病位在中焦，属于膈下，这是中医的寒凝血瘀腹痛，于是就用了王清任《医林改错》中的膈下逐瘀汤加张仲景《伤寒杂病论》中的大建中汤，吃后1周病人只用了一片止痛药，第二周一片也没用，3周后就基本好了。治疗过程中，没有用任何所谓的强力止痛药。由此可以看出，中西医在解决未知疾病方面存在很大距离。

还有个例子是有位从加拿大回来的华人，她的胳膊抬到一定高度后，全身就开始抽搐，在国外治疗几个月都无疗效，这样的病不仅我没有见过，连她去过的国内6家大医院的专家教授都没有见过。找到我后，我说中医有些办法可以试试。经过详细了解病情，发现她有过外伤，从梯子上摔下来过，3跟肋骨有微微的损伤，右上肢由于长时间制动不能自主活动，康复科的大夫让她用患手握着根棍子，左手帮助右手往上抬，抬到一定高度后就开始剧烈抽搐。我用中医的办法给她治疗，汤药与针灸结合。扎针后，抽搐马上就缓解了很多，胳膊抬高了许多，效果就是这么快。之前我考虑到她后面有压痛点就用西药利多卡因给她封闭，虽然不疼了，但胳膊抬起的高度减低了，抽搐也没有丝毫缓解，可见仅靠止疼并不能控制抽搐。这个案例说明用中医的方法可以治疗很多我们从没见过的、西医所谓的未知疾病。

9. 对中医治疗成本的分析 中医治病往往用最小的代价就能解决极大的问题。医乃仁术，医德的基本要求就是不能用黑心的方法赚钱，所以在治疗疾病时一定要本着"廉"的原则。有个糖尿病老太太，经常腹胀，一两周不解一次大便，要不就是大便频繁，一会儿一趟厕所。她在当地西医院治疗数月，花了将近2万多元钱却没有效果。后来联系到我，经检查排除肿瘤后，我给她开了自己的经验方"理乱复原汤"，一剂药才5角钱，吃了14剂，花了7元钱，病就好了。

还有个小伙子，由于车祸，肝破裂，术后2个多月引流管一直流脓不止，西医用尽了各种高级抗生素，花费4万多元后，仍然没有缓解迹象，出于对病人的怜悯，将其收到了我所在的内科病房，让他每天喝1剂中药——仙方活命饮，病人服药3天后流脓明显减少，7天后流脓消失，拔管后疾病痊愈出院。7剂汤药能花多少钱？这个患者的父亲几年后患了贲门癌，出于对我的信任，从千里之外到我院求治，本打算外科手术治疗，到诊室时发现患者肺心病心衰很严重、喘息、全身水肿，麻醉关都过不了，怎么手术？我决定先给他治疗喘息水肿，待肺心病好转后再考虑手术。由于他自幼哮喘，一直在吃西药治疗，我没敢让他停西药，准备中西医结合治疗，于是给他加开了桂枝加厚朴杏子汤合葶苈大枣泻肺汤加味。但他却理解错了，停了西药，单用中药治疗1周后，肺心病显著好转，哮喘明显减轻。继续服用月余，哮喘竟然痊愈了。如果不是病人听错了，我也不敢贸然让他停用西药。应患者要求，我继续用中药给他治疗贲门癌，到现在4年多了，患者还在带瘤生存，生活自理。与昂贵的化疗、手术治疗相比，中医治疗是非常便宜的。

以上是我从医近30年的切身体会，希望进入中医药大学校门的新生能够认识到中医独特的理论和至今仍具有优势的临床治疗方法，从现在开始就建立起学好中医的坚定信心，经过勤奋学习、灵活运用和勇于临床实践，你一定能够成为一位优秀的中医师。

第十章

携手共绘未来中医宏图
——中医的现代化与国际化

百年来的中西医之争，表面上看是一些医学问题，但其背后隐藏着的却是一系列文化问题，而文化的核心问题是认知思维、价值观和行为方式。因此，可以说中西医之争的本质是不同的医药健康认知思维模式、价值观和行为方式的冲突。中医置身于正处于主流地位的西方现代科学文化的大背景下，我们不禁要问：

中医应当怎样才能够更好地生存和发展？

中医应当继续保持自己的传统不变，还是应当来一次改头换面的革命？

到底有没有利用现代科技成果促进中医学自身发展的可能？

中医已在很多国家应用，但何时才能改变补充和替代医学的身份，成为更多国家的主流医学呢？

要回答以上问题，首先就必须寻找一个更高更广的视角，弄清楚中医在历史上和世界上的位置，否则，只能得到有局限的甚至是片面的结论。

第一节　世界是平的

下面先介绍一下纽约时报著名专栏作家托马斯·弗里曼用自己的亲身感受，在其近年畅销全球的《世界是平的》书中给我们展示的全球一体化的景象：

生平第一次有人在高尔夫球场上要我这样挥杆："瞄准微软，或 IBM。"地点是印度南部的班加洛尔，我正站在 KGA 高尔夫俱乐部的第一洞开球区，球伴指着果岭正后方远处的两幢钢骨玻璃大楼。打到后九洞，可以看到惠普与德州仪器两栋大楼沿着第十洞球道矗立。此外，开球标志是 EPSON 提供，球童则戴着 3M 的帽子。球场外，红绿灯是德州仪器赞助，马路旁的广告看板是必胜客比萨。

这里不是堪萨斯州，绝对不是。但也不像印度。我是到了新世界、旧世界，还是下一个世界？我取法哥伦布，也航向我的探索之旅，来到有印度硅谷之称的班加洛尔。当年哥伦布扬帆西行，虽然没到印度，但已证明地球是圆的。

我出发前往印度，一如哥伦布，我也是来印度寻宝。哥伦布寻的是硬件：金银、丝绸、香料——当时的财富之源。我寻的则是软件、脑力、精密运算、光电工程的突破等今日的财富之源。哥伦布所遇到的 Indians，他都认为可以抓来当奴隶。我所遇到的 Indians，我则是想了解他们为何抢走我们的饭碗？为何成为美欧服务业及资讯业的委外重地？

当我扬帆起航，我以为世界是圆的，然而到了真印度，却满眼都是 Americans，电话中心讲的英语都是美国口音，软件公司更把美国商业技巧学到了家。哥伦布向国王与王后报告说，世界是圆的，并且以这个发现而名垂青史。我回家后只和老婆一人分享我的发现，声音还压很低。

"亲爱的，"我附耳说，"我发现世界是平的。"

我是如何得到这个结论的？我想这一切可从印度科技界瑰宝 Infosys 的 CEO 奈里坎尼在 Infosys 园区会议室说起。这个会议中心是印度外包业的正中央，奈里坎尼指着我生平见过的最大电视荧幕，很骄傲地向我们解说，借此 Infosys 可以在任何时候，为任何案子，召集广布全球的供应链成员，进行视讯会议。荧幕之上挂有 8 个时钟，相当程度反映了 Infosys 业务的写照：一年 365 天，一周 7 天，一天 24 小时，全年无休。

奈里坎尼表示："外包只是世界所发生的某种大变化的一个面向。这个大变化是由于投入科技的巨资。公元 2000 年左右，电邮、Google 之类的搜索引擎创造出一个平台，可以从任何一个角落，传送智慧产品、智慧资本。它可以拆解、递送、散发、生产，再重新组合。我们的工作于是就增加许多弹性，特别是智慧性质的工作。你们今天在班加洛尔看到的，就是这些发展相加之后的具体成果。"

奈里坎尼在做总结时说了一句话，留在我耳际久久不去，他对我说："托马斯，竞技场正在铲平。"当晚，我离开 Infosys 园区，搭车磕磕碰碰回班加洛尔时，我一直咀嚼这句话。

我想全球划分为 3 个主要纪元。全球化 1.0 自 1492 年，持续到大约 1800 年；全球化 2.0 大概从 1800 年持续至 2000 年，中间曾经被大萧条及两次大战打断；2000 年世界进入了一个新纪元：全球化 3.0，世界从小缩成微小，竞赛场也铲平了。

在"1.0"，推动全球化的力量来自国家；在"2.0"，推动力来自企业；在"3.0"，推动力则来自个人。个人的力量大增，不但能直接进行全球合作，也能参与全球竞逐，利器即是软件，是各式各样的电脑程序，加上全球光纤网络的问世，使天涯若比邻。如今人人都可以自问，也应该自问：我在当今的全球竞逐与机会中，如何占得一席之地？

世界不断缩小变平，每一个角落都会有力量大增的男女，将有更多人插上插头就可以大显身手。

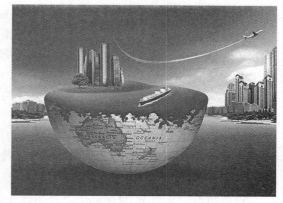

托马斯·弗里曼发现的这个已经"变平了的"世界，当然不是哥伦布、麦哲伦眼中仅仅从外形上去考证的那个地球。很显然，他是从经济一体化、文化趋同化、资源网络化、信息同步化、工作生活方式模式化的角度，来看全球资源得到整合与共享后的地球，因此从这个意义上可以说地球已经"变平了"。

的确，自从工业革命以来，尤其是进入 20 世纪后期的信息时代，由现代科技文明带来的信息革命和全球化，彻底改变了全人类的生活方式和生活观念，给大众的生活带来了崭新的体验：

电报、电话、电视、手机、电脑、互联网使信息的传递更加快捷。居住在地球上任何地方的人要得到全球的信息资源，已不需要像哥伦布、麦哲伦时代的人那样必须亲自驾船去获取，只需在已联网的电脑上用鼠标轻轻地点击，瞬间即可得到。甚至世界上发生的任何事情，都可通过互联网让全球同步获得最新的信息或新闻。

汽车、火车、大型轮船、飞机从空间上拉近了人与人之间的距离，也缩短了物流的交换转运时间。

时尚的消费观念和消费方式可以在全世界同步流行……

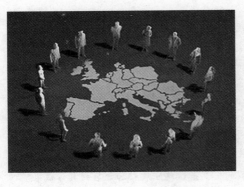

可见，整个地球已经变小。生活在地球上相隔千万里的人群相互间已感到并不遥远、也并不陌生，就像生活在一个大村庄一样，所以现在有人称我们居住的地球为"地球村"。所有生活在地球村的人感受到了前所未有的同一性，这不仅仅在信息和新闻资源的获取和使用上如此，而且在吃的麦当劳快餐、穿的耐克、看的索尼电视、用的IBM电脑、开的丰田汽车等等国际品牌的消费上也是如此。

由于现代文明的成就主要来自于西方发达国家，也就是说西方的现代文明从整体上超过了其他文明，因此，很多人就会将现代化与西方化等同起来。不过，大家需要注意的是，这种科技成果、经济贸易、信息资源利用和物质消费等方面的全球化，是否意味着全人类的文化、观念、信仰、价值观都能够被统一实现西方化呢？

很显然，要实现全人类在文化、观念、信仰、价值观等方面的统一根本就不可能。随着20世纪后期冷战的结束，全球虽然在经济科技领域逐渐实现了一体化发展，但却迎来了一个文化多元化的21世纪。

哈佛大学亨廷顿教授指出："在后冷战的世界中，人民之间最重要的区别不是意识形态的、政治的或经济的，而是文化的区别。"

1998年联合国召开了文化发展政策政府间会议，并在会议报告《我们创造性的多元化》中专门提出要保护文化的多样性："尊重各个文化和各个文化被其他文化尊重的义务。"

世界贸易组织（WTO）总干事雷纳托·鲁杰罗认为："把整合中的经济、民族与文明管理起来，使每一种都保持独有的身份和文化——这是我们这个时代面临的巨大挑战，也是我们这个时代作出的伟大承诺。"

自从20世纪90年代初哈佛大学教授约瑟夫首创"软实力（soft power）"概念后，人们发现在信息时代仅仅将眼光盯住GDP、军事、资源等硬实力是远远不够的，还必须关注从某种意义上来说比硬实力更重要的"软实力"。

软实力中最核心的要素就是"文化"。正因为如此，"文化"成为现在使用非常普遍而又十分热门的一个词汇：从全球的角度来讲，21世纪人类文化要继续向着多元化方向发展；从国家的角度来讲，增强国际影响力要依靠文化软实力；从生活的角度来讲，反映老百姓生活质量的重要标志则是文化品质。党的"十七大"报告明确提出要努力"提高国家文化软实力"，这表明我们党和国家已经把提升国家文化软实力，作为实现中华民族伟大复兴的新的战略着眼点。

中医药是中国的原创科学知识体系，也是中国传统文化中自然知识方面唯一延续至今仍然自成一体的一个行业，更是具有中国特色医药卫生事业中的重要组成部分。这三点足以说明中医药是增强我国文化软实力必不可少的一个要素，因此，振兴和发展中医药事业有助于增强民族自信心、自尊心和自豪感，不断扩大中国文化在国际上的影响力。

为了乘借北京奥运会的东风，不断扩大中医药文化在世界上的影响，奥组委2008北京国际新闻中心和北京市中医管理局主办的"领略中医文化，体验中医养生"中医药文化展示活动，于2008年8月19日在北京御生堂中医药博物馆举行。通过这次活动赴北京参加奥运会的各国朋友更深地了解了博大精深的中医药文化，也认识了百年老字号"御生堂"。御生堂由白姓人家始创于明朝万历三十六年（公元1608年），原址在山西省榆次县城。自创建以来所制丹散膏丸货真价实，童叟无欺，口碑极佳。清朝乾隆年间，山西官员将御生堂的美德作为地方吏治政绩上报朝廷，乾隆皇帝闻之大为赞赏，遂亲笔御书"御生堂"匾额赐给御生堂第七代传人白凌云，白家老号至此正式更名为"御生堂"，成为中国历史上唯一一家皇家御封的商号。御生堂人世代行医，其中白凌云及其后代白永祥更是凭借崇高的医德和高超的医术成为宫廷御医。

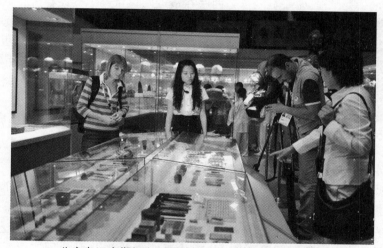

北京奥运会期间各国媒体到御生堂中医博物馆采访

爱尔兰奥林匹克理事会形象大使包柏德参观御生堂中医药博物馆后赞扬道："在奥运会赛场上看到了中国代表队的精彩表演，在这里亲身感受了中医文化的博大精深和中医疗效的神奇。"美国前内华达州州长、美中商会主席 Robert E. Goodman（罗浩民）在接受洛杉矶记者采访时说："中国的特色文化深深地吸引了我们，也使我们这次有了了解中医药文化的机会。御生堂博物馆展品十分丰富，如果能有机会到美国去展览，美国人民一定会感兴趣。"

第二节　随时代脉搏"跳动"

中医学是利用中国古代人文、自然方面的知识成果和临床实践创造形成的医药健康知识体系，虽然中医学的理论至今还有指导意义，治疗方法也仍然有效，但其主要学术成果自古代诞生以后，总体上来讲学术创新的速度太慢，缺乏突破性的进展，总是在原地踏步。由于中西方文化和科学知识体系的差异，中医还不能实时地利用现代最新科技成果来武装自己。如果在未来能用现代最新科技来促进中医学发展，必将为人类的医学带来一场重大革命。可见，中医学的现代化是一个重大命题，其关键问题在于中医学理论如何与现代科技结合，又如何保持中医学的文化特色与学术主体性。

一、中医学与现代科技结合的必要性

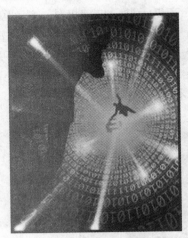

现代科技突飞猛进

从医疗的客体对象和终极目标来看，中西医是一致的。无论是从整体到局部，还是从局部到整体，都是为了更科学更客观地认识人体的健康和疾病，提供相应的临床解决方案。所以，有必要认识一下西医是怎样发展的。

西医在最近两三百年中突飞猛进，取得了一个又一个的医学成就，解决了很多历史上的医疗难题，一举成为世界上通用的主流医学。其实，西医学所取得的很多重大成就和临床进展，并非西医临床医师所为，而是多专业的科学家将最新的现代科技成果用于医学基础研究和临床的结果。

从《黄帝内经》中可见中医对解剖知识的应用，那么，中医对现代的解剖、生理、病理、临床学科以及植物化学等学科成就，还有现代物理、化学、电子、影像、心理学等学科的最新技术，有没有吸收的必要和可能呢？我们认为只要在方法上注意保持中医的特色，利用一切可以促进中医发展的知识都是非常有必要的。在科研方向上，应注意将中医的观念和诊疗水平与西医学进行对比，这样才能取得更高水平的成就和更广泛的认同。例如：中医强调整体观和"阴阳平衡"，与现代系统生物学有异曲同工之妙；中医强调"天人合一"，与现代西方科学讲的健康环境因素十分相似；中医强调"辨证施治"，现代西方医学也开始重视个体化治疗；中医的复方理论，与西方治疗学的一些原则也有相通之处。

同时，我们要注意避免近百年来中医与科学结合的教训，既不要急于求成，也不要急于用现代科学来给中医装门面，更不能用西医理论去验证中医的科学性，否则不但不能正确认识中医，还可能得出否定中医的错误结论。

二、创立开放式的中医科研体系

中医应用现代科技，首先要创立一套具有中医特色的科研体系，既能保持中医的认知思维主体不变，又能最大限度地吸收现代科技的成果。中西医在具体学术研究的思路上存在着明显的差异，例如，对中药复方的研究，传统中药复方含有几十种甚至几千种成分，异常复杂，如果按照以前的现代药理学研究方式去寻找有效成分，可能很难取得进展，这种研究思路已进行了几十年，至今仍然不得其解。现在有专家开始探索新的科研路径，将具有复杂成分的方剂视作为一个复合的药物整体，先研究其在人体内的整体生物效应，明确疗效后再去研究实质。

在利用现代科技手段和成果促进中医现代化的进程中，坚持文化特色和学术主体性更为重要。中西医之间既有同一性也有差异性，在处理具体问题时，不同医学理论可能出现观念冲突，这时能否坚持中医理论呢？我们认为应该从实际效果来考虑，而不能受到西医理论的束缚，如果中医有充分的疗效依据，即使现代科学不能解释，也应该合理地加以运用。

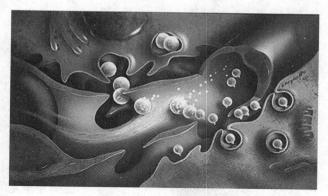

要善于利用现代科技成果来发展中医药学术

人类很多观念冲突是由文化差异引起的，例如说中医不"科学"，能否反过来这样思考：一种不符合"科学"标准的知识体系却能很好地解决问题，是否意味着标准落后了，应该修改呢？现代科学哲学已经注意到了这种可能，他们提出一种"拯救现象"的说法，假如说某一种现象客观存在，尽管在现阶段还不能对它作出科学解释，也应该保留并继续观察。随着认识的深化和提高，可能就会带来"科学"观念的改变。事实上，西方不断发展的新理论，例如系统论、信息论、控制论以至复杂性科学等，总是能够从新的视角发现中医理论的合理性。如果不很好地保存中医学，也许将来人们不但发现丢失了很宝贵的知识，也失去了科学变革的一个契机。

三、中医学要与现代科学有机地结合

传统中医学的整体认知思维与分析还原法互为补充。在认知上，西方的分析还原思维是把复杂事物分解成为简单的基本单元，找出这些基本单元的规律，再用逻辑通过这些基本单元推出整个复杂系统的规律。近代以来生物医学代表的分析、还原方法，取得了较大的成就。但这并不意味着传统中医学的直觉认知方法所取得的成就已经过时。中国古代科学方法重视从宏观、整体、系统角度研究问题，认知思维融直觉认知、形式逻辑和推理于一体，一开始就从整体上来认识复杂事物。

现代科学的观念也处于不断的革新中，而每一次革新都促进人们重新认识中医的价值。20世纪七八十年代的新技术革命，系统论、信息论和控制论等新学科给中医以重要的启迪，科学界懂得了以黑箱、信息－反馈等观念来看待中医的人体观与诊疗学，打破了近代以来单纯从解剖生理角度来评价中医的立场。当前，科学观又出现了以复杂性科学为特征的转变，人体就是一个复杂性的系统，而中医理论也体现出与复杂性科学相通的特点，最新的科学思想对中医学重视关系和平衡协调的特点有了新的认识。

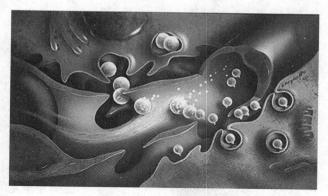

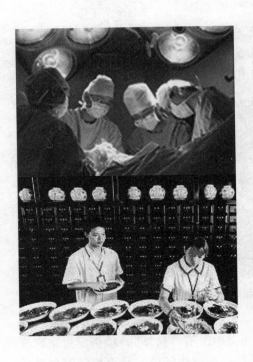

例如，中医学始终把人体以及人体的健康与疾病作为复杂系统来对待和处理，把对疾病的诊断与治疗放在各种复杂性关系中进行，并且具有与复杂性科学极为相似的研究方法与研究特点。例如：

中医的"气－阴阳－五行"模型作为理想化的整体性、模糊性模型，具有高度的自相似性、自组织性，这与系统科学、复杂性科学的部分原理或原则相吻合；中医的"藏象"思维模型，不同于实质解剖的脏器，而适用于系统复杂性的研究；中医的证候，综合了多方面的自然与人体因素，注重因时因地因人制宜，不能简单地定量化，需要多变量非线性系统的控制方法等多学科协作来进行探索。复杂性科学着重研究系统集成的方法对整体性质的影响，以及各个部分之间的关系对整体性质的影响。中医的认知方法与此类似，是在实践中总结概念，升华为原理，再运用到实践中去进行证明。这些表明，形成于古代的中医学思想，与现代最新的科技学发展方向是有共同点的，有着久远的生命力。

四、中医学必须遵守现代的"游戏规则"

随着全球经济的一体化进程，文化不可能一体化，但在强势文化的高压影响下，却可能逐渐趋同，至少首先在价值观和评价标准上会更加接近。现代社会是一个法制社会，中医学作为现代社会的一分子，在许多方面都必须面对和遵循现代社会的"游戏规则"，包括法律法规、社会道德和学术规范等。例如：

以前中医师可以自由"悬壶"开业，可以到处巡游"济世"，没有任何法律意义上的管理和监督，现在则必须要考取执业资格才能当中医师；传统中医、针灸、按摩等治疗，必须注意卫生和严格消毒；传统中药中部分动植物药材被确定为濒危品种后已经被限制使用，必须停止应用和寻找替代品；传统中成药产品的生产和出口，必须接受当地的质量标准和成分检测等。

这些都是中医学在现代必须接受的现代管理，即使有些是按西医的特点制定的，并不适合中医的行业特点和发展规律，但一经制定就必须无条件遵守和执行，否则就是"违规违法"。当然，中医也要使用能够为社会理解和接受的方式，争取法律法规的合理修订，从而保持中医药的主体特色。

第三节 中医药大学生应具备的现代科技知识

中医药是一门古老的学问，但它从来不是一个封闭的体系，而是一个不断吸收其他多学科知识充实自身的学术理论体系。因此，我们在学习中医时，也应当抱着一个开放的姿态，要博古通今、与时俱进。同学们是身处现代科技文明大背景下的新一代中医药大学生，在知识结构的构成上要注意两个面向：第一，面向传统。由于中医药理论体系形成于遥远的古代，其学术理论体系的形成受到了当时的文、史、哲、天、地、生等社会与自然学科知识的影响。因此，我们要学好中医就必须首先打下深厚的中国传统文化基础。第二，面向现代与未来。我们毕竟处于现代社会，仅仅具有传统的知识结构是不够的，还必须尽量学习现代科学技术知识，努力探索中医的现代化发展。

一、现代生命科学

生命科学是研究生命现象、生命活动的本质、特征和发生、发展规律，以及各种生物之间、生物与环境之间相互关系的科学。医学研究的对象和主题也永远是生命。那生命是怎么产生的呢？现代科技认为：地球在形成以后，开始一段时间是没有生命的。经过漫长的演化，自然界的元素氢、碳、氮、氧、硫、磷等在各种能源（如闪电、紫外线、宇宙线、火山喷发等）的作用下，合成为有机分子，这些有机分子进一步合成变成生物单体（如氨基酸、糖、腺苷和核苷酸等），而生物单体进一步聚合变成生物聚合物，如蛋白质、多糖、核酸等。蛋白质出现后，最简单的生命也随之诞生了。这一变化发生在距今大约几十亿年前。

现代生命科学的基础是从分子、细胞、个体、种群、群落等不同层次研究生命现象的一些学科，如分子生物学、分子遗传学、细胞生物学、神经生物学、发育生物学、生态学等，还包括遗传工程、生态工程学、资源生物学、生物医学工程学等重要技术学科。它们能用于有效地控制生命活动，能动地改造生物界，造福人类生命。

生命科学是与中医药联系最为紧密的现代科学之一。中国传统文化认为气是构成天地万物以及人类生命的共同的本始物质，万物皆为气所化。气分阴阳，阴阳相合万物乃生，生命的衍化就是气不断运行变化的结果，所以说宇宙间的一切都是由气的运动变化而产生的。人是气中之精华所铸。显然，这样的认识太过笼统模糊，需要现代知识来进一步补充和深入。在现代科学知识体系中，与中医最接近的是现代生物学和现代医学知识。

（一）现代生物学

生物学是研究生命普遍现象和生物活动规律的科学，主要研究生物各个层次的种类、结构、功能、行为、发育和起源进化以及生物与周围环境的关系等。根据研究内容，分为分类学、解剖学、生理学、遗传学、生态学等；根据研究对象，分为动物学、植物学、微生物学等。

地球上现存的生物有 200 万至 450 万种，已经灭绝的物种至少有 1500 万种。人类正是这庞大生物种群中的一种，接触着各种各样的生物与环境，与之相互影响，共生共存。它们对人类的生存生死攸关，休戚与共。

1. 遗传学 遗传学是研究基因的结构、功能及其变异、传递和表达规律的科学。

遗传学的研究范围包括遗传物质的本质、遗传物质的传递和遗传信息的实现 3 个方面。遗传物质的本质包括它的化学结构本质、它所包含的遗传信息、它的组织和变化等；遗传物质的传递包括遗传物质的复制、染色体的行为、遗传规律和基因在群体中的数量变迁等；遗传信息的实现包括基因的原初功能、基因的相互作用、基因作用的调控以及个体发育中的基因的作用机制等。这些都是现代有关生命繁衍与传递的核心理论。

在中医理论里，遗传现象被称作"禀赋"。与禀赋遗传相关的核心理论是"肾精"理论。中医理论认为肾藏精，所谓"精"是泛指构成人体与维持人体生长发育、生殖和脏腑功能活动的精微物质的统称。狭义之精是禀受于父母而贮藏于肾的具有生殖繁衍作用的精微物质，又称生殖之精，是人体遗传物质，也是体质形成的基础。父母生殖之精气的盛衰，决定着子代禀赋的厚薄强弱，从而影响着子代的体质，甚至是先天性缺陷和遗传性疾病等。

20 世纪 90 年代，美国决定启动"人类基因组计划"，用 30 亿美元的投入和 15 年的时间，完成全部核苷酸序列的测定。我国科学工作者参加了这项伟大的工程。1998 年遗传图谱、物理图谱绘制完成，1999 年 9 月开始人类 DNA 测序，到 10 月 20 日完成了 12 亿个碱基对的测试。2000 年 4 月 6 日，30 亿碱基对全部测试完毕，然后进行组装。经最后测算，人类染色体上的碱基对为 29.1 亿对，人类的基因大概只有 3 万个左右，与原来根据蛋白质数量推算的 10 万个基因相差很远。人染色体碱基对序列在个体间的差别不超过 0.1%。这种差别大于人种间的差别。运用传统中医学理论是无法探测到人体这么深层次的奥秘的，因此，我们有必要借助遗传学的方法进一步探索。

2. 微生物学　微生物学是生物学的分支学科，它是研究各类微小生物（细菌、病毒等）的形态、生理、生物化学、分类和生态的科学。微生物生长与繁殖迅速，适应性强，从极高的山顶到极深的海底、从寒冷的冰川到极酷热的温泉都能够生存。正是因为它们无处不在，与人类的生存也就密不可分。

在历史上传染病一直是人类生存的大敌。在中国，很多老年人对天花这种疾病并不陌生。1 万年前天花病毒就出现在地球上，在天花流行的地区，每 4 个病人中就有 1 人死亡，幸存者也要留下丑陋的麻脸。16 世纪时，中国的医学家较早发现那些得过轻微天花的人，病愈后就不再得此病，获得了终身免疫能力，于是开始接种人痘。这种方法很快传入欧洲，1798 年，英国医生詹纳经过研究发明了"牛痘接种法"，并劝说英国王室率先接种了牛痘，最终在欧洲得到推广，天花的发病率直线下降。1948 年，世界卫生组织成立后，天花被列为应该控制的第一个世界性疾病；1959 年，世界卫生大会要求各国普遍进行牛痘接种；1979 年 10 月 26 日，世界卫生组织郑重宣布，全世界已经消灭了天花，这是人类利用人工免疫方法在世界范围内首次取得的伟大胜利。

中医学认为病因是能破坏人体生理动态平衡而引起疾病的因素，又称为"邪气"。包括六淫、疫疠、七情、饮食、劳倦、外伤，以及痰饮、瘀血、结石等。病因包括致病原因和条件两方面的因素，两者在疾病发生中所起的作用不尽相同。致病原因是指那些能引起疾病，并且赋予该疾病特征性的各种因素。条件是除原因以外，与病因同时存在的促进疾病发生发展的有关因素。疾病的发生是机体在一定条件下，由病因与机体相互作用而产生的一个邪正相争的有规律过程。根据邪正交争的理论，无论外感六淫，还是内伤七情、饮食劳逸，在正气强盛、生理功能正常的情况下，不易导致人体发病。只有在正气相对虚弱，人体功能活动不能适应诸因素的变化时，它们才会成为致病因素，使人发病。

中医药在很多情况下都不是针对病毒本身治疗，却对病毒有作用，正是因为中医药针对的是证候和病机的变化过程，运用整体观念和辨证论治思想，改善了诸如发热、咳嗽等疾病的症状，提高了机体抗病能力，达到了抗御病毒、治愈疾病的效果。然而，中医的病因分类法太过于笼统，并不能准确地知道病邪的活动规律，因此有必要借助一些现代科学成果进行更深的研究。

3. 植物学和动物学 中药主要来源于植物、动物和矿物。大部分中药都来源于植物，对于植物的药用价值、毒性作用、生长环境的要求、采收等都需要有更加深入的认识。动物在医学领域中的地位是无可替代的，如补肾温阳的鹿茸、醒脑开窍的蟾酥、镇肝息风的羚羊角。现在很多动植物被列为濒危品种予以保护，不能再用于中医临床用药，因此，应当借助现代植物学和动物学的研究，发现和开拓新的中药材物种。

（二）现代医学

现代医学，又称"西医学"，所谓的"西"，是与中医学的"中"相对而言的。西医学是产生于西方近现代科技文明背景下的医学体系，因此它也是现代科学体系的重要组成部分。由于西医大量借助了现代科技方法与手段来认识与探索人类的健康与疾病，因而取得巨大的发展与成就。

中西医药，由于各自产生的历史与文化背景不同，认识手段与方法不同，因而走上了各自的发展道路，都为人类的健康作出了不可替代的贡献。西医由于与现代科技融为一体，主要采用了还原论的认知方法，以近现代生物、物理、化学等学科为认知基础，因而对人体的生理与病理的了解与把握比较精细而准确，早已深入分子水平，并且由于采取现代理化手段，能够清楚准确地认识人体内病变部位的病理变化情况。在治疗方面，除以化学药物为主要的内治法外，外科手术是西医的一大优势。同时广泛运用现代各种物理的、化学的、生物的，甚至是基因的手段与方法，显示出良好的前景。但与此同时，现代医学也不可避免地存在其不足，例如在对人体生命活动的认识上就往往注重微观局部，也就是只见树木不见森林，它所关注的往往是疾病和病灶，而忽略对整体的认识和对动态的把握。而这些，正是中医学的优势与长处。因此，我们在学习中医与西医时，要注意取长补短，尽量学习对方的长处与优势，以充实自身的不足。

整个现代医学，有着坚实的理论基础与广泛的临床经验，作为中医药大学生应该对西医的基础与临床都有一定的了解与把握。在基础医学方面，需要大家了解的有：解剖学、生理学、病理学、微生物学、诊断学、药理学等；临床医学方面主要有：内科学与外科学等。

（三）医学心理学

中医病因学说中有一种病因被称作"七情内伤"。七情，即喜、怒、忧、思、悲、恐、惊七种情志变化。在正常情况下，一般不会使人致病。然而突然、强烈或长期持久的情志刺激，超过了人体本身的承受范围，就会导致疾病的发生。心理是人脑对客观物质世界的主观反应，心理现象包括心理过程和人格，心理学是研究心理现象发生、发展和活动规律的科学，医学心理学是研究心理活动与病理过程相互影响的心理学分支。它把心理学的理论、方法与技术应用到医疗实践中，既具有自然科学性质，又具有社会科学性质，兼有心理学和医学的特点。

心身疾病（或称心理生理疾患）是介于躯体与心理之间的一类疾病。心身疾病就是指心理社会因素在发病、发展过程中起重要作用的躯体器质性疾病和躯体功能性障碍。由于现代社会生活工作环境复杂，心身疾病已对人类健康构成严重威胁，是导致多种疑难疾病发生的重要原因，已经受到了医学界的重视。俗话说"心病还须心药医"，医学心理学正是研究和解决人类在健康或患病以及二者相互转化过程中的一切心理问题，用心理学的知识解答心理因素在疾病的发生、发展、诊断、治疗、康复与护理工作中的作用。中医学强调调和情志与此有相通之处，中医心理学在预防和治疗疾病中将会产生越来越大的作用。

（四）医学伦理学

医学伦理学是运用一般伦理学原则解决医疗卫生实践和医学发展过程中的医学道德问题的学科。它是医学的一个重要组成部分，又是伦理学的一个分支。通过学习医学伦理学了解自己的权利与义务，作出正确的判断，采取正确的行动。

（五）医学地理学与环境医学

医学地理学是一门研究一定地理区域内的各种自然因素、社会经济条件以及地区生活习惯与人类健康关系的科学。它的主要研究对象是地理环境和人，主要包括疾病地理、健康地理、环境污染与健康、医学地理制图等领域。人类生活环境中的生物因素（细菌、寄生虫等）、化学因素（碘异常、硒异常等）、物理因素（高原地区、强电磁辐射地区）以及其他复杂因素都可能导致疾病，即发生所谓的地方病。通过研究各地区的易致病因素，采取有效的防范措施便可预防或减少疾病的发生。然而研究一些长寿地区、疗养地区的地理特征，则可以探索健康长寿的环境原因，选择好的生活与疗养地。

随着人类活动的影响，环境逐渐发生变化，生物、化学、物理污染影响着人类的健康，出现了许多如日本水俣病、洛杉矶光化学烟雾事件的重大公害病事件。研究生命有关元素的地域分布，防范地区性环境污染物对健康的危害，是地理与环境医学的重要任务。传统中医学的最大特点就是整体思想，强调人与外环境的统一与协调，外环境的异常变化无疑是导致疾病的重要原因。而现代的各种污染是古人们不可能知道的，所以传统的中医理论中必然缺乏相应的知识点，作为当代中医药大学生必须具备相关知识。

二、信息技术

信息技术（information technology，简称 IT）是以计算机技术为核心的用于管理和处理信息所采用的各种技术的总称。它现在已经渗入世界的各个角落，不懂计算机技术无疑是现代的文盲，有效利用医学信息是医学进步的必要手段。通过文献、信息检索了解医学动态；运用电子病历系统减少人工错误和医疗事故，降低医疗开销，有效综合利用资源；应用 SAS 和 SPSS 等统计软件分析临床和基础科研数据得到可靠的研究结果……信息技术在中医药领域也有广泛的应用，无论是在中医药的科研教学还是临床方面都离不开，因此必须掌握必要的计算机技术。

三、数理化

数学、物理、化学三大基础学科是整个现代科学的基石。当今人类社会所取得的一切科技成就均与其紧密相关。因此，现代中医药大学生也应当具备一定的数理化知识。

1. 数学 数学是一切自然科学的基础。马克思曾说："一种科学只有在成功地运用数学时才算达到了真正完善的地步。"中医学的整体特征是定性而不是定量，中医学可以借助现代数学知识探索一些定量认识，甚至对一些定性的认识进行一定的定量分析。

2. 物理 物理研究的是宇宙的基本组成要素：物质、能量、空间、时间及它们的相互作用，并运用一些基本定律与法则来完整地了解宇宙。中医学所研究的人体生命活动，本质上也必然是一种物质运动。有意思的是，我们可以在两者中发现一些相似性：物理学认为静止是相对的，运动才是绝对的，任何事物都是处在运动之中。中医学理论则认为天地宇宙万物也是"恒动"的，包括阴阳的消长转化、五行的生克乘侮、自然气机的升降聚散和人体气机的升降出入等等。物理学中的电场、磁场都是客观存在却又无形的，中医学中的经络、穴位也一样。因此，从解剖实体上去观察经络、穴位，实际上是走入了误区。

3. 化学 化学是一门研究物质组成、结构、性质、变化以及变化规律的科学。中医在古代的发展很大程度上依赖于化学的研究。《中国科技史》著者、英国自然科技史专家李约瑟根据中国古代在炼丹术等方面的成就，提出了"医药化学源于中国"的论断，认为"整个化学的最重要的根源之一，是地地道道从中国传出去的"。中医学从古代的炼丹、药材炮制到近代的药物提取如奎宁、乌头碱等，再到现代的新药研发都离不开化学。

四、医疗法律法规

现代社会已进入法治化社会，遵纪守法是人人必知必行的基本生存原则。在医药领域，国家制定了一系列医药政策法规，以维护医疗秩序，保障医疗安全，促进医学科学的发展，保护医疗机构、医务人员和患者的合法权益。因此，中医的医疗行为必须严格遵守相关的法律法规。作为中医药大学生应当具备与掌握国家医疗政策法规方面的必要知识，以免在以后从事医疗工作时违规违法。

第四节　东方科学崛起是大势所趋

中国科学技术大学校长、中国科学院院士朱清时和新华社著名科技新闻专家姜岩博士在合著的《东方科学文化的复兴》一书中，从西方现代科技所面临的危机出发，并运用西方现代科学的相对论、复杂性科学等最新成就深入地分析了还原论思想的局限和不足，大胆地预测了以"整体论"为指导的东方科学思想将成为第二次科学革命的灵魂，并将能够弥补西方科学与文明的不足。

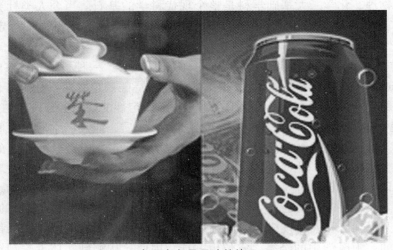

东西方各具风味的饮品

美国科学史专家乔治·萨顿有一句非常中肯的名言："光明从东方来，法则从西方来。"他认为应当高度重视东西方的交融，"从实验科学的角度（特别是在其发展的现阶段）来看，东方和西方是极端对立的。然而，我们必须记住两件事：第一，实际上科学的种子，包括实验科学和数学，科学全部形式的种子都是来自东方的。在中世纪，这些方法又被东方人民大大发展了。因此，在很大程度上，实验科学不只是西方的子孙，也是东方的后代，东方是母亲，西方是父亲。第二件事，我完全确信正如东方需要西方一样，今日的西方仍然需要东方……不要忘记东西方之间曾经有过协调，不要忘记我们的灵感多次来自东方……伟大的思想很可能有机会悄悄地从东方来到我们这里，我们必须伸开两臂欢迎它"。

耗散结构理论创立者、诺贝尔化学奖得主普利高津在《确定性的终结——时间、混沌与新自然法则》一书中文版序中指出："本书所阐述的结果把现代科学拉近中国哲学。"英国著名中国科技史专家李约瑟教授在 1975 年强调："我再一次说，要按照东方见解行事。"

姜岩博士认为，目前科技的发展，知识经济时代的到来，以及全球化浪潮正在给东方文明的复兴提供一个巨大机遇，可以预言在 21 世纪中叶，中华民族必然会实现伟大复兴，而东方文明的思想和方法将会被全世界所接受，东西方文明必然出现一次大融合，形成全世界的共同文明。东方科学文明复兴将要经历的 3 个阶段：第一阶段是中华民族的伟大复兴。到本世纪中叶，中国将达到中等发达国家的水平，国家将实现最终统一。这需要 50 年左右的时间。第二阶段是东方文明的核心思想和方法在世界范围内得到认可。这需要 50 年甚至更长的时间。第三阶段是东方文明的精华在世界范围内得到广泛应用，成为未来世界主流文化最主要的组成部分之一，为人类文明的发展作出新的伟大贡献。这一阶段的实现预计要到 21 世纪末和 22 世纪初。

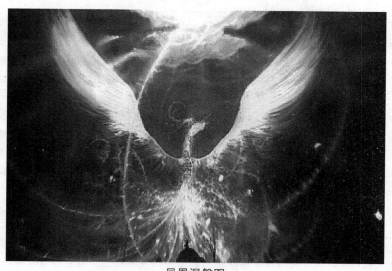

凤凰涅槃图

东方有一个美丽的传说，这就是"凤凰涅槃，浴火重生"。说的是，人世间有一个幸福的使者，就是吉祥鸟凤凰，它每过 500 年就要带着积累在人世间的一切喜忧和恩怨，投身于熊熊烈火中自焚，以自己生命和美丽的终结换取人世间的祥和幸福。肉体在烈火中经受巨大的痛苦磨炼和生命轮回后，它们又将获得更美好的躯体以"重生"，其羽毛更加艳丽，声音更加清脆，神采更加生动。"涅槃"是梵文"Nirvana"的音译，就是脱胎换骨"重生"的意思。当然，这个"涅槃"并不是没有风险，如果不成功就是对生命的自毁。经历过几千年辉煌的中医药，正以凤凰精神勇敢地追求着在现代的"新生"……

早在 20 世纪 80 年代，著名科学家钱学森就预言："21 世纪医学的方向是中医。"中医药随着在防治艾滋病、SARS 等重大疾病中大显身手后的东山再起，必将在未来人类健康和疾病控制中作出更大的贡献。

我们期待着刚刚进入中医药大学的新同学们，为了中医药明天的再次辉煌，为了担负起解除众生疾苦的责任而努力学习……

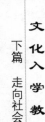

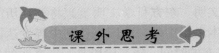

预测未来中医发展的大趋势

一、未来中医对人类的影响

1. 完善世界医学模式　医学模式是人类医学思想、认识观和行为方式的一个高度概括，它的形成来源于医学实践，反过来又对医学研究和实践起着重要的指导作用。在医学的不同发展时期，由于存在着不同的认识角度和深度，加之不同的地域文化背景，也就形成了形形色色的医学模式。

西医在最近几百年间奉行的是"机械论"思想指导下的"生物医学模式"，将人体仅仅当做是一个生物个体来对待，甚至将人作为一种机器来对待。然而，人体不是一个简单的理化形式的组合体，仅仅以理化方式不可能解决人类的健康和疾病问题，因为人还具备高级精神心理活动。特别是随着后工业时代或者说信息时代的来临，多重复杂致病因素对人体开始产生复杂的影响，来自社会、自然、生存空间、能量、心理、行为等如此复杂的内外环境因素开始交替地影响着人类的健康。

因而，在20世纪70年代美国罗彻斯特大学教授恩格尔（George L. Engel）在《科学》（Science）上发表论文，提出了具有里程碑意义的"社会－心理－生物医学模式"。但由于该模式是在西式现代科技的还原论思想影响下提出的，虽然考虑到了多因素对健康和疾病的影响，但缺乏从整体上对多因素的认识。

在"天人相应"整体观思想指导下，中医学形成的"环境－能量（信息）－人（人类个体）"医学模式，提出了外在的环境因素、内在的人类个体因素、沟通内外关系的能量信息等三大影响人类健康的因素，这三大因素并非孤立的因素，而是有着密切关系和相互影响。这将成为中医对完善世界医学模式的一次贡献：

（1）环境——外在的自然因素和社会因素　环境指的是人类赖以生存发展的外部世界。人体通过新陈代谢、参与社会劳动和社交活动，与自然环境、社会环境保持着种种联系，不断进行着物质、能量、信息的交流和调节。环境包括自然和社会两大环境：自然环境包括地理位置、季节、昼夜时间、气候、生存空间、理化因素、除本人个体以外的生物因素（如致病性微生物、寄生虫）等；社会环境包括政治、经济、家庭、人文、语言文字、文化艺术、本人个体所处的社会群体等人类进行社会活动必要的基本条件。

（2）能量信息——中间的营养物质因素和信息因素　在人的一生中每时每刻都在进行着能量的摄取、吸收、转换、利用，以维持基本的生命活动和生存活动的需求。维持人体生理活动的能量包括食品营养物质、空气（氧）、水以及能影响体内能量代谢的其他物质等；维持人体精神心理活动（生活工作）的能量包括各种视觉听觉信息、生存信息、社会信息、知识信息。

（3）人（人类个体）——内在的生物性因素、心理因素和生活行为因素　不能仅仅从生物个体的物质实体层面来研究人，更重要的是还必须从心理、社会、行为等多种角度进行研究。与人类个体有关的因素包括年龄、性别、遗传、体质、自身抵抗力、人群疾病传播等生物性因素；

诱发疾病影响健康的各种心理性因素；不良生活习俗嗜好怪癖、自我扰乱正常的生理活动规律、性行为失调、职业行为不当、医源性影响、过度娱乐、赌博等行为因素。

2. 重新认识人与疾病的关系　大自然是维系人类生存最基本的条件，如果没有大自然的空气，人类就不能呼吸；如果没有大自然的水，人类就不能饮水；如果没有大自然的食物，人类就不能补充能量。因此，保护大自然、敬畏大自然，实际上是为人类自身构建更加安全舒适的生存环境。

在对待大自然的态度上，中西方有着截然不同的看法。西方文化认为人与自然是可以分离的，所以主张用剖析的方式来认识世界。而庄子则认为"天地与我并生，而万物与我为一"，也就是说人与自然是不可分离的。

近两三百年来西医受到还原论世界观的影响，将人当做是一台可以拆卸和组装的机器，某个部件发生了病变，就主张对病变部位进行开刀切割或更换，这种方式虽然能解决一些病变的问题，但同时也带来了很多难以预料的后果，或引发新的病变。这是因为此方式忽略了人也是一个自然的整体，如果仅仅切割了局部的病变器官或组织，但没有从根本上改变导致疾病的环境因素，它又会继续产生病变。

"天人合一"是中国文化对人与大自然应有关系的认识，它强调人与自然是不可分的，人与自然的一切因素都应保持和谐的关系。同时，人们应认识到人在大自然中的渺小，别自持掌握了一些可以改造大自然的技术，凭一时的冲动去改造大自然，就极有可能为人类自身带来一场灾难。

人的健康和疾病都不是人类个体孤立存在的，而是与其所生存的环境密切相关的。比如，对肿瘤的治疗尽量不采取手术切除的方式，而是对患者阴阳失调的内环境进行调节，以消除产生肿瘤的一切致病因素和条件，这样即使肿瘤还存在于体内，但却可以控制住它进一步恶化。如果不改善产生肿瘤的内环境，即使手术切除了肿瘤，仍有可能再次复发，甚至还可能因手术而使肿瘤细胞扩散，导致向全身转移。对此，目前已有专家提出要换一种角度来对待肿瘤，就是不要将肿瘤当做敌人，而是要将它当做朋友来善待它，也就是可以实现"带瘤生存"。

随着"天人合一"观念在世界范围内的影响不断扩大，未来的人们不会再将眼睛死盯着病变部位而惊恐失色，而将以顺其自然的平和态度面对疾病和生死。

3. 中医将使患者跳出单一的西医治疗圈　经过百年来西方文明的强势影响，西医以看得见的检查结果、说得清的病理解释，征服了大多数民众。因此，现代人患病后一般都是首先请西医开出检查单，接受各种医疗设备的检查，找出病变部位，看清楚病变情况，然后得到诊断结果，最后开始服用化学药或动手术。

不少患者都是在大量化学药品堆积在体内而且效果又不佳时，才想起找中医治疗。或在西医彻底治不好时，有些西医也会主动向患者"推荐"找中医治疗，这其实是将患者推给中医。此时中医接手的患者，一则病情已拖至严重，二则体内已有大量化学药品的堆积，多半都极有可能不治而亡。出现这种结局，患者一般不去找西医"算账"，却让中医背上了不少"罪名"。

其实，采用西医的各种现代化的检查设备，即使寻找到了诱发疾病的病因，也将病变部位"看"得一清二楚，但有很多疾病却并不能治愈。而中医即使没有看清楚显微镜下的病菌等致病因素，也不清楚体内病变部位的病理改变，但仍然可以辨证施治，对症下药，在对很多疾病的治疗中取得较好的效果。如2003年非典型性肺炎流行时，西医千方百计地寻找致病因素，直到抓出了"冠状病毒"才罢休，即使找到了这个病毒，仍然没有针对性强的治疗药物，也只能依靠大量的激素和一些并非特异性的治疗。而中医则在并不清楚是什么病毒致病的情况下，却可以根据当年的气候、环境、患者的病情和个体差异，进行辨证施治，最终取得了较好的疗效。

目前在世界上西医仍然属于主流医学，但随着对中医的不断了解，中医的医疗价值必将被越来越多的各国患者所认可，中医不仅可以为广大患者提供多样的医疗选择，也完全可以成为不少病种的首选治疗方式。中西医各具优势和特色，因此可以根据不同的疾病及病变阶段，理性地选择中医或西医治疗。有些疾病的治疗，中医具有明显的优势，就应当将中医作为首选的治疗方式。

4. 按仁术的标准评价医疗技术　　"仁"是古代的一种道德范畴，指人与人之间相互亲近和尊重。"医乃仁术"是指要将医术作为一种仁爱方式来实践。在临床上有的治疗方式可能对某种疾病的治疗有效，但同时又给患者带来了另外的伤害，这种医术就不是一个"仁术"。比如用抗生素治疗高烧，由于有效剂量较大，可能在退烧后又造成耳聋。再如用大剂量的激素治疗非典型性肺炎，虽然能够控制病情的发展，但同时又可能带来股骨头坏死的严重后果。

这些治法虽然能够解决一些问题，但属于没有办法时的办法，只能算是治疗上的应急措施，而且还构成了新的伤害，所以称不上是仁术。要使诊疗方式上升成为"仁术"，就必须尽量采取既可治疗患者的病痛，又不会给患者带来新的病痛的治疗方式，同时还要充分考虑患者在接受这种治疗时的承受度。

5. 养生将提升人类的生活境界　　养生就是对生命的养护，目的是提高生命的质量和延长生命的时间。它根据人体的生命发生发展规律，有意识地自我采取一系列保养、调养、养护身体的方法，主要通过养精神、调饮食、练形体、适寒暑等方法，以达到减少疾病、增进健康、延年益寿的目的。《黄帝内经·素问·上古天真论》为我们描绘了养生的最高境界："上古之人，其知道者，法于阴阳，和于术数，食饮有节，起居有常，不妄作劳，故能形与神俱，而尽终其天年，度百岁乃去。"

从科学的角度来看，没有一种养生方法是万能的，一种方法不仅不可能满足所有人的需要，而且也不可能满足一个人在不同时期的不同需要。由于现代疾病的致病因素具有多样化、复合化的特点，身体的养护也应该是多形式的，因此要想获得理想的养生效果，就应该选择几种方法来组合应用，通过取长补短、整体协调、全面调养，才能更好地达到健康的目的。

在中国传统文化宝库中，有静养、坐忘、茶道、药膳、药物洗浴、自我按摩、书法、音乐等多种可以促进身心健康的养生活动，这些活动具有动静结合、生理心理并重、养生休闲并举、生活化等特点，寓养生健身于休闲娱乐活动之中，通过从整体上发挥综合的协同作用，不仅能促进人们身心的全面健康，而且还能丰富人们的生活，提高人们的文化素质。

二、未来中医学术将从哪里突破

中医作为中国传统文化中最具影响力的一个知识体系，从上世纪初的新文化运动开始，不断受到西方现代科学文化的猛烈冲击，经历了"中医科学化"、"中西医结合"、"多学科发展中医"等一系列现代化改造运动，取得了一个个令人瞩目的成果。但遗憾的是，现代的这些不少成果不仅未能真正促成中医学术理论体系的创新和突破，而且也未对原有理论提出有价值的否定，至多只是对中医原有理论进行了一定程度上的"验证"而已。如果能够对中医原有理论进行否定，这也可以说是一种进步，因为科学就是按照否定之否定规律而发展进步的。

因此，我们今天在展望未来中医学术的发展，甚至提出学术的可能突破点时，一定要注意

中医
文化入学教育
下篇　走向社会

238

研究现代化改造运动给中医带来的所有经验、教训和启示，以免走不必要的弯路。如果大家仔细分析一下，就会发现这么多次现代化改造运动，都存在着一个共同的问题，就是基本上是站在研究者的角度、按照自己的认知思维方式去"理解"、"研究"和"验证"中医，而忽略了应该按照中医的认知思维方式、学术特点和发展规律去研究中医。

我们在前面已经介绍过，中医最具创意的认知思维就是"象思维"。中医通过从宏观整体上对"象"的认识和把握，认识正常人体"五脏、六腑、经络、气血"等生理功能状态，即"藏象"；通过从宏观整体上对初级的"病象"，按属性或状态进行"分类"，然后归纳为更高层次的"病象"，即断定为反映"五脏、六腑、经络、气血"等病理变化的某种"证型"。也就是辨证施治的思维结果，即辨出来的"证"。

中医象思维的特殊之处在于，中医所认识的反映人体生理病理变化的"藏象"和"证型"，都不直接与人体内的某一具体器官组织实体相对应，而表现出来的是实体与"象"之间的一种间接的"对应关系"，这也正是中医学最大的学术特点。不过，目前中医所用的象思维成果属于古代的成果，因此，我们将其定位为"早期象思维"。

通过从知识体系的核心构成上深刻地认识中医的本质特性后，在理论上为中医现代化找到一种发展模式，这就是以"象思维"为中心，吸取现代科学在物质实体方面的研究成果，深入解析"实体"与"象"之间的对应关系，可望创造出比古代的早期象思维更高一级的现代象思维成果，即真正具有中国文化特色的现代新中医，这才是中医学现代化发展应当走的正道。

通过以上分析，我们认为要促进中医学术的创新发展，应当具有两个层次的突破：

一是从认知思维角度实现具有方法论意义的突破　无论中医还是西医都是应用学科，必须依靠基础学科的成果来促进自身的发展。为中医学术提供基础理论支持的中国古代科学逐渐消亡之后，中医已像一个断线的风筝，难以稳定地自在飞翔。在这种情况下，中医应当探索寻找与现代科技成果的"对接点"，也不失为一种选择。但需要指出的是，这种对接和借鉴的目的是为了充实和提高中医的宏观理论，因此不能放弃整体观思想，可选择现代科技中诸如系统论、复杂性科学等具有整体思想的成果，同时也可利用有助于提高中医整体认知思维的具有还原论性质的现代科技成果，用以阐述中医学说，提高中医诊断技术水平和治疗措施。

二是提高微观变化与象之间对应关系的认识论上的突破　在《黄帝内经》中有不少人体解剖实体方面的认识，说明中医理论在早期形成过程中曾经借助过对人体的微观认识。因此，在取得了方法论上的突破后，就可以充分利用包括西医在内的现代科技在微观方面的一切成果，以及更接近中医整体思想的现代系统论、复杂性科学等成果，不断加深中医的象思维方面的认知，更加精确地认识微观变化与象之间的对应关系，进而创造出新的中医象思维学术体系。

大连大学附属市中心医院中医科主任解建国提出了中医微观辨证学，将通过各种现代科学仪器获得的各种医学检验证据，融入中医的辨证体系之中，形成中医宏观辨证与微观辨证的有机结合。比如高血压的肝阳上亢型，临床表现为眩晕头痛，五心烦热，面赤或面部烘热，口干口苦，舌红绛，苔黄或少苔，脉弦或数。同时发现微观指标可见 cAMP、cGMP 升高，cAMP/cGMP 比值降低，TXB_2、ANF、P 物质降低，ANF 水平明显低于正常人，血清 β_2 微球蛋白（β_2-MG）的含量增高是各型中最低的；胸主动脉管径轻度扩大；血浆去甲肾上腺素（NE）、雌激素（E）或肾上腺素（Adr）升高，TH 基因（DA 合成限速酶—酪氨酸羟化酶）有显著扩增；血清 β_2-MG、血小板聚集力、三酰甘油（TG）升高。

解放军总医院田进文等认为随着历史条件的改变，中医理论可以实现与解剖学的融合。比如，他们认为肝藏与肝脏应在概念上严格区分，肝藏在解剖形态上的一个特点符合平滑肌系统的结构特点；人体气、血、津液等的运行均在以平滑肌为结构主体的管道中进行，平滑肌的活动调节它们的流动和输布从而调畅气机，因此提出肝脏的主疏泄功能的形态学基础是人体平滑肌系统。以平滑肌为结构主体的动静脉血管是肝藏贮藏血液和疏泄血液的物质基础；疏泄所具有的疏通、发泄全身气、血、津液使其畅达宣泄的作用，就具体体现在人体各种平滑肌的收缩与舒张过程中。

三、未来中医发展的展望与预测

随着现代社会经济水平的不断发展，大众对高品质健康生活的需求越来越大，预计再过50年，即2060年前后，中医将在现代医疗服务体系中扮演更加重要的角色，而且将推动中医院服务理念、服务方式、服务体系的革命性变化。同时，更多的现代高科技成果将在中医领域应用，以提升中医的临床诊疗水平，极有可能实现学术上的创新和突破。

1. 中医院将从功能上"分化"　未来的中医院不再是一个单纯的治病机构，而是一个治病与养生康复并重的人类健康机构。人们到中医院不再有患病后的恐惧感，无论患者还是健康人，到中医院去都是进行"调养"，只是他们的调养方式有所不同而已。中医院将分化成"疾病调养部"和"养生部"。中医师开出的处方，既有药方，也有药膳食疗方，还可能提出建议患者或调养者进行一些针对性强的养生活动。

2. "养生院"将作为一种新型中医机构出现　目前社会上有不少养生馆、养生会所，但这些机构的性质其实只是一个健康休闲场所，主要提供一些按摩、足疗、洗浴、茶饮等服务，还不具备提供专业的中医养生服务的能力。由于养生的需求逐渐增大，而且健康人比患病的人数多很多，仅靠现有的中医院分化后提供的养生服务，可能仍不能满足这种巨大的健康需求，因此，在未来将出现与中医院专业性质相当的"养生院"，将提供类似医院一样的中医专业服务，只不过它面向的是尚未患病的健康人，为健康人提供避免或减少患病的调养服务。

3. 中医基本理论的突破　未来中医将结合现代模糊数学、复杂性科学理论、系统论、信息论、控制论等方面的最新成果，可望全面诠释中医的阴阳学说、五行学说、八卦学说、五运六气学说、元气学说等理论，使其成为更便于在现代人之间传播的知识体系。同时，可望阐释"象"与物质实体的"对应关系"，形成以"象"为中心的全新的中医药学术体系。

4. 中医医疗将全面实现"信息化管理"　个体性的中医诊疗过程将在未来全面实现网络化、规范化的信息管理，将利用电脑网络等现代先进的通讯技术，快捷地传递、处理中医临床诊疗信息和医疗服务信息，对中医临床诊疗过程进行工业化生产流程的质量控制，组织国内外专家通过网络对疑难病例进行远程视频会诊，以不断提高临床诊疗水平和尽量减少误诊的发生。同时，也切实地解决了请知名专家看病难的问题。

5. 中医四诊数字信息采集将催生"中医检查室"　未来中医将突破难以量化表达临床现象的瓶颈，使以前很难用量化表达的精神心理现象逐渐实现量化。中医"望闻问切"四诊信息的收集处理实现电脑化后，将设立专门的中医检查科室，由中医检查师负责收集和数字化处理，包括在标准光源下对舌象图片和面容图片的拍摄、可分辨寸关尺三部脉象的脉象仪的脉象数据采集、口述病情的视频拍摄以及电脑数据记录等。这些数据采集后，将进行智能分析和概率运算，并提出初步报告。中医师将直接利用已信息化处理的四诊数据，并依据这些信息进行辨证施治，最后形成一份用于指导临床治疗的可供网络查询的"电子病历"。

6. 用于中医诊断的"辨证施治设备"问世　未来中医的辨证施治将结合具有辨证价值的微

观数据信息，可望促使中医辨证施治向着更加精确的方向发展。同时，将发布得到国际医学界认可的中医临床诊断、治愈标准。

由于解决了对模糊信息处理的技术难题，中医"辨证施治分析与诊断系统"横空出世。只要输入收集的四诊信息，该设备就能立即判断出具有详细分析报告的证型诊断，并提出根据古今名医临床经验优选的治疗方案。

7. 利用人类基因图谱创造中医的"基因象理论" 基因组学是研究基因组内各基因的精确结构、排序、相互关系及表达调控的一门新兴学科。通过对基因组生命密码的破译，不仅可为疾病的诊断和个性化治疗提供更多参考信息，而且还可以为生活起居、饮食习惯提供健康指导。国际人类基因组计划于 1990 年启动，被誉为生命科学的"登月"计划，由中、美、日、德、法、英科学家联合研究，我国承担了 1% 的任务。该计划在 2000 年 6 月完成，2001 年公布了人类基因组草图，这是人类探索生命奥秘的一个重要里程碑。

未来中医可望与基因组学研究进行对接，发现基因与藏象或证候之间的对应关系，这将更准确地认识到中医宏观认识与微观实体的关系，可为中医藏象学说和证候的创新性突破提供强有力的基础理论支持。"中医养生院"中将大量利用中医基因技术，为尚未发生疾病或亚健康者提供养生解决方案。

［附］基因学知识

基因是生命遗传的基本单位，即 DNA（脱氧核糖核酸）分子上具有遗传效应的特定核苷酸序列的总称。它位于染色体上，可以表达遗传信息和将遗传信息传递给下一代，人类基因数目约为 2.5 万个。基因组指单倍体细胞中包括编码序列和非编码序列在内的全部 DNA 分子，由 30 亿个碱基对组成。

8. 中医疾病谱将不断扩大 中西医的优势是在比较中显示出来的，中医的优势病种一般都是西医疗效不好、西医治疗虽有疗效但有不良反应或西医没有治疗措施的病种，主要有慢性疑难疾病、心因性疾病和功能性疾病，西医临床检查正常但患者自我感觉不适的亚健康之类。中医对以上病种都具有相当的疗效。

中医的针灸在国内治疗的病种有所减少，但在国外却得到了发扬光大，可以治疗包括痛症、不孕症、肿瘤等内科、外科、妇科、儿科和皮肤科的多种病症。由于受到处方权的限制，国外的中医师不能开西药处方，也就逼着他们只能使用中医、针灸治病，这样反而使他们提高了运用纯中医手段治病的临床水平，也扩大了中医的疾病谱。

因此，在未来中医治疗的优势病种数量还会大幅度增加，而其增加病种的方式极有可能是"出口转内销"。

9. 中药药理作用可望有全新解读 人体内的受体、酶等生物大分子在生命活动中起着十分重要的作用。现代分子生物学和分子药理学已揭示了这些生物大分子与疾病的发生有着密切关系，并将其作为药物作用的靶点。在目前临床上使用的药物中，以受体为作用靶点的药物占52%，以酶为作用靶点的药物占22%，以离子通道为作用靶点的药物占6%，以核酸为作用靶点的药物占3%。

中药复方的药效物质通过多成分、多途径、多靶点的整体调节，发挥整体协同作用。由于中药本身是一种物质，它的药效机理必然可以从理化角度进行解读。只是由于中药复方成分的复杂性，按目前的科技手段还难以彻底解读。未来中医将结合现代分子生物学和分子药理学等现代技术，可望弄清楚中药复方的主要药效物质、作用途径和靶点等。但最重要的是可望揭示中药及中药复方的四气五味、升降浮沉、归经、药物反畏及禁忌等药性学原理，以及与人体不同证型的对应关系和协同调节作用的机理，为更加精确地遣方用药提供依据。

10. 中药服用更加方便和舒适　　在中药房购买的中药都将有数据记录，包括中药产地、规格、主要成分含量等信息。中药饮片加工将改变手工作坊的粗放，实现机械化、电脑化和标准化的生产加工控制。煎药机的煎药质量将有显著提升，已不像现在这样的"千药一色"，而且还可以将煎好的汤药迅速浓缩，制成便于服用的药片、胶囊等剂型。

四、未来中医如何成为世界主流医学

中医能否在未来成为世界上广泛应用的"合法"的医学，即世界的主流医学，关键取决于我国诸多软硬实力在世界上的影响。

1. 中医走向世界的前提是科学多元化在国际上被广泛认同　　文化的多元化发展，已经成为世界的共识，但不同文化所形成的不同认知思维模式，以及由此形成的不同的知识体系和科学理论体系所客观存在的多元化，却在强势的西方文明影响下，尚未被学术界普遍接受。因此，中医要成为世界主流医学的前提是"科学一元化"向着"科学多元化"转变，并成为世界上普遍认同的国际观念。

未来中医能否成为世界上的主流医学，关键取决于各个国家能否正确认识和评价西医的局限，同时能否正确认识和评价中医的医疗价值，这是一个非常重要的前提。

目前，越来越多的国家和地区对此已有"觉醒"，从世界卫生组织、美国以及欧盟国家近几十年来对中医态度的逐渐转变就可以证明。如世界卫生组织为发展传统医学做了一系列的推广工作，1976年将传统医学事业列为世界卫生组织主要工作之一；1977年世界卫生组织第三十届大会通过"促进和发展各国传统医学的训练和研究工作"的决议并设置传统医学专家委员会；1978年成立传统医学规划署；1981年成立国际传统医学合作中心；2003年在日内瓦世界卫生组织总部召开的年会上，制订了传统医学战略。

未来中医是否成为世界上的主流医学，主要看多数国家是否将中医纳入国家医疗服务和医疗保险体系之中，以及是否建立健全有关中医行使医疗服务的法律法规和管理制度，这是一个非常必要的指标。

目前中医已在160多个国家中应用，但除少数国家真正从官方认可了中医以外，多数国家和地区只是同意或默认中医诊所的存在而已，根本谈不上已将中医纳入整个社会的医疗保障体系之中，也就是说中医还不属于这些国家的主流医学。

近二三十年来，中医与针灸在美国发展迅速，已成为除西医以外，最普遍的也最受欢迎的一种医疗方式。在美国的50个州中现在已有42个州立了《针灸中医法》，在美国搞纯中医是"合法"的。美国官方的全国卫生研究所（NIH）公开承认针灸能够治疗多种疾病，并支持针灸、气功方面的研究。

2. 我国向世界传播中医文化是否做好了充分的准备　　进入21世纪以后，随着我国国力的日益增强，中国文化在世界上的影响越来越大，中国文化所主张的以人为本、敬畏自然、平衡和谐等理念，必将逐渐为世界所普遍认同，成为促进世界可持续发展的重要思想基础。

在国家大力增强文化软实力的新形势下，中医应借此东风，首先让世界上更多的民众知道除了西医这种医疗方式以外，还有中医可以为他们的健康服务。从知晓中医到认可中医，再到接受中医治疗，特别是患病后能够首先想到寻求中医治疗，这是一个漫长的过程。因此，我国应当有一个长期的发展战略规划，有步骤、有组织地扩大中医在世界上的应用范围，不断增加各国接受中医治疗的患者人数，不断扩大中医在世界医疗市场上的占有率。

要将中医作为增强我国软实力的一股重要力量，不断促进中医的国际化，摆在我们面前的首要问题还是要"从我做起"。我国作为中医的发源地，必须要为发展中医提供务实的符合中医发展规律的政策和法律法规，制定出一套行之有效的甚至是可以被其他国家"复制"的管理办法。否则，在当今法制社会中，我们拿什么去让别的国家"依法"推广中医。

　　3. 中医必须调整产业结构　西医从 19 世纪中期开始迅速崛起而成为世界的主流医学，这不仅在于它成功地利用了一切能够为其所用的现代科技成果，更在于它成功地与现代资本进行了对接，充分利用了现代市场营销的手段，也就是在保证提供高水平医疗技术的同时，借助了市场手段来推销这些成果和服务。

　　"医乃仁术"，中医历来主张将医疗服务作为济世救人的一项仁爱事业，而且反对将行医作为赚钱的手段，更反对以此谋取暴利。所以，在 20 世纪中期中医还被形容为具有"简、便、廉、验"的优点，其中的"廉价"既体现了中医对患者的仁爱，但在一切强调经济效益的现代商品经济社会中，却成为不利于自身发展的一大障碍。

　　中医不赚钱或盈利不多，要靠自身的运行来创收到像西医那样的高利润是不可能的，所以就很难得到真正有力的市场支持和资本的青睐。中医要在现代商品经济社会中寻找到合法的出路和发展模式，进而取得规模化的发展，就必须在坚持自己的"医乃仁术"核心价值观的前提下，充分地认识和适当地借鉴西医的经营模式，进行彻底的产业结构调整，探索一条适合中医生存发展的经营模式。否则，只能不断在请求政府扶持的求救声中，以小诊所、小本经营的模式艰难地爬行，以西化的中医院模式继续"挂羊头卖狗肉"，随时存在着可能被市场淘汰的危险。

中国文人的养生与闲情逸致

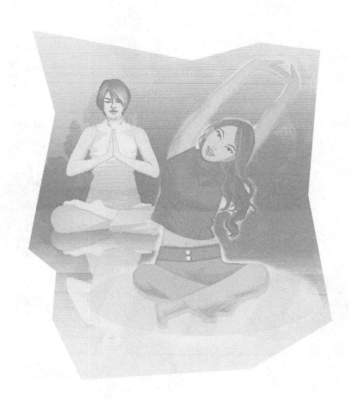

附录 中国文人的养生与闲情逸致

一、起居

　　生活规律简单来说就是每天的作息时间和日常活动安排，这是非常普通的问题，但很多人都不太在意。人的生命活动除了要顺应自然界的阴阳消长季节气候变化外，还要顺应昼夜节律的交替变化，白天进行工作活动，夜晚则入睡休息，即"日出夜伏"，最好要定时作息。如果违背了这个规律，就会引起生理功能紊乱发生疾病。偶尔几次不会造成大的危害，也不会出现明显的异常感觉，毕竟人自身还有很强的调节能力，但起居时间不宜长期无规律。

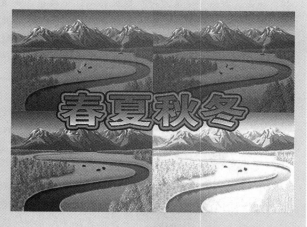

　　中医学认为："阳气者，一日而主外。"白天阳气旺盛，阴气内伏。阳气多在体表运行，使体温升高，肌肤温暖，适合参与日常的生活工作等活动。如白天过度睡眠，则易使阳气失动、阴气失伏，以致神倦不振，缺乏朝气。夜间阳气入内，阴气偏盛，体温下降，肌肤趋凉，应卧床休息，以恢复白天消耗的精力和体力。如有的人因工作或娱乐经常熬更守夜，破坏了正常的生理节律，使机体脏腑气血功能紊乱，很易暗耗体内阴血，出现失眠、神经衰弱等病症。可见顺应昼夜变化，使身体保持有规律地动静节律状态，这有利于身体的健康。现代医学认为有规律地定时起床、睡眠、就餐、学习、工作，可以在大脑中枢建立良性的条件反射，使身体在白天生活工作时能够保持充分的活力和旺盛的精力，在夜晚休息时能够充分消除疲劳。

　　"大抵人不能常动，亦不能常静。常动则胶于阳，而有以失于阴；常静则胶于阴，而有以失于阳。阴阳偏胜，则伤之者至矣"（《敬斋古今黈》）。超负荷的工作劳动是正常的生理功能难以承受的，严重者可使机体积劳成疾：一种是劳力过度，伤筋动骨，留下终身后遗症；另一种是劳神过度，因操心思虑，劳伤心脾，而致心悸、失眠、健忘、腹胀、纳差。长期悠闲，无所事事，既不劳动，又缺乏合理的运动，则易使人懒惰，气血流行不畅，神气耗散，而出现精神萎靡不振、食少之力，特别是从事脑力劳动又缺乏运动的人，更易患心血管疾病。

　　可见，在日常生活中既要按时作息，还必须注意劳逸结合、动静结合、松弛有度，使生理活动保持正常的节律性，气血运行通畅，脏腑功能协调，自然也就健康无疾。

二、生活习惯

生活习惯指个人在日常生活中经常重复做的一些动作、行为或嗜好。个人行为习惯的好坏对健康有着直接的影响，一些不良的生活习惯和传统习俗，常常成为诱发疾病的重要因素，如同桌混餐易导致病菌交叉感染，引起消化道疾病的发生；饭后或数日不漱口易导致口腔中病菌的繁殖；喜食过烫的食物易烫伤胃黏膜而诱发胃炎；同房前后不清洗，易导致生殖器的细菌感染。

吸烟对人的呼吸、心血管、消化、神经等多个系统的功能都会造成影响。香烟的烟雾可损伤气管和支气管黏膜，增加黏液腺的分泌，引起气道狭窄或阻塞，损伤肺泡壁的弹力纤维，形成阻塞性肺气肿。吸烟能刺激交感神经系统，增加儿茶酚胺的分泌，可诱发心肌梗死。香烟中的尼古丁和烟雾中的一氧化碳能使冠状动脉血管壁及心肌细胞的毒性和致炎作用增强。尼古丁可松弛幽门括约肌，引起胆汁反流而成胃窦炎。烟碱可刺激大血管收缩，使血小板黏度和聚集性增加，抑制纤维蛋白溶解，使血液凝结、流速减慢。烟碱和一氧化碳进入血液

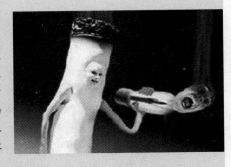

后，可与血红蛋白结合，使血氧含量减少，身体的组织细胞缺氧，小动脉痉挛。据瑞士和意大利科学家最新发现，尼古丁和毒品可卡因对大脑的刺激几乎在相同的区域，对神经的激活特性也相似，仅在危害程度上有一定差别，从这个角度来讲也可以说香烟算得上是另类毒品，只是危害程度比那些法定禁止生产销售的毒品要轻一些而已，因此，我们应该特别重视吸烟对人体的危害。

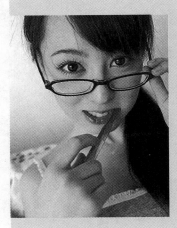

除了生活习惯和生活方式外，在穿着上也应有所讲究，比如夏天应选择通气性好、轻盈的面料制作服装，冬天则应选择柔软、保暖的面料。在款式上要宽松肥大一点，这有利于体内气血的循环。

要养成每天早晚刷两次牙的习惯，有助于保护牙齿，对胃部的消化吸收也有益处，因为缺牙后咀嚼功能就会减弱，食物大块大块地直接进入胃部，这不仅不利于食物被胃液消化，而且也难以品尝出食物的美味，进而影响食欲。一般都认为老年人缺牙是正常现象，没有引起足够的重视，很多人都未考虑安假牙修复，实际上这直接影响了老年人的健康，缺了牙的老年人应该尽快安假牙，及早地恢复正常的咀嚼功能。

在进食时还应多咀嚼，这样能增加唾液的分泌，唾液可增加味觉，味觉又能增加食欲。可采取经常叩齿的方法，促进舌的运动和唾液的分泌，防止舌头味蕾老化。

三、膳食

养生之道莫先于饮食，自古以来，吃饭是头等大事。管仲说："王者以民为天，民以食为天。"《尚书·洪范》亦称"食为八政之首"，指出饮食是人类生活的第一需要。中医经典著作

《素问·脏气法时论》说："五谷为养、五果为助、五畜为益、五菜为充，气味和而服之，以补精益气"，表明从很早起，人们已将吃什么、喝什么、怎样吃、怎样喝作为一个文化课题来探讨，从而在历经千年的积淀之后，中国形成了多种著名菜系和具有传统东方特色的饮食文化。如今在中国人对生命健康的追求过程中，"药补不如食补"的食疗养生观念更是早已深入人心。

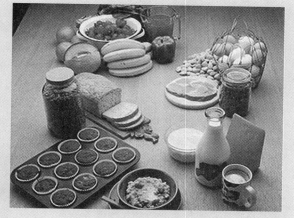

回顾国人的饮食文化，古代人们在果腹充饥、饱餐之余，就开始讲究如何吃得好、吃得美、吃得雅，把饮食作为生活的重要组成部分，并赋予其文化的形式和艺术的内涵。火的使用以及陶器的出现，使食物的炮制不仅限于"火匕燔肉"和"石上燔谷"，烹调方法和食品也日益多样化，茶、酒等的出现更丰富了人们的饮食生活，《吕氏春秋》中就已有"仪狄作酒"的记载。商代的大臣伊尹改革了烹饪器具，并发明了羹和汤液等食品，开创了煮食和去渣喝汤的饮食方法。早在3000年前的周代，就设有专门掌管饮食的"食医"，食医"掌和王之六食、六饮、六膳、百羞、百酱、八珍之齐"。战国时期成书的《黄帝内经》，进一步提出各种病患宜吃的食物和宜忌的食物。东汉时代名医张仲景在《金匮要略》中，还列出具体的饮食禁忌及食物相克的实例，从医学角度加深了人们的认识。

纵观我国饮食方面的著作，元代饮膳太医忽思慧所著的《饮膳正要》堪称我国最早的营养学专著，他非常重视日常食物的搭配及如何保留这些食物的营养价值而受到后世推崇。此外，陆续问世的《食疗本草》、李时珍的《本草纲目》、卢和的《食物本草》、王孟英的《随息居饮食谱》及费伯雄的《费氏食养三种》等著作，使食疗养生文化得到了丰富和发展，在长期的发展过程中，饮食与文化艺术不断融合，逐渐形成了中国人独特的饮食审美和富有浓厚节日习俗的饮食文化。

1. 深蕴君子之礼仪 我国素有"礼仪之邦"之称，早在几千年前孔子就说过："食不语，席不正不坐。"在吃饭的时候不多说话，这是对于饮食的礼貌要求。坐在席位上保持身躯的端正，这同样与礼仪有关。人们在饮食中讲究宴俗是中国饮食的一大特色。这里所说的宴俗，是指人们在宴席之中的风俗、礼仪和习惯等。"宴会所设之筵席，无论在公署，在家，在酒楼，在

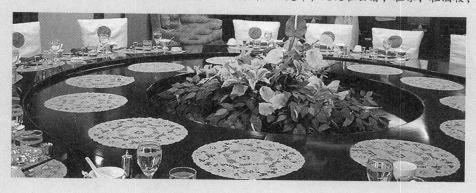

园亭，主人必肃客于门。主客互以长揖为礼。既就座，先以茶点及水旱烟敬客，待筵席陈设好，主人乃邀请客人一一入席"。当然，这样的规格一般家庭未必能做到，但行礼、叙坐、拜茶、敬酒都是不可少的。在宴席上，人们的座次、筵席的摆设、肴馔杯盘的陈放等也十分讲究。在举行宴会时，对于座次的尊卑古人也有明确的要求。一般尊贵者坐首席，次为二席，不可僭越。

在置办酒宴时，儒家尤其讲究尊老尚贤、谦恭礼让的酒礼和酒德，贤者、尊者、老者往往被安置在首席。不许滥饮多喝，防止醉后性迷，举止失当。在中国传统的饮食文化中，无论饮酒还是敬茶，对于礼仪和德行的要求是贯穿始终的。饮食时要彬彬有礼，展现谦谦君子的风范。

2. 追求色香味形的整体之美　古人们在满足生存需要的基础上，将单纯追求物欲的饮食逐渐向精神享受升华，将饮食和审美密切结合。一些名震海外的中国菜肴就以讲究色彩鲜明和谐悦目而闻名。古代有一叫"雪霞羹"的传统名菜，采用芙蓉花去心去蒂，在沸水中烫后捞出，与豆腐同煮，红白交错，恍若雪霁之霞，品尝之际，红白交相辉映的绮丽景象也会浮现，令食客心情尤为愉悦。

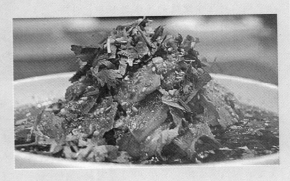

在饮食中，古人还讲究用"五香"，即茴香、花椒、大料、桂皮、丁香5种芳香调味品来除腥臊膻臌味，进而烹饪使食品清香扑鼻。古典名菜"佛跳墙"就是将鸡、鸭、火腿、猪肚、海鲜等20多种原料经过初步加工后与各种香料一并装入绍兴酒坛中煨制而成的，由于此菜香味醇厚四溢，食者揭开坛盖，顿觉满屋飘香，令人陶醉，香味诱得"佛闻弃禅跳墙来"，故有"佛跳墙"之美誉，至今此菜依然驰名中外，吸引各地食者"慕香"而来。看过了、闻过了之后，就要动口品尝了，中国菜的滋味乃其核心所在。

我国饮食除上述色、香、味等要义外，还特别注重外观造型和工艺性，通过典雅、生动、优美的外形，力求营造出美好愉悦的就餐心情，这也充分体现了烹饪者的艺术情趣和审美创造。

3. 美食更要配美器　美食配美器，是我国饮食生活中的一个传统。我国在新石器时代的遗址中，陆续出土了大量绘有动植物和人面纹、几何纹的彩陶。夏商周的青铜器上，也有许多饕餮、夔、凤的纹饰。从这些有纹饰的食器中，我们不难窥见古人的爱美心理。以后各代都不断有各种质地的精美食器问世。其中的佼佼者是光润如玉、样式雅致的瓷器、景泰蓝餐具。古人餐具的讲究还表现在杯盘别类，例如盛放蔬果的杯盘，在康熙之初改用宫式花素碗而以露茎盘及洋盘盛添案，然而新亲贵客仍用专席，水果之高，或方或圆，以极大瓷盘盛之，同时亦有用银镶杯箸、象牙箸、杜少卿用赤金杯子等情形，足见杯盘丰富多彩。

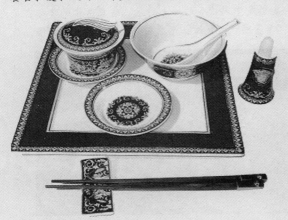

4. 佳肴怎能无佳名　一道好菜，如果配有一个奇妙、美丽而响亮的名字，一

定会使人心情愉快，食欲大增，而且易于在社会上流传。古人早已意识到这一点，因此在给菜肴命名时往往煞费苦心。他们或者将好菜与一些优美奇特的神话传说相比附，或者用一些形象优美的文词使菜名富有诗情画意，如杭州名菜"龙井炒虾仁"、宫廷御菜"红嘴绿鹦哥，金镶白玉板"都是名称传神的典范。还有流传至今的杭州传统名菜"东坡肉"，与文化名人苏东坡的传说有关。据说东坡在杭州任太守时，将猪肉加少量的水及各种调料，烹制成肥而不腻的红烧肉，人们称之为"东坡肉"。后人在品尝这一美味佳肴时，就会联想起许多与苏轼有关的传说和诗词文句。

5. 环境优雅艺术助兴　中国素有置饮食于文化氛围之中的传统，人们追求饮食环境的雅致，并常将宴饮与诗词歌赋、琴棋书画、音乐歌舞等艺术形式融合，丰富了饮食的艺术内涵。宴饮场所因不同缘由而各不相同，既有在家中、花园、湖亭、酒楼饭馆，亦有在舟船、河房、公祠、庵内等处，场所不胜枚举，各有情趣。唐宋时，我国饮食业已极其兴旺发达，唐代大诗人李白《金陵酒肆留别》"风味柳花满店香，故姬压酒劝客尝"的优雅诗句，很

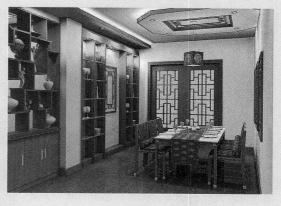

容易让我们联想到其宴饮环境的清新幽雅。同样在两宋时期，京城汴梁和临安都有很多别致的酒楼，据《梦粱录》记载，汴京的熟食店都会以张挂名画吸引过往食客。《红楼梦》中的多次宴会描述中，均以环境幽雅富有诗意为特色。比如说贾母两宴大观园，一次在秋爽斋，一次在藕香榭水亭上，或赏琴棋书画，或借水音聆听音乐演唱；清人李斗《扬州画舫录》也详细记载了当时扬州泛舟湖上宴饮之风颇盛；《儒林外史》所述娄氏公子漫游莺脰湖，在船中赏景饮酒、吟诗奏乐的情景等，表明这些文人士子宴饮讲究气氛情趣，因此湖光山色、古迹名胜处常成为他们宴饮之所，演绎出一种美食与艺术和谐共融的愉悦心情。

6. 日常的饮食方式　早餐要补充足够的热量，可食用鸡蛋、牛奶等食物。不宜食用高脂肪类的食物，因为消化这类物质的时间较长，会影响脑部血流供应，使大脑细胞缺氧，易导致上午工作时出现头晕、精力不集中。也不宜过多食用含糖较高的食物，因其易合成一些有镇静作用的血清素，可阻碍脑细胞的活力，引起工作和学习的效率下降。

午餐仍以含蛋白质高的食物为主，这类食物能分解产生酪氨酸，可在大脑中转化为能兴奋大脑细胞的多巴胺和去甲肾上腺素，有助于保持活力，使精力旺盛。

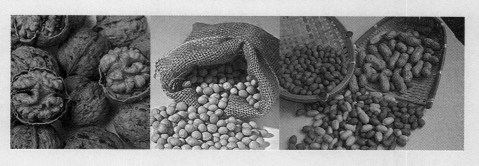

如长时间工作，当体内出现低血糖时，也可产生疲劳感觉，因而喝一些糖水和饮料，有助于迅速缓解。

脑力工作者、文字工作者大脑和视力容易疲劳，只要血脂不高，就可多吃猪肝等含有维生素A的食物。在疲劳时可吃核桃、花生、黄豆等富含蛋白的植物类食物，有助于恢复体能。为了增强记忆力，脑力工作者应注意进食肉类、蛋、坚果等含有胆碱的食物，胆碱可转化为乙酰胆碱，这是脑组织活动中必需的一种神经递质。

晚餐可食入较多的糖类食物，使大脑中的血清素浓度提高，有助于镇静和睡眠。

我国古代就十分重视老年人的营养问题："常贮肉，不使求而不得"，"五谷五蔬以养人，鱼肉以养老"。《孟子》也说："七十非肉不饱。"并且还认识到老年人的食谱应与青年人不同："五十始衰，粮宜自异，不可与少壮同也。"最好少食多餐："人年五十始衰，脾胃虚薄，食饮不多，易饥易饱，不得日限三食，察其情而渐加之。"《七修类稿》还说老年人的食物应"烂、热、洁、少"，才有利于消化和不厌食："食烂则易于咀嚼，热则不失香味，洁则动其食兴，少则不致厌饫。老年人饮食，尤应讲此。"

7. 药膳 药膳是在中医理论的指导下，将具有医疗保健作用的药材与普通食物一起烹调加工而成的一种功能性营养食品，它既是中国传统医药学中的一个重要组成部分，也是一种具有独特风味的食品。此外，食用具有一定药性的食物防治疾病，这种非药物疗法也可算作药膳。药膳疗法具有选料方便、制作简单、味美可口、无毒副作用等特点。

药膳在我国已有2000多年的历史，现存最早的一部医学专著《黄帝内经》中就有关于药膳的记载。药膳寓防病治病于美味佳肴之中，使大家在进食补充营养的同时吸收药物成分，非常自然地获得养生保健作用，因此深受群众的欢迎。对一般普通百姓来说，以前享用药膳是一种非常奢侈的事情，随着社会生活水平的不断提高，大家越来越关心自己的身体健康，也有能力消费药膳，所以药膳成为了大众的一个新的消费热点。

药膳有炖、炒、煮、蒸、焖、熬、煨、烧、卤、炸、粥、饮料、酒等多种烹制加工方法。

四、心态

很多人都有这样的体会，在情绪好的时候，一身都觉得很舒服，干什么都有劲。如遇到一些不顺心的事，不仅心里烦躁不安、周身不自在，而且什么事都不想干。

人类具有丰富的精神、思维、情感等心理变化，人的心理作用与健康互为影响，心理因素既可致病又可治病，就是说它既可引起疾病，也有助于防治疾病。生活在复杂的自然社会环境中的人，随时都可能受到社会性、生物性、心理性等刺激原的影响和干扰，身体在受到刺激后，一方面可以通过心理系统机制来察觉、认识和评价机体是否作出防卫和抵抗，另外，还可以通过心理促成生理系统作出反应，如以主观的心理通过稳定和调理精神情绪，使体内气机畅达、正气振奋、营卫调和，从而增强机体在病理状态下的应激能力。从现代生理学角度看，心理主要通过"脑－行为"、"心理－神经－内分泌系统"、"心理－神经－免疫系统"等生理性反应机制来对抗和调整疾病状态。

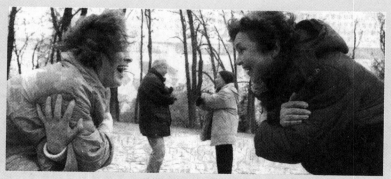
法国的发笑俱乐部

　　据国内医学调查报道，在癌症患者中，性情暴躁的占64.7%，在发病前半年有重大精神刺激的占52%。国外也有报道说，心情抑郁的人，死于癌症的危险比其他人高2倍。还有一个外国医生说得更有意思，败兵的伤口比胜兵的伤口更难愈合。这些都说明了欢乐、喜悦等积极的心态有益于健康；忧伤、悲愤等消极的心态不利于健康，也有碍疾病的康复。

　　我国民间广泛流传这样一句话："笑一笑，十年少；愁一愁，白了头。"很多人都有这样一个体验，当你疲乏极了的时候，突然告诉你或在此时刚好发生了一件能够让你兴奋不已的事情，在你异常激动和异常振奋的同时，疲乏也似乎瞬间消失了。

　　在生活中多一些幽默感，在适当场合开一开文明的玩笑，不仅有助于与周围人的沟通，使人际关系更融洽、更和谐，还能有益于健康。笑能促进面部肌肉及胸腹部肌肉的运动，增强肺功能，通畅呼吸系统，清洁呼吸道，促进血液循环，消除紧张状态，驱散忧愁，使人积极乐观地面对现实。法国有一个俱乐部，专门组织和指导会员发笑，教你学会为了健康而进行无理由的笑、尽情的笑，直到笑累为止，这些活动看似荒唐，实际上是一种非常简便易行的消疲劳、减压力的方法。

　　《素问·天元纪大论》认为："人有五脏化五气，以生喜怒思忧恐。"这说明心理活动属于人的正常生理活动，它与五脏的功能活动关系密切，心在志为喜，肝在志为怒，脾在志为思，肺在志为忧，肾在志为恐。喜乐过度，"神惮散而不藏"，可使心神受伤，心不藏神，则失眠多梦，甚或癫狂。过于忧愁悲伤，可使肺气消耗而影响肺主宣降的功能。过度思虑则有碍脾胃的运化。过怒可使肝阳升发无制，导致肝经诸病症的产生。突受惊恐，可引起下焦气机闭塞或失控。

　　很多疾病既有症状表现，又有心理上的不适，如患腹泻时既有泄泻、腹痛等症状，同时也会出现精神疲倦、自觉周身乏力等心理感受。心理情绪变化既能诱发疾病、加重病情、加速死亡，也有助于疾病的康复。我国古代医学家早已认识到心理因素在疾病防治中的重要作用："唯知疗人之疾，而不知疗人之心，是犹舍本而逐末也，不穷其源而攻其流，欲求疾愈，安可得乎"（《珍本图书集成》）？也就是说只知道治疗身体上的病痛，而不知治疗患者的心病，难以取得好的疗效，这种医学观念和治病思路，在当前治疗身心疾病中仍然具有重要的指导意义，而且一点也不过时。

　　法国医生肖维曾让患者每天默念一段极具良性心理暗示的话："我的病今天比昨天好多了，明天还会更好，我要不了多久就会痊愈。"

五、静养

大家常说要会休息，什么是休息呢？休息就是"休养生息"，实际上就是对生命活动的一种调整和养护，而静养则是一种最常用也最有效的休息方法。

一个有生命力的人必须具备形神统一，才是完整的健康人。形指人的肌肉、皮肤、骨骼等有形之体，神指人的精神思维活动。古人说："动以养身，静以养心。"对形的锻炼一般可通过体育运动来完成，对神的调养则要通过静心怡性来实现。进行静养时可采取闭目静坐或静卧，平心静气，排除头脑中的一切杂念，使全身肌肉尽量地放松，只要保持这种状态在 15 分钟以上，多少会感受到一些舒适感，当然最好在一个较为安静的环境中进行，这样更容易见效。其实静养不只对心神有调节作用，经常静养也有助于使过度劳累的肌肉得到休息。因此可以说，静养是形神双养，或者说是身心双调的最佳保健方式。

现代医学研究发现，人在静态下呼吸和缓，心率变慢，血压平稳，新陈代谢降低，能量消耗减少，这有助于保持身心平衡，促进健康，延年益寿。

下面介绍一套简便易行的静养健康休闲方法：

这套静养方法是一种简便易行的身心松弛术，能较快地消除大脑的疲劳，使全身恢复轻松舒爽、精神饱满的健康状态。坚持静养锻炼，可使呼吸次数减少，心跳减慢，降低氧气的消耗量，减少血液中乳酸盐成分，减少二氧化碳的产生，促进血液循环，减少皮肤带电反应，形成更稳定的自主神经系统，有利于适应外环境的变化，也有利于疲劳的消除。

这套方法不受空间环境条件的限制，可在家、教室、办公室、公交车、地铁、火车、飞机等环境中，很方便地进行操作；它也不受时间的限制，在饮茶间隙、课间、工余、乘车乘机途中，只需花上三五分钟时间就能进行。

一般越安静的地方越好，越有助于排除杂念，对调整大脑越有利，除非锻炼得具有相当的自制力，不在乎环境的好坏。在锻炼中应尽量避免各种干扰，包括电视机、收音机、电话等声响，最好关上手机，也不要与人交谈，在事前还应先上厕所解完大小便。

具体操作方法如下：

（一）坐式

1. 端坐于椅上，上身正立。
2. 或上身向前弯曲，将头置于课桌或办公桌上。
3. 双目微闭，面部表情轻松略带微笑，头面及全身不用力，尽量不去回忆和思想刚刚发生的学习、工作等方面的一切事情，心无杂念，心情逐渐平静放松。
4. 静坐一两分钟，进行深呼吸。将两手放于腹前，手指交叉，掌心向下。
5. 收腹时口紧闭，缓缓地用鼻呼气。
6. 交叉的双手用力往下压，双脚趾用力紧抓地面。
7. 全身放松，用鼻深吸气。
8. 吸满气后闭气 3~5 秒钟，再呼气。如此反复进行 10~20 次，就可感受到全身轻松自如。

（二）卧式

1. 仰卧于床上。
2. 双目微闭，使面部表情轻松略带微笑。

3. 头面及全身不用力。

4. 尽量不去回忆和思想刚刚发生的学习、工作等方面的一切事情，心无杂念，心情逐渐平静放松。

5. 静坐一两分钟。

6. 进行深呼吸，将两手放于腹上，手指交叉，掌心向脚。

7. 收腹时口紧闭，缓缓地用鼻呼气。

8. 交叉的双手用力往脚部方向挺。

9. 双脚趾用力弯曲呈抓物状。

10. 全身放松，用鼻深吸气。

11. 吸满气后闭气 3~5 秒钟，再呼气。

12. 如此反复进行 5~10 次，就可感受到全身轻松舒爽。

六、导引

导引是流传最久远、最广泛的一种养生方法。早在原始时代，先民们为了表示欢乐、祝福和庆功，往往学着动物的跳跃和飞翔姿势舞蹈，后来便逐步发展成为锻炼身体的医疗方法。导引在此基础上融汇了中医学的精髓，完美地呈现了中医学"天人相应"的重要思想，强调人体"小宇宙"与外部世界"大宇宙"之间的和谐统一。具体到生活中，就是人应该在自己整个生命的过程中，随机、随缘地使自己与外界保持一种良好的平和状态，是一种形、神、心、身兼顾的养生方法。

我国古代的"导引"就是指"导气令和"、"引体令柔"，是呼吸运动、心理调理和躯体运动相结合的一种体育疗法。用现代汉语来表达，"导引"就是保健医疗体操。《吕氏春秋·古乐》记载："陶唐之始，阴多郁滞，水道壅塞不行其原；民气郁阏而滞著，筋骨瑟缩不达，故作舞以宣导之。"这里的"舞"，即指手舞足蹈、各种肢体活动，而"宣导"则明显与后来所说的导引相近。春秋战国时，以呼吸运动为主的"导引"方法已相当普遍。《尚书》里也记载了以"宣导郁滞"、"通利关节"的"大舞"、"消肿舞"治疗疾病的记载。

导引也可称为"道引"，故知导引之术，与道相关，道经中记载了大量导引法。从文字内涵来看，《说文解字》载："导，引也。从寸道声"。"引，开弓也。象引弓之形"。其本义即为拉开弓，引申之即为拉伸，故导引意在"导气令和，引体令柔"。《管子·中匡》曰："道引血气，以求长年、长心、长德，此为身也。"长，增长也。管子与老子、孔子同代，管子之言，可谓道尽导引之妙。

至百余年后，庄子之论《刻意篇》云："吹呴呼吸，吐故纳新，熊经鸟伸，为寿而已。此导引之士、养形之人、彭祖寿考者之所好也。"把彭祖作为导引养形之人的代表人物。彭祖为传说中的养生家，精于养生、食疗，活了800多岁，为有史记载以来最长寿之人。彭祖的延年益寿养生秘诀之一就是：每日凌晨即起、端坐、揉目、按摩、舐唇咽液、意守丹田、吸气数十遍；然后起身、熊经鸟伸、运气发功等。他是气功的最早创始人，这套健身法被后人写成《彭祖引导法》。古传《彭祖摄生养性论》云："关节烦劳，即偃仰导引。"导引又为当时神仙家与医家所重视，后为道教承袭作为修炼方法之一，使"真气"按照一定的循行途径和次序进行周流。《云笈七签》卷三十二至三十四亦详载其法，谓"导引之法，深能益人延年，与调气相须，令血脉通，除百病"，认为它有调营卫、消水谷、除风邪、益血气、疗百病以至延年益寿的功效。

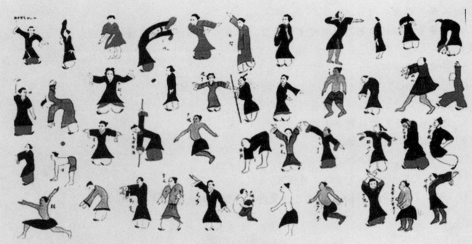

马王堆导引图

　　导引虽然貌似一种体操，但其更多的内涵则体现在中国古代先贤对世界、对人体的认知。这在导引著作如《养性延命录》、《摄养枕中方》、《太清导引养生经》、《彭祖导引法》中都有体现，其中导引与中医养生的核心——精神修养关系极为密切。我国古代经典《黄帝内经》说"积精全神是养生大法"，沈括与苏东坡合写的《苏沈良方》中说"安心是药更无方"，还有我们常说的畅怀、制怒、莫愁、信寿等，无不是追求一种"使志无怒"安静和谐的精神状态。同时，导引与饮食、起居等亦有密切关系。明朝养生家冷谦的《修龄要旨》，明晰了延年六字总诀、四季却病歌、四时调摄、起居调摄、八段锦法、却病八则等养生方法，在"起居调摄"中说："平明睡觉，先醒心，后醒眼，两手搓热，熨眼数十遍，以晴左旋右转各九遍，闭住少顷，忽大挣开，却除风火。按衣起坐，叩齿集神，次鸣天鼓，依呵、呼、四、吹、嘘、嘻六字诀……吐浊吸清，按五行相生顺序而行一周……饮食调和，面宜多擦，发宜多梳，目宜常运，耳宜常凝，齿宜长叩，口宜常闭，津宜常咽，气宜长提，心宜常静，神宜常存，背宜常暖，腹宜常摩……"

　　《素问·四气调神大论》有云："夫病已成而后药之，乱已成而后治之，譬渴而穿井，斗而铸锥，不亦晚乎！"用口渴才开始穿井的故事，生动地说明保持健康体魄，不能等到疾病已经形成才有养生的意识。对于"导引"，著名医家巢元方曾精辟论述："引之者，引此旧身内恶邪伏气，随引而出，故名导引。"导引的目的在于排出体内邪气，故可以治疗疾病。这对目前认识中医这门学问和建立正确养生观，都有很大的启发性和实用性。同时导引采用一种主动式自我调节和修炼的模式，是对人体的各种机能活动乃至整个生命状态最深层次的调节和治疗的养生方法。对待导引，不能狭隘地去理解，其实"调心"、"养性"皆导引也，导引的根本是内外兼修，在协调身心健康的同时，亦可以提升人的气质，柔和人的相貌。

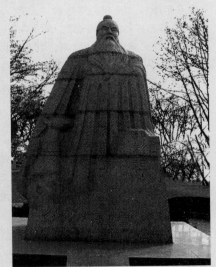

道家寿星彭祖像

回顾古代历史，医坛、文坛、政坛养生大家层出不穷，老子、华佗、桓谭、陶弘景、嵇康、孙思邈、苏东坡、欧阳修、陆游、朱熹等等，他们对导引养生或有深厚造诣，或有独到见解，留给后人丰富宝贵的学习资料。

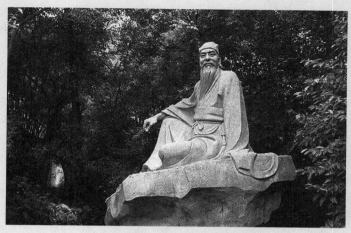

著名文人苏东坡塑像

谈到养生，不得不提孙思邈，他是我国唐代的医药学家和养生家，其现存著作《千金方》中详细阐述了导引行气、按摩养生之术。如"仰卧床，铺厚软，伸手展足，两手握拇指节去身四五寸，两脚相去四五寸。数数叩齿，饮玉浆。引气从鼻入腹，足则停止。有力更取，久住气闷，从口细细吐尽，还从鼻细细引入"。这些实际上讲的是胎息法，关于动功《千金方》还保存着完整的功法，如记载了"天竺国按摩婆罗法"十八式动作等。这些导引行气法，用现代的观点来看，大多也是正确的，颇有价值。

北宋著名文学家、书画家苏东坡也深谙养生之道，著有《问养生》和《续养生论》，其《上皇帝书》中说："夫国之长短如人之寿夭，人之寿夭在元气，国之长短在风俗……是以善养生者，慎起居，节饮食，导引关节，吐故纳新，不得已而用药。"他在《问养生》中还指出，养生之法在于"和"和"安"二字，他从大量的导引术势中，总结出一套简便易行的功法："每夜以子后，披衣起，面东若南盘足，叩齿三十六通，握固，闭息，内观五脏，肺白、肝青、脾黄、心赤、肾黑。次想心为炎火，光明洞澈，下入丹田之中，待腹满气极，即徐出气……次以两手摩熨眼、面、耳、项，皆令极热，仍按捉鼻梁左右五七下，梳头百余梳，而卧熟寝至明。"同时竹林七贤嵇康的《养生论》、《答难养生论》，葛洪的《抱朴子》，陈希夷的二十四式坐功等均有大量导引方法，都是研究和学习导引的重要文献，值得进一步发掘。

七、茶道

中国是世界茶饮的发源地，在世界上最早发现茶树，具有悠久的种茶、制茶、饮茶的历史，早在四五千年前就已经认识到了茶饮对人类健康的重要性。从最早的粗浅认识到系统地研究和利用茶饮，并逐步形成茶文化、茶艺术、茶习俗、茶医药。世界各国最初接受的茶艺知识，无不是直接或间接地由中国传播启蒙的，他们的饮茶习俗与我国的饮茶习俗有着千丝万缕的联系。茶饮为我们的生活增添了无限的情趣，茶饮的推广是中华民族对人类的健康生活的巨大贡献，茶文化的传播则是对人类精神生活的卓越奉献。

茶饮具有清新、雅逸的天然特性，能静心、静神，有助于陶冶情操、去除杂念、修炼身心，这与提倡"清静、恬淡"的东方哲学思想十分一致，也符合佛、道、儒的修行思想，因此我国历代社会名流、文人骚客、佛道人士都以崇茶为荣，特别喜好在品茗中吟诗议事、调琴歌唱、弈棋作画，以追求高雅的享受。

"茶道"是一种以茶为媒的生活礼仪和修身养性的方式，最早起源于中国。中国人至少在唐代或唐代以前，就在世界上首先将茶饮作为修身养性之品。唐朝《封氏闻见记》中有这样的记载："茶道大行，王公朝士无不饮者。"这是现存文献中对茶道的最早记载，在唐朝寺院僧众念经坐禅，皆以茶为饮，清心养神，社会上茶宴也很流行，宾主在以茶代酒、文明高雅的社交活动中，品茗赏景，各抒胸襟。唐代吕温在《三月三茶宴序》中对茶宴的优雅气氛和品茶的美妙韵味，作了非常生动的描绘。在唐宋期间人们对品茶的环境、礼节、操作方式等饮茶仪程都很讲究，茶宴已有宫廷茶宴、寺院茶宴、文人茶宴之分。对茶饮在修身养性中的作用也有了相当深的认识，宋徽宗赵佶认为茶的芬芳品味，能使人闲和宁静、趣味无穷："至若茶之为物，擅瓯闽之秀气，钟山川之灵禀，祛襟涤滞，致清导和，则非庸人孺子可得知矣。中淡闲洁，韵高致静……"

"茶为万病之药"，这是唐代医药学家陈藏器对茶的多功能保健作用的高度评价，那么茶是怎样发挥其保健作用的呢？

中医学认为茶味苦、甘，性凉，入心、肝、脾、肺、肾五经。苦能泻下、燥湿、降逆，甘能补益缓和，凉能清热、泻火、解毒。李时珍在《本草纲目》中认为："茶体轻浮，采摘之时，芽蘖初萌，正得春升之气，味虽苦而气则薄，乃阴中之阳，可升可降。"这些特性说明茶具有能攻能补、又能入五脏发挥作用的较全面的能力，因此它对多种疾病都能发挥一定的防治作用。茶叶主要具有以下功能：

1. 解渴作用 这是茶叶的最基本功能，最早也正是由于这个功能而使其成为一种受大众喜爱的天然饮品。《本草拾遗》曾言："止渴除疫，贵哉茶也。"

2. 清利头目作用 因其气味轻薄，易于上达头目，消散蒙上之热，故可用于头目昏花之症。

3. 清热作用 因其性凉，凉则可泻其热，故可用于发热、烦躁等热性疾病。

4. 明目作用 因其气轻盈，能循肝经达目，扬其障目之邪热，故能疗目疾。

5. 利尿作用 因其味苦，其气可下行膀胱，以助气化行水，故能利尿。

6. 消暑作用 因其气轻浮发散，可发泄暑热之邪，又能下泻膀胱之水，以除暑湿，故可解暑。

7. 解毒作用 茶的解毒作用主要是通过利水作用来完成的，利水泻毒，淡化体内邪毒之浓度。此外其轻清之气，也可扬散邪毒，这个功能是被神农在尝百草时最先发现的。

8. 防睡抗眠作用 因其性凉，清沁爽神，味又甘，可使其振兴活跃起来之精神得以补益，神清持久而不欲睡。

9. 消食积去肥腻作用 因其性飘逸，能升能降，能合胃气之升降，促胃气之运化，故能消食积去肥腻。

10. 醒酒作用 饮酒过度，酒湿积于体内，郁而化热，湿热并煎，上蒙清阳，故头目不清、语言不利。茶叶以其能升能降之功，轻轻散其热，沉沉利其湿，湿去热散，精神重见，酒醉自醒。

11. 延年益寿 饮茶能延年益寿，可以从两个方面来认识：

由于茶能攻能补，既可攻其邪，又可补其虚，其气在五脏六腑之中升降合度，有机地调整机体的功能，使其协调一致，故可使人健康长寿。

茶饮作为一种修身养性的方式，使人在品茶过程中情绪得以调理，性情怡和开朗，肝气舒畅，气血和达，"病安何来"，故可使人长命不衰。

（一）茶饮的冲泡品饮方法

1. 简易饮茶法 冲泡一杯茶一般只需3~5克的茶叶。首先将茶叶置于杯中，倒入已烧开的沸水150~250毫升冲泡，加盖5分钟左右，即可饮用。

冲泡第一次时茶叶的可溶性成分析出率为55%左右，第二次时为30%左右，第三次时为10%左右，因此一杯茶可冲泡3~4次。每次饮用时不宜饮尽，应在杯中少留部分，以待再冲。

2. 日常品饮法 绿茶、花茶、红茶、乌龙茶都可按此方法进行，在此以花茶为例作以介绍。

①将3~5克茶叶投入茶杯之中。

②欣赏茶的外观形态、色泽。

③双目微闭，细细品香。

④待水壶中的沸水凉至80℃~90℃时冲泡，可盖上茶盖片刻，也可不盖。

⑤冲泡后茶叶自然缓缓降落，或游弋一会儿后下沉，干紧密固的茶叶茶芽很快纷纷散开，在渐渐显现绿黄色的水中荡漾，杯面茶香如云雾漂浮漫散。

⑥静静地坐着，全身放松，闭目养神，等候5分钟以后就可以饮用。

⑦茶津润咽，清香溢口，沁人心脾，韵味悠长。要缓缓地饮用，切勿大口豪饮。

（二）茶道仪程品饮法

中国茶道非常讲究品茶的方法，并根据不同的场合制定了不同的品茶仪程，在唐代就已有宫廷茶宴、寺院茶宴、文人茶宴之分。现在我们以乌龙茶为例，介绍一种最通用的品茶仪程。

1. 准备好一套专用茶具、乌龙茶及山泉水。

2. 将沸水注入茶壶、茶杯之中，起清洁茶具的作用。

3. 淋洗茶壶、茶盘、茶杯，使其升温。

4. 将茶壶中的热水倒掉。

5. 用茶匙将适量茶叶放入茶壶中，最好将茶叶按粗细分开，用碎末铺垫壶底，再铺粗条，把中小叶排布在上。

6. 用80℃~90℃的开水进行第一次冲泡。

7. 轻轻地摇动一下茶壶。

8. 用茶籤或茶匙将茶水面上的小泡沫以及漂浮着的碎屑物除掉。

9. 立即倒掉茶水，以去除茶叶表面的灰尘，使茶叶清洁卫生。清洗茶的过程不宜超过1分钟，否则将损失过多的有效成分。

10. 用80℃~90℃的开水从高处旋转式地冲入茶壶，以搅动茶叶，使其尽快析出有效成分。至刚好满溢为止。

11. 再次用茶籤或茶匙将茶水面上的小泡沫以及漂浮着的碎屑物除掉。

12. 盖上茶盖，一般等2~3分钟即可。

13. 用沸水不断冲淋壶身以保温。如茶盘能盛水，还应盛上温热水，使其淹至壶的中部。

14. 将茶杯中用于暖杯的热水倒掉后备用。

15. 将茶水注入杯中，使茶水浓淡均匀，同时滤去茶叶渣。

16. 在每杯中先倒入一半的茶水。茶壶的位置要低，以减少香味的散失。

17. 接着循环添加，以使各杯茶中的浓度相当，这叫"关公巡城"。

18. 将最后的浓汁均匀斟入各杯中。由于最后剩余的茶水量很少，添加时呈点滴状，故名曰"韩信点兵"。

19. 这样冲泡出来的茶才幽香宜人、汤色清澈、风味鲜美、卫生清洁。

20. 要趁热闻香，将茶杯端到鼻前，忽远忽近，循环往返数次，顿觉阵阵茶香扑面而来，其神趣妙韵让人陶醉其间。

21. 将茶杯缓缓移到嘴边，抿嘴细咽。

22. 斟好的茶要尽快饮完，否则随温度下降，风味大减。

（三）药茶道

药茶道指使用中药或中药与茶叶混合冲泡茶饮的一种品茶方式。这不仅使中药的应用更简便，也使茶饮的应用范围更大，将中药与茶饮完美结合，这就是中国茶道的最大特色和优势。

1. 药茶的选择 养生类茶饮方适合一般健康人饮用，但要注意不同季节、年龄、性别、体质的特点，伤病患者应在医生的指导下饮用，以免与正在服用的其他药物产生不良反应。购买药材时要注意以下几点：

（1）药材饮片外观干净匀称，未混杂砂石、蜘蛛网等杂物。

（2）药材饮片一般为干燥品，也有呈油脂湿润感者，但必须未受潮、无风化腐败。

（3）药材饮片无虫蛀。

2. 纯中药茶的冲泡方法

（1）备料：

①对药材进行挑选，去除杂质。

②将片块较大的药材用刀切成小块，或用剪刀将其剪成小块。

③用清水快速漂洗，以去除细微的尘渣。漂洗时间不宜超过1分钟，否则将损失过多的有效成分。

④用日光晒干或用电烘箱、微波炉干燥至水干即可。

⑤置于防潮盒内备用。

⑥最好用臭氧消毒机或具有臭氧消毒功能的家用消毒柜进行消毒。

（2）根据配方的要求，选择以下一种方法冲泡：

1）直接冲泡饮用法

①按药茶方配好药茶原料，将药茶原料置于杯中。

②可加入适量的糖（白糖、红糖、冰糖、蜂蜜）等调味品。

③用沸水冲泡，加入的水量以将配料全部浸泡后，还要高出配料在杯中的高度1～2倍为佳。

④盖上茶盖5～20分钟后即可饮用。可多次冲入开水频频饮用，直到茶水颜色变浅、味变淡为止。

2）煎煮饮用法

①按药茶方配好药茶原料，将药茶原料置于小砂罐或煮壶中煎煮。

②煎煮至水沸后5～15分钟即可。

③将煎煮液倒入杯中直接饮用，饮完为止。

3）煎煮冲泡饮用法

①按药茶方配好药茶原料，根据药茶配方的要求，将部分药茶原料置于小砂罐中煎煮。

②煎煮至水沸后 5～15 分钟即可。

③将其余药材和茶叶置于杯中备冲。

④用煎煮液冲泡杯中的药材和茶叶。

⑤一般等 5 分钟即可冲入少量开水饮用，直到茶水颜色变浅、味变淡为止。

八、音乐

音乐养生指通过听音乐和歌唱，陶冶情操、调节情绪、协调和改善机体机能的一种自然养生方法。乐曲的节奏、旋律、音色、响度的不同组合，能产生出紧张、亢奋、愉悦、抒情、宁静等不同的音响效果，并通过影响大脑中枢神经系统，调节人的心理情感变化，改善循环系统、消化系统、内分泌系统的功能，进而达到增进健康的目的。

歌唱能抒发情感、宣泄抑郁、消除忧愁、安宁心神，有助于锻炼胸肌、面肌，增加肺活量，促进血液循环，尤其对延缓老年人衰老、智力老化、记忆力丧失有良好的作用。

可将音乐按不同的养生保健功能进行分类，直接用耳聆听或将音乐与理疗器配合起来应用。在此仅对以下三类音乐作以简介，全部选自于中国民乐。

1. 音乐分类

（1）舒郁类 给人一种节奏欢快、旋律流畅的感觉，可起到疏肝解郁、调畅气机的作用。《流水》、《百鸟朝凤》、《百鸟行》、《孔雀开屏》、《喜洋洋》、《回娘家》、《赶花会》、《桃叶歌》、《八哥洗澡》、《莫愁啊，莫愁》、《阳关三叠》等。

（2）安神类 给人一种舒缓婉转、清幽和谐的感觉，可起到宁心安神、清心除烦、镇痛的作用。《摇篮曲》、《平湖秋月》、《空山鸟语》、《幽兰》、《春江花月夜》、《旱沙落雁》、《雨打芭蕉》等。

（3）强壮类 给人一种振奋、激昂、强有力的感觉，可起到强壮、补益的作用。《满江红》、《离骚》、《步步高》、《大刀进行曲》。

2. 音乐处方选介

（1）失眠 可选《摇篮曲》、《春江花月夜》、《二泉映月》，睡前进行，一般 15～20 分钟，音量不宜过大。

（2）心悸 实证选《二泉映月》、《赛上曲》、《秋思》，虚证选《步步高》、《假日的海滩》、《喜洋洋》，每天 30 分钟，15 天为 1 个疗程，音量不宜过大。

（3）神经衰弱 肝阳上亢证选《平湖秋月》、《汉宫秋月》、《渔舟唱晚》，肝气郁滞证选《满庭芳》、《春晖曲》、《阳春白雪》，心脾两虚证选《百鸟朝凤》、《空山鸟语》、《听松》，每天 1 次，每次 20 分钟，20 天为 1 疗程。

（4）郁证 可选《流水》、《翠湖春晓》、《江河水》，每天 1 次，每次 30 分钟，20 天为 1 疗程，音量不宜过大。

（5）疼痛 可选《八骏马》、《走马》，采用音乐电疗机治疗效果更好。

（6）虚劳 可选《山水莲》、《春江花月夜》、《阳关三叠》、《山坡羊》，每天 1 次，每次 20～30 分钟。

九、书法

书法能够促进身心健康、延年益寿，这与书法的特殊运动过程有着密切的关系。通常在作书前都要排除杂念，调节呼吸，然后调动全身之力，通过腰、肩、臂、腕、指达于笔后，才落笔书写，这样可以使身心处于一种平静闲适或舒爽愉悦或激动亢奋等特定的心理情绪状态，以便于进行极具个性特色和时间环境特征的艺术创作。书圣王羲之在《题卫夫人笔后》中认为："夫欲书，先干研墨，凝神静思，预想字形大小偃仰，平直振动，令筋脉相连，意在笔前，然后作字。"他还将自己抄写的《黄庭内景经》（该书为养生学专著，这也证实他还曾研习过养生术），拿去同山阴道士换鹅群，尔后又模仿鹅的划水动作编了一套鹅掌戏，该法有助于锻炼扩胸、屈腕、伸掌，可见王羲之在书法艺术上所取得的巨大成就与注重身心调节是分不开的。唐太宗在《论笔法》中也指出："欲书之时，当收视反听，绝虑凝神，心正气和，则契于妙。"明代张三丰认为："凝神者，收已清之心而入其内也。心未清时眼勿乱闭，先要自劝自勉，劝得回来，清凉恬淡，始行收入气穴，乃日凝神。"

中国传统文化一直倡导通过练书法达到修身养性的目的，清代书法理论家刘熙载在《艺概》中就曾特别强调："写字者，写志也。"高尚的道德思想本身就是生命人格健康的表现，这也与现代新的健康观念不谋而合。现代科学实验还证实，练书法能对人体的生理心理进行调节，有益于身心健康，有助于疾病的预防和康复。可见练习书法是能够从多方面给身心带来健康的。

（一）书法用具

1. 毛笔

（1）种类 毛笔的种类虽然很多，但依其所用材料的不同，可分为软毫、硬毫、兼毫三类：

①软毫：用鸡毛、羊毛等禽兽毛制成，一般称为"羊毫笔"、"鸡毫笔"，常用的有白云笔、纯羊提笔等。该类笔吸水量大，可使线条丰润饱满，但弹性稍差。

②硬毫：用黄鼠狼尾部毛、野山兔毛（紫毫）等较硬的毛制成，一般称为"狼毫笔"、"兔毫笔"，常用的有兰竹笔等。该类笔笔毫较粗较硬，富有弹性，可写出挺拔坚劲的线条，但含水量较少。

③兼毫：用两种以上的兽毛制成，如羊毛与黄鼠狼毛制成的"羊狼毫"，羊毛与兔毛制成的"紫羊毫"，兔毛与黄鼠狼毛制成的"紫狼毫"，常用的有七紫三羊、加健白云笔等。该类笔兼具软、硬毫笔的特点，既有较好的吸水性，又有一定的弹性。

（2）规格 毛笔可按毛笔头的大小，分为大、中、小等规格，如"大白云"、"中白云"、"小白云"等，一般写长宽1厘米左右的字可选小楷笔，3~4厘米（1寸）左右的字可选中楷笔，6~9厘米（2~3寸）左右的字可选大楷笔。

（3）品质 毛笔品质的优劣可按以下标准确认：

①圆：笔身饱满浑圆而无凹凸。笔身圆可使线条圆润厚重，呈现立体感，也可使笔锋自如地使转运动。

②尖：笔锋聚拢后应尖锐如锥。笔头尖不仅能随意表现细微的点线，还能方便地操作藏锋露锋。

③齐：用水将笔头浸湿发开并压扁笔锋后，可见锋毛整齐一致。笔头毛锋齐可使墨汁流动均匀，表现出万毫齐力的感觉。

④健：笔锋劲健，富有弹性，写字时用力将笔锋铺开后，提笔即可见有一定程度的弹回（还原）。笔身健可使运笔时笔锋使转活动自如，线条形状产生丰富的变化。

2. 墨
墨分为油烟墨、漆烟墨、松烟墨等几类。书法可选用松烟墨，它是由松树枝烧烟凝成的黑灰配以香料和胶制成的，具有"深重而不姿媚"的特点。

（1）品质　墨以质细、胶轻、色黑而亮、有光泽、味香、声清脆为佳。上佳墨磨出时颗粒精细，黑中泛紫光，同时还散发出芳香气味。

（2）使用　在砚台中加入冷清水，将墨锭垂直握住，缓慢平稳地研磨，应重按轻推，用力要均匀。一次性研墨不宜过多，要注意不能使手臂因研墨而过度疲劳，影响正常的书写。磨完墨后可用废纸擦干墨上的水迹，将其置于阴凉处保存。

3. 纸　纸分为生宣纸、熟宣纸、半熟宣纸等几类。书法一般选用生宣纸，因其具有较好的吸水性，能使笔墨产生变幻莫测神奇的浸润效果。初学者在练习时一般可选用毛边纸，如有条件可直接用生宣纸。

4. 砚　砚分为石砚、玉砚、陶砚、瓷砚、砖砚、铜砚、铁砚、木砚等几类，以石砚为最常见、最实用。

（二）碑帖的选择

碑一般指刻有图文的石块，供书法学习的碑则指将石块上（包括山峰摩崖上）刻的文字拓印出来的黑底白字的拓片或拓片的印刷复制品。帖指书写在纸或丝帛上的墨迹。狭义的帖指供书法学习的书法原作或墨迹的印刷复制品。

学碑可以得到质朴雄强的笔势，学帖则可以得到生动飘逸的笔韵。不同时代的碑帖不仅具有不同的风格，对学书者的学习进程和学习效果也会产生不同的影响。我们建议无论碑与帖，只要是被历史证实具有很高的艺术价值，都可根据各自的学习需要取而学之，切不必陷入古人的碑帖孰优孰劣论争之中去。

我们建议初学者应首先学习楷书，可从笔法精熟、结体规范端庄的唐楷或笔力劲健、结体生动多姿的魏碑入手，这样更有利于奠定好坚实的基础。继之则应学习篆隶，以通晓用笔之上法，在有了以上篆隶楷基础后，最后才学习行草。学习行草到一定时候还要回过头去再学习篆隶楷书，这样有助于强化笔法笔力基础。只有老老实实地按照学习的要求，循序渐进，从多方面反复进行笔墨表现力的训练，才能少走弯路，在学习上达到事半功倍。

（三）执笔

书法的执笔方法有多种，一般都按晋代王羲之父子所传、由唐代陆希声总结出来的"擫、押、钩、格、抵"五字诀方法执笔，这种方法能使5个手指密实、手掌空虚、腕竖，以大小适度的手部力量控制笔杆，使笔杆挥洒自如。由于每个人手部结构的差异，手执笔时的外形可能有所不同，但以自然为佳。

1. 擫（音 yè，读夜）　指用大拇指贴按笔杆的内左方，向右外方斜而仰地用力。

2. 押　指用食指第一节从外向内斜而俯地用力，与大拇指相配即可将笔夹持住。

3. 钩　指用中指第一、二节在笔杆外面弯曲地钩住，以加强食指的力量。

4. 格　指用无名指的指甲根与皮肉交界处由内向外紧贴顶住笔杆，与中指钩住的力相平衡。

5. 抵　指用小指托在无名指下，以辅助无名指的力量。

（四）运腕

运腕指运用手腕的上下左右活动操纵笔锋，使笔毫平铺纸上，按字形笔画的轨迹运动的方法。毛笔字线条之所以能够表现出丰富奇妙的变化，除与毛笔的特性有关外，还与操纵毛笔的手指、手腕、手臂甚至躯干有密切关系，只有这些部位运动灵活，协调一致，才能使笔锋活动自如，塑造出千变万化、富有活力的线条。按腕部、肘部与桌面的不同状态，运腕主要可分为枕腕、悬腕、悬肘等几种方法。

1. 枕腕 指用左手背枕垫在右腕下,以右手执笔书写。因右腕紧贴左手背,活动范围不大,所以只适合书写小字。

2. 提腕 指腕部离开桌面约寸许,手指执笔书写,手腕部可在小范围内活动,肘部微微枕于桌上,一般用于书写中楷。

3. 悬腕(悬肘) 指腕、肘部都悬于桌面上,整个上肢都能在较大范围内活动,一般用于写大字、行草书,这是最常用的且必须掌握的运腕方法。

(五)姿势

常用的姿势有坐式和站式两种,一般写较小的字、年龄较大者、身体较差者可选坐式;写大字、年青者、身体较好者则可选站式。无论哪种姿势均应悬肘,这样才便于将全身之力通畅无阻地直接运送到指端。

1. 坐式 平坐椅上,头部端正,双眼注视纸笔,躯干正直略前倾,胸部离桌边2~3寸,双肩放松自然下垂,两手左右分开,左手前臂自然弯曲地靠在桌沿并用手指按住纸张,右前臂与桌面平行,略高于桌面悬空执笔,两脚等肩宽着地。

2. 站式 直立于桌前,上身适度前倾,头部正直,眼视纸笔,双肩放松自然下垂,左手撑于桌面,右手执笔悬空,腰微侧,右脚在前,左脚在后。

(六)笔法

笔法指书写用笔的基本方法。元代书法大家赵孟頫曾指出"书法以用笔为上……用笔千古不易"。所谓不易并非指任何人都以同样的方法写出一样的线条,而是指用笔的基本规律、法则具有恒定性。只要悟到了这个道理,那么创造出来的线条、字形,无论它怎样变化,都能符合书法艺术创作的基本规律,也都能给人带来美的享受。笔法主要包括以下几个方面:

1. 用笔

(1)中锋 指运笔时将笔锋铺开,笔尖保持在笔画线条的中心位置,底侧笔腹着纸,这样墨水就能从上而下均匀地渗开,笔力能透纸背,笔画就显得饱满丰润,给人以浑圆、凝重、秀逸的感觉,多数书体均用之,这是书法中最常用、最重要的用笔方法。

(2)侧锋 指运笔时将笔锋略偏向一侧运行,可产生犀利劲挺的效果。掌握不好易使笔画线条单薄、轻浮,初学者不宜学用。如将笔锋完全偏向一侧,则为偏锋,不可在书写中使用。

(3)藏锋 指落笔时用逆锋入纸,收笔时回锋提笔,这样可将笔锋藏于笔画线条中而不外露,给人以含蓄、内敛、深邃的感觉。可用于篆书、隶书、正书中。

(4)露锋 指落笔和起笔时笔身顺势地落下和提起,笔锋暴露于笔画线条之外,给人以自然、流畅的感觉。多用于行草书中。

2. 运笔

(1)起笔

①藏锋起笔:采取欲左先右、欲下先上的方法落笔,笔形方圆适度,笔画线条圆满厚实。篆、隶、楷书多用此法。

②露锋起笔:顺着笔势直接落笔,笔锋外露,笔形自然活泼。行、草书多用此法。

(2)行笔 一般通过适度的提按方法,自造笔锋运行中的阻力,使行笔中带有涩感,这样有助于增强笔力,产生"力透纸背"的审美效果。

(3)收笔

①藏锋收笔:又称回锋收笔。指收笔时回转笔锋而不外露,使笔画线条收尾处浑圆无棱。

②出锋收笔：指收笔时不回锋。楷书笔锋自然上提，无做作之感；草书在行笔中自然快捷上提，充满生机爽快之感。

十、香熏

香熏指通过熏烧香药，使鼻孔吸入中药中的芳香气味，以实现预防疾病、提神醒脑、辟邪逐秽、除瘟疫、驱虫、净化环境、调养身心的一种健康方式。

中药香药分为植物类香药和动物类香药两类。植物类香药含有芳香挥发油、香脂；动物类香药主要为动物腺体或腺体分泌物。它们最大的一个共性是多具有发散渗透、行气活血的作用，而在具体功效上又各具特性，其调节作用甚至是完全相反的，有的能醒脑开窍，振奋精神，如柠檬香、茉莉花香、桉叶素香等；有的则能安神镇静，如薰衣草香、玫瑰香、檀香等。

气味指嗅觉所感受到的味道，任何物质都有其特殊的气味，并不断向四周散发，只是有的气味大，使人很容易就能感受到；有的气味不明显，不易被察觉。我们将令人舒服爽快、心旷神怡的气味，称为香味；将令人难受甚至恶心的气味，称为臭味。

我国利用药香防治疾病已有数千年的历史，从香居室、沐香浴、佩香囊、妆香膏，到品香茗、服香药，总结出了一套丰富的以香健身、防治疾病的经验。

《神农本草经百种录》认为："香者，气之正，正气盛则除邪辟秽也。"以香养正气、以香散郁气、以香除病气、以香驱睡气、以香表敬意、以香明大志，这就是我国历史悠久的香文化。

据报道，德国一位科学家曾做过芳香减压实验，将施以同样压力的受试者分成两组，一组持续处于紧张的压力之中，另一组进入有水果香味的香室中。结果发现，前者的紧张状况丝毫未减，而后者已处于平静状态。

意大利有一企业在工作场所施放薰衣草和薄荷香气，使员工的劳动效率提高了15%。

日本发现水仙花能促进右脑功能的恢复，因此研发了有益于大脑健康的化妆品。日本还有一个公司在空调中释放香气，大大调动了员工的工作激情，他们一般上午释放柠檬香，发挥醒神的作用；中午释放树木香，使人放松；下午再释放柠檬香，以消除午后的疲劳。

（一）熏香的作用原理

中医学认为肺开窍于鼻，肺气和，呼吸则顺畅。药物的芳香气味经呼吸道进入人体后，通过肺气的宣散，以振奋人体正气，调和五脏功能，使气血畅达充盈，阴阳平衡。

现代科学研究证明，中药芳香气味中的挥发油，通过呼吸道黏膜被吸入人体后，能刺激嗅觉细胞，通过兴奋或抑制大脑神经中枢，调节情绪，激发人体的潜能，改善各器官系统功能，影响全身新陈代谢，诱导产生人体免疫球蛋白，提高人体抵抗力，使人体保持健康状态。

植物精油对细菌有较强的抑制和杀灭作用，能有效地驱避害虫。

（二）中药香味的主要功能

1. 发散解表 可发散表邪、解除表证，用于外感病邪、邪在体表、表卫功能障碍的病症。

常用药物有薄荷（疏散风热、利咽透疹）、荆芥（祛风解表、止血）、香薷（发汗解表、祛暑化湿）、桑叶（疏风散热、清肝明目）、菊花（疏散风湿、明目、解毒）等。

2. 行气疏肝 可疏理气机，用于气机阻滞和气机逆乱（功能障碍）等病症。

常用药物有橘皮（健脾理气）、青皮（疏肝理气）、木香（行气止痛）、沉香（降气调中、温阳）、降香（降气辟秽）、香附（理气、调经）、川楝子（理气止痛）、佛手（和中理气）等。

3. 活血祛瘀 可调理血脉、祛除瘀血，用于治疗血瘀和出血等病症。

常用药物有乳香（活血舒筋）、降香（理气行瘀）、艾叶（止血温中）等。

4. 运脾除湿 可祛除湿邪、渗化水湿，用于治疗湿邪为患（水湿阻于内引起脾肾功能障碍）等病症。

常用药物有藿香（化湿和中）、佩兰（化湿和中）、苍术（燥湿健脾、祛风湿）、砂仁（化湿醒脾）等。

5. 醒脑开窍 可开窍醒神，用于神志昏迷等病症。

常用药物有麝香（开窍回苏）、冰片（清热开窍）、苏和香（开窍、辟秽）、安息香（开窍、安神、行气）、石菖蒲（化痰、开窍）等。

6. 宁心安神 可养心镇静、安定心神，用于心阳偏亢或热盛引起神志不安的病症。

常用药物有远志（安神、祛痰）、夜交藤（养心、安神、通络）、合欢（安神、理气）等。

（三）熏香方法

1. 香炉香印 在香炉中熏烧。香炉是用金属或陶瓷制成的熏香用具，一般中空，为香药的熏烧处，四周镂空，便于香气从中散出。

对香药的安放，一般采取香印来处置。香印是用金属或木等材料制成的一种模具，它巧妙地利用专门设计的文字或图案中的连贯线条，进行镂空处理，作为施放香药的空间。

在熏香时，将香印置于香炉的香灰（可用稻草烧灰制成）上，待香药填满镂空后，将其按紧，将香印向上拿走，可供熏烧的香药就制成了。用火点燃图文边缘的熏烧起点即可。

古人发明的这种制作方法简单实用，而且充分利用了香药的置放空间，以此形成的图文也颇具文化气息。

2. 熏香台 目前市面上已有多种多样的熏香台销售，一般采用恒温的电子加热，只需按其使用说明将精油滴入即可，很快精油中的芳香气味就会散发出来。

此外，还可采用超声波和负氧离子空气雾化器来熏香。超声波能使香气高速向空气中散发，较适合场地空间大的地方使用。负氧离子空气雾化器能使室内空间保持适中的湿度，特别适合熏香美容时使用。